PACIENTE DIABÉTICO

Cuidados Farmacêuticos

PACIENTE DIABÉTICO
Cuidados Farmacêuticos

ROBERTO B. BAZOTTE

Professor Universitário – Universidade Estadual de Maringá – Maringá-PR

Farmacêutico – Comenda do Mérito Farmacêutico – Conselho Federal de Farmácia

Doutor em Ciências – USP – São Paulo

Pós-Doutorado: University of Texas – Houston-EUA

Pesquisador do CNPq

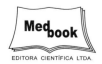

Paciente Diabético – Cuidados Farmacêuticos
Direitos exclusivos para a língua portuguesa
Copyright © 2010 by
MEDBOOK – Editora Científica Ltda.

Nota da Editora: Os autores desta obra verificaram cuidadosamente os nomes genéricos e comerciais dos medicamentos mencionados; também conferiram os dados referentes à posologia, objetivando informações acuradas e de acordo com os padrões atualmente aceitos. Entretanto, em função do dinamismo da área de saúde, os leitores devem prestar atenção às informações fornecidas pelos fabricantes, a fim de se certificarem de que as doses preconizadas ou as contraindicações não sofreram modificações, principalmente em relação a substâncias novas ou prescritas com pouca frequência. Os autores e a editora não podem ser responsabilizados pelo uso impróprio nem pela aplicação incorreta de produto apresentado nesta obra.

Reservados todos os direitos. É proibida a duplicação ou reprodução deste volume, no todo ou em parte, sob quaisquer formas ou por quaisquer meios (eletrônico, mecânico, gravação, fotocópia, distribuição na Web, ou outros), sem permissão expressa da Editora.

Editoração Eletrônica: REDB STYLE – Produções Gráficas e Editorial Ltda.
Capa: K2 Design

CIP-BRASIL. CATALOGAÇÃO-NA-FONTE
SINDICATO NACIONAL DOS EDITORES DE LIVROS, RJ

B239p

Bazotte, Roberto B.
 Paciente diabético: Cuidados Farmacêuticos / Roberto B. Bazotte - Rio de Janeiro: MedBook, 2010.
 304p.

 Inclui bibliografia
 ISBN 978-85-99977-50-7

 1. Farmacêuticos e pacientes. 2. Diabetes - Pacientes. 3. Farmácia - Orientação profissional. I. Título.

10-3033.   CDD: 615
                        CDU: 615

29.06.10 05.07.10   019945

Editora Científica Ltda.
Rua Mariz e Barros, 711 – Maracanã
CEP 20.270-004 – Rio de Janeiro – RJ
Tel.: (21) 2502-4438 • 2569-2524
contato@medbookeditora.com.br
medbook@superig.com.br
www.medbookeditora.com.br

AGRADECIMENTOS

Sou grato às pessoas que passaram pela minha vida profissional: professores, orientadores, colegas de estudo, colegas de trabalho, alunos de graduação, iniciação científica, cursos de atualização profissional, especialização, mestrado, doutorado e, em especial, aos pacientes diabéticos que, com suas angústias, dúvidas e expectativas, me encorajaram a escrever este livro.

Ao Instituto Nacional de Ciência e Tecnologia: Obesidade e Diabetes (INOD), em particular ao Prof. Dr. Mário J. A. Saad e ao Prof. Dr. Rui Curi, coordenadores do INOD.

Ao Conselho Federal de Farmácia, em particular ao farmacêutico Dr. Jaldo de Souza Santos.

Aos colegas professores e demais servidores da Universidade Estadual de Maringá.

A Carlos Eduardo de Oliveira, pelo auxílio na elaboração das figuras, e à farmacêutica Gisleine Elisa Cavalcante da Silva, pela revisão do texto.

Ao Sr. Ramilson Almeida, por acreditar na elaboração e publicação deste livro.

À minha família, pelos momentos de convívio cedidos para a elaboração deste livro.

À Deus, fonte de todo Amor e Sabedoria.

Este livro é dedicado a Abrão Curi.

Exemplo de otimismo diante das adversidades do diabetes mellitus.

COLABORADORES

Seja também um colaborador, enviando críticas e sugestões para: rbbazotte@uem.br

Antonio Machado Felisberto Junior

Biólogo
Mestre em Biologia Celular – Universidade Estadual de Maringá – Maringá-PR
Capítulo 5

Arnaldo Zubioli

Farmacêutico – Docente – Universidade Estadual de Maringá – Maringá-PR
Capítulo 12

Gisele Lopes Bertolini

Farmacêutica – Docente – Universidade Federal de Cuiabá – Cuiabá-MT
Capítulo 4

Márcia Aparecida Carrara

Bióloga – Doutoranda – Universidade Estadual de Maringá – Maringá-PR
Capítulo 15

Roberto Barbosa Bazotte

Professor Universitário – Universidade Estadual de Maringá – Maringá-PR
Farmacêutico – Comenda do Mérito Farmacêutico –
 Conselho Federal de Farmácia
Doutor em Ciências – USP – São Paulo
Pós-Doutorado: University of Texas – Houston-EUA
Pesquisador do CNPq

Simoni Obici

Farmacêutica – Doutoranda – Universidade Estadual de Maringá –
 Maringá-PR
Capítulo 3

Gisleine Elisa Cavalcante da Silva

Farmacêutica – Docente – Universidade Estadual de Maringá –
 Maringá-PR
Capítulos 1, 11, 14 e 17

Wilson Eik Filho

Médico – Endocrinologista – Docente – Universidade Estadual de Maringá
 – Maringá-PR
Capítulo 7

PREFÁCIO

Acompanho muito proximamente a carreira do farmacêutico autor deste livro. O amigo Roberto Barbosa Bazotte é paranaense. Foi um estudante brilhante durante o curso de Farmácia-Bioquímica na Universidade Estadual de Maringá. Concluiu mestrado e doutorado no Instituto de Ciências Biomédicas da Universidade de São Paulo com distinção e louvor. Teve desempenho destacado como pesquisador durante o seu pós-doutoramento nos EUA. É um professor que ensina como poucos e um cientista talentoso e criativo. Seu trabalho de pesquisa na área de metabolismo hepático com ênfase no papel do fígado na regulação da glicemia é reconhecido no país e no exterior. É revisor de revistas científicas nacionais e estrangeiras. Publicou cerca de cem artigos em revistas de circulação internacional e orientou vários mestres e doutores. Há vários anos vem se dedicando ao tema do livro: *Paciente Diabético – Cuidados Farmacêuticos*. O autor ministrou centenas de palestras sobre o tema em vários locais do país. É com certeza o farmacêutico que mais entende desse tema no Brasil. O livro em questão agrega a enorme e reconhecida experiência do autor. É o veículo que faltava para difundir entre os farmacêuticos dos países de língua portuguesa a maneira correta de lidar com o paciente diabético.

O livro contém 18 capítulos. No primeiro capítulo é abordada a relação entre diabetes e a profissão farmacêutica. No Capítulo 2, o autor apresenta o conceito e o diagnóstico da doença. No Capítulo 3 estão apresentadas as complicações do diabetes. Os efeitos da insulina estão abordados no Capítulo 4 e os aspectos fisiopatológicos da falta do hormônio estão no Capítulo 5. O tratamento medicamentoso do diabetes mellitus está contemplado em grande parte do livro, nos Capítulos 6–10. O autor cita os medicamentos disponíveis, bem como o mecanismo de ação desses. A associação do tratamento com dieta e prática regular de atividade física encontra-se nos Capítulos 11–14. No Capítulo 15 estão abordadas várias condições que ocorrem com frequência em pacientes diabéticos tais como hipoglicemia, infecções, pé diabético, cetoacidose etc. Questões frequentes dos pacientes com relação ao tratamento estão no Capítulo 16. Estratégias para implantação de um serviço de cuidados farmacêuticos ao paciente diabético estão no Capítulo 17. No último capítulo, o autor apresenta uma lista de testes para o leitor praticar o seu aprendizado.

Esta obra é indispensável em todas as farmácias e serviços de saúde. O Prof. Dr. Roberto Barbosa Bazotte deu uma enorme contribuição às Ciências Farmacêuticas ao publicar este livro. O seu trabalho e dedicação na geração de conhecimento e na publicação deste livro coroam a sua carreira científica-acadêmica. O Prof. Roberto é membro do Instituto de Obesidade e Diabetes, um dos Institutos Nacionais de Ciência e Tecnologia do Brasil, e que apoiou enfaticamente a publicação deste livro através do seu coordenador Prof. Dr. Mário Saad, da Faculdade de Medicina da Universidade de Campinas.

Dr. Rui Curi
Farmacêutico-Bioquímico
Professor Titular do Instituto de Ciências Biomédicas
Universidade de São Paulo

SUMÁRIO

Introdução xvii

CAPÍTULO 1
Diabetes Mellitus e o Exercício da Profissão
Farmacêutica.. 1

Roberto B. Bazotte
Gisleine Elisa Cavalcante da Silva

CAPÍTULO 2
Conceito, Classificação e Diagnóstico Laboratorial do
Diabetes Mellitus 7

Roberto B. Bazotte

CAPÍTULO 3
Entendendo as Complicações Crônicas do Diabetes
Mellitus e como Enfrentá-las.. 25

Roberto B. Bazotte
Simoni Obici

CAPÍTULO 4
Aspectos Fisiológicos do Hormônio Insulina 35

Roberto B. Bazotte
Gisele Lopes Bertolini

CAPÍTULO 5
Aspectos Fisiopatológicos da Deficiência de
Insulina 49

Roberto B. Bazotte
Antonio Machado Felisberto Junior

CAPÍTULO 6
Aspectos Gerais do Tratamento Medicamentoso do
Diabetes Mellitus 57

Roberto B. Bazotte

CAPÍTULO 7
Insulinas e Seus Análogos.. 61

Roberto B. Bazotte
Wilson Eik Filho

CAPÍTULO 8
Secretagogos de Insulina 79

Roberto B. Bazotte

CAPÍTULO 9
Fármacos que Atuam Reduzindo a Resistência à
Insulina 93

Roberto B. Bazotte

CAPÍTULO 10
Fármacos que Reduzem a Velocidade de Degradação
de Carboidratos – Inibidores da Alfaglicosidase.............. 105

Roberto B. Bazotte

CAPÍTULO 11
Diabetes Mellitus e Nutrição 109

Roberto B. Bazotte
Gisleine Elisa Cavalcante da Silva

CAPÍTULO 12
Medicamentos Antiobesidade como Adjuvantes na
Terapia de Restrição Calórica no Paciente Diabético....... 121

Roberto B. Bazotte
Arnaldo Zubioli

CAPÍTULO 13
Diabetes Mellitus e Atividade Física 129

Roberto B. Bazotte

CAPÍTULO 14
Diabetes Mellitus e Dislipidemias..................................... 133

Roberto B. Bazotte
Gisleine Elisa Cavalcante da Silva

CAPÍTULO 15
Situações Especiais em Diabetes Mellitus 157

Roberto B. Bazotte
Márcia A. Carrara

CAPÍTULO 16
Questões Frequentemente Levantadas pelos
Pacientes com Relação ao Diabetes Mellitus e
Seu Tratamento... 167

Roberto B. Bazotte

CAPÍTULO 17
Estratégias para Implantação de um Serviço de
Cuidados Farmacêuticos ao Paciente Diabético 213

Roberto B. Bazotte
Gisleine Elisa Cavalcante da Silva

CAPÍTULO 18
Teste Seus Conhecimentos 237

Roberto B. Bazotte

Leituras Recomendadas 263

Índice Remissivo 271

INTRODUÇÃO

O diabetes mellitus tornou-se uma epidemia mundial em função do drástico aumento no número de portadores dessa patologia nos últimos anos.

No Brasil, os dados relacionados à doença revelam que, até 2025, o País deverá ter 17,6 milhões de diabéticos, ou seja, pelo menos duas vezes mais que os atuais 8 milhões de portadores da doença, saltando do oitavo para o quarto lugar em termos de número total de diabéticos.

O diabetes mellitus e a hipertensão arterial constituem os principais fatores de risco para as doenças do aparelho circulatório, que representam a principal causa de morte por doença no Brasil.

Entre as complicações mais frequentes do diabetes mellitus se encontram o infarto agudo do miocárdio, o acidente vascular cerebral, a insuficiência renal crônica, a insuficiência cardíaca, as amputações e a cegueira.

Nesse contexto o farmacêutico, como profissional da área da saúde, apresenta plenas condições de cooperar com a equipe multiprofissional como educador na prevenção, detecção e adesão do paciente ao tratamento. Esse papel torna-se ainda mais crucial se considerarmos ser esse o profissional da área de saúde com maiores frequência e tempo de contato com o paciente.

Como o paciente necessita, além da normalização da glicemia, de um cuidadoso acompanhamento do peso corporal, da pressão arterial e do perfil lipídico, a participação do farmacêutico no controle da doença torna-se ainda mais relevante. Este livro abordará todos esses aspectos, além de incluir informações sobre fármacos antidiabéticos introduzidos recentemente no arsenal terapêutico e as últimas atualizações e tendências em relação à doença e seu tratamento.

Nossa expectativa é de que a leitura deste livro como um todo ou a consulta de capítulos específicos possa contribuir para um melhor desempenho do profissional farmacêutico como educador do paciente diabético, tendo sempre em mente que o mais importante não é o que sabemos ou transmitimos ao paciente, mas as mudanças que o paciente introduz em sua vida a partir das orientações que lhe oferecemos.

Não se limite a ler este livro. Faça dele uma ferramenta de trabalho. Use-o como fonte de informações e como base de construção de conhecimento e de crescimento profissional.

Para alcançar esse propósito, o farmacêutico deverá, além de transmitir informações corretas e atualizadas, oferecer ao paciente esperança e entusiasmo de maneira a melhorar a adesão ao tratamento.

Seria isto possível? Nossa experiência, detalhada no Capítulo 17, demonstra claramente que a resposta é sim.

Nossa expectativa é de que esta experiência possa ser ampliada e que em um futuro não distante tenhamos 100% das farmácias com farmacêuticos atuando 100% de seu tempo como educadores do paciente diabético e de todas as demais condições que propiciem a este profissional atuar como prestador de serviços de saúde, oferecendo a cada paciente informação técnica qualificada indispensável à utilização correta dos medicamentos.

Roberto B. Bazotte

PACIENTE DIABÉTICO
Cuidados Farmacêuticos

Diabetes Mellitus e o Exercício da Profissão Farmacêutica

Roberto B. Bazotte
Gisleine Elisa Cavalcante da Silva

O DIABETES MELLITUS COMO PROBLEMA DE SAÚDE PÚBLICA

De acordo com a Organização Mundial de Saúde, o número de diabéticos irá aumentar dos atuais 285 milhões (2010) para 435 milhões até 2030.

No Brasil, os dados relacionados à doença revelam que, até 2025, o número de pacientes diabéticos saltará dos atuais 8 milhões para 17,6 milhões. Esse aumento da população diabética acarretará, em última instância, uma elevação substancial nos gastos relacionados com a doença, no serviço público e privado, nos quais as internações hospitalares constituem o aspecto de maior custo para o sistema de saúde. Isso sem contar os custos indiretos relacionados com a perda da produtividade no trabalho em razão das faltas e o comprometimento da qualidade de vida em função das complicações que o diabetes pode trazer.

O diabetes mellitus representa, atualmente, a principal causa de cegueira e de amputações de membros inferiores. Pacientes diabéticos também apresentam maior incidência de catarata, impotência sexual, nefropatias, hipertensão, acidente vascular cerebral e infarto do miocárdio.

Por outro lado, os hábitos alimentares da maioria da população estão longe do recomendado como dieta saudável e equilibrada. Observamos, de maneira geral, uma grande ingestão de alimentos com alto valor calórico, baixa proporção de fibras e elevada proporção de gorduras saturadas. Este fato, associado a um estilo de vida sedentário, compõe os principais fatores etiológicos do diabetes mellitus tipo 2, que, por sua vez, representa 90% a 95% dos pacientes diabéticos.

Além disso, deve se destacar que, apesar de ser uma doença de fácil diagnóstico, estima-se que 50% dos pacientes diabéticos tipo 2 não estão diagnosticados e, na maioria das vezes, o diagnóstico ocorre muitos anos após a instalação da doença, quando as complicações crônicas já estão bastante avançadas.

Outro fator de grande relevância é que mesmo entre os pacientes diagnosticados existem problemas em relação ao tratamento, pois encontramos pacientes que não iniciaram o tratamento, pacientes que iniciaram o tratamento, mas que posteriormente o abandonaram, e ainda aqueles que fazem um tratamento inadequado. Esses pacientes terão em comum o avanço mais precoce das complicações relacionadas ao diabetes.

A Figura 1.1 evidencia a proporção de pacientes diabéticos nos EUA (62%) e na Europa (69%) que estão com tratamento inadequado com base

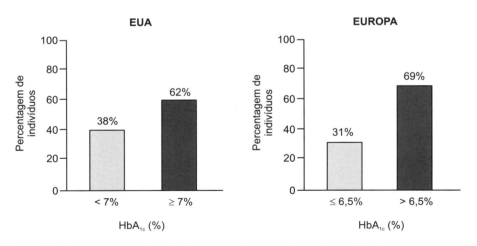

Figura 1.1 Percentagem de indivíduos com hemoglobina glicada (HbA$_{1c}$) abaixo e acima de 7% nos EUA e percentagem de indivíduos com HbA$_{1c}$ abaixo e acima de 6,5% na Europa. Observação: os valores de referência para HbA$_{1c}$ nos EUA (< 7%) e na Europa (≤ 6,5%) são diferentes. A Sociedade Brasileira de Diabetes adota o valor abaixo de 7%.

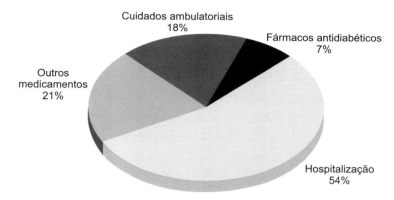

Figura 1.2 Impacto econômico das complicações crônicas (total = 93%) em relação ao custo com medicamentos antidiabéticos (7%) nos EUA.

nos valores da hemoglobina glicada A_{1c} (HbA_{1c}), que é o exame mais adequado para esse tipo de controle, já que avalia a média de glicemia dos últimos 90 dias. Diante desses resultados, nos perguntamos: qual seria esse percentual no Brasil?

Em resposta a esta questão, um dos poucos trabalhos publicados (*The Review of Diabetes Studies* 2006; 3:82-87) encontrou que apenas 0,2% dos pacientes diabéticos tipo 2 alcançam controle satisfatório se levarmos em conta a simultânea ocorrência de valores normais para HbA_{1c} (indicador de controle da glicemia), perfil lipídico (colesterol e triacilglicerol) e pressão arterial.

Os pacientes não diagnosticados, os diagnosticados que não iniciaram o tratamento, os diagnosticados que iniciaram o tratamento mas em seguida o abandonaram e os pacientes em tratamento inadequado (Figura 1.1) apresentam em comum o fato de que desenvolverão as complicações crônicas do diabetes mellitus mais precocemente. As complicações crônicas, por sua vez, elevam o custo do tratamento em função da necessidade de novos medicamentos, atendimento ambulatorial e internações hospitalares, cujo impacto econômico encontra-se resumido na Figura 1.2.

O maior custo, entretanto, recai sobre os portadores, suas famílias e a comunidade, sendo também considerável o impacto na redução da expectativa e da qualidade de vida. A expectativa de vida é reduzida, em média, em 15 anos para o diabetes tipo 1 e em 5 a 7 anos para o tipo 2.

Adultos com diabetes têm risco duas a quatro vezes maior de doença cardiovascular e acidente vascular cerebral; é a causa mais comum de amputações de membros inferiores não traumáticas, cegueira irreversível e doença renal crônica terminal. Em mulheres, é responsável por maior número de partos prematuros e mortalidade materna.

Porém, é importante observar que já existem cuidados para prevenir e/ou retardar o aparecimento do diabetes e suas complicações.

O IMPACTO DO DIABETES MELLITUS NA PROFISSÃO FARMACÊUTICA

As doenças crônicas de alta prevalência na população (diabetes, hipertensão, epilepsia, depressão, artrite reumatoide etc.) promovem a oportunidade do estabelecimento de uma relação de longo prazo farmacêutico-paciente. Os farmacêuticos mais bem preparados para atender esses pacientes terão maiores possibilidades de oferecer serviços diferenciados em relação aos colegas de profissão.

Por ser o farmacêutico um profissional da área da saúde, seu envolvimento no tratamento do diabetes mellitus é óbvio. Este papel relevante começa com o diagnóstico, uma vez que o farmacêutico é responsável pelos exames laboratoriais. Além disso, embora caiba ao médico estabelecer o diagnóstico clínico, o farmacêutico pode, por meio de uma rápida entrevista, detectar o risco da doença e estimular o paciente a uma consulta médica, favorecendo um diagnóstico mais precoce e, consequentemente, o início do tratamento antes do surgimento das complicações crônicas.

No que se refere ao tratamento, o farmacêutico poderá contribuir de maneira mais efetiva nos aspectos relacionados ao uso do medicamento, sempre atuando como parceiro do médico e dos demais profissionais da área de saúde, visando alcançar um alvo comum: proporcionar ao paciente diabético um rigoroso controle da doença com um mínimo de comprometimento de sua qualidade de vida.

Outro aspecto relevante é que, após o diagnóstico médico, o farmacêutico é o profissional da área de saúde com maiores tempo e frequência de contato com o paciente. Como o paciente diabético geralmente se sente mais à vontade em confidenciar ao farmacêutico suas impressões com relação à doença e/ou o tratamento, ele ocupa uma posição estratégica na educação dos pacientes, sejam eles diabéticos ou portadores de outras doenças. Deve ser enfatizado ainda que a inserção do farmacêutico como o primeiro profissional a ter contato com o paciente diabético após a consulta médica o torna corresponsável pelo sucesso do tratamento do paciente.

Além disso, os pacientes diabéticos visitam a farmácia com maior frequência e apresentam maior gasto por visita em relação aos não diabéticos. Um dos fatores que contribui para essas diferenças é o fato de o número de medicamentos utilizados pelos pacientes diabéticos ser superior ao daqueles usados pelos não diabéticos. Esses aspectos oferecem ao farmacêutico uma maior possibilidade de estabelecer vínculos com o paciente diabético.

Deve ser enfatizado que, com exceção do medicamento antidiabético, a escolha dos demais componentes que complementam a terapia pode ser orientada diretamente pelo farmacêutico: seringas para injeção de insulina, glicosímetro, lancetador e lancetas, glicofita, produtos *diet* etc. Enfim, há uma enorme gama de produtos que podem ser disponibilizados, ampliando enormemente o potencial de atendimento ao paciente diabético.

Conclui-se que o farmacêutico pode contribuir com a equipe multiprofissional envolvida no tratamento do paciente diabético. Essa contribuição, entretanto, depende do conhecimento dos aspectos fisiológicos da ação da insulina, dos aspectos fisiopatológicos da deficiência de insulina, da classificação do diabetes mellitus e dos principais aspectos de seu tratamento medicamentoso.

Nos próximos capítulos cada um desses aspectos será abordado mais detalhadamente, com o objetivo de oferecer melhor capacitação para o exercício da profissão e visando alcançar a excelência nos cuidados farmacêuticos ao paciente diabético.

Além disso, no Capítulo 17 apresentaremos um modelo de cuidados farmacêuticos ao paciente diabético cuja simplicidade permite sua adaptação aos mais diversos contextos de exercício profissional.

Conceito, Classificação e Diagnóstico Laboratorial do Diabetes Mellitus

2

Roberto B. Bazotte

Diabético é quem não consegue ser doce.
(Mario Quintana)

Ao abordarmos o tema diabetes mellitus, vislumbramos uma grande vantagem: a maioria das pessoas tem uma boa noção do que é diabetes e com relativa facilidade pode reconhecer os aspectos básicos da doença e seu tratamento.

De certo modo, isso também constitui uma grande desvantagem, pois existe a tentação de se presumir ter todo o conhecimento relativo à doença e mergulhar nos aspectos relativos ao tratamento medicamentoso e não medicamentoso, relegando ao segundo plano o conceito e a classificação da doença.

Por considerarmos a compreensão segura do conceito, classificação, diagnóstico laboratorial e complicações crônicas do diabetes mellitus o ponto de partida para o entendimento da doença e seu tratamento, este capítulo e o próximo abordarão esses aspectos.

Aproveitamos a oportunidade para esclarecer a diferença entre diabetes insipidus e diabetes mellitus, que são patologias distintas. Enquanto o diabetes insipidus é decorrente de uma deficiência do hormônio antidiurético, o diabetes mellitus tem como causa básica a deficiência do hormônio insulina associada a um quadro crônico de hiperglicemia. A poliúria é um sintoma comum nesses dois tipos de diabetes.

CONCEITO

Diabetes mellitus é um grupo de doenças metabólicas caracterizadas por um estado crônico de hiperglicemia resultante de defeito na secreção e/ou ação do hormônio insulina. Representa um grupo de desordens associadas com anormalidades no metabolismo de carboidratos, lipídios e proteínas associadas a complicações renais, oftalmológicas, neurológicas e risco aumentado de doença cardiovascular.

CLASSIFICAÇÃO DO DIABETES MELLITUS

De maneira didática, podemos dividir o diabetes mellitus de maior prevalência na população em quatro grupos distintos: diabetes mellitus tipo 1, diabetes mellitus tipo 2, diabetes mellitus gestacional e outros tipos de diabetes mellitus, sendo os dois primeiros tipos os mais conhecidos e o diabetes mellitus tipo 2 o de maior prevalência na população.

Descreveremos a seguir as principais características de cada tipo de diabetes, ressaltando que a classificação do diabetes mellitus é bem mais ampla do que a aqui apresentada. O que oferecemos neste capítulo é o mínimo que o farmacêutico deve saber para orientar o paciente diabético.

Diabetes mellitus tipo 1

Caracteriza-se pela deficiência absoluta na produção e consequentemente na secreção de insulina e propensão à cetoacidose, o que torna a insulinoterapia obrigatória. Surge mais frequentemente na infância ou adolescência, como consequência, na maioria dos casos, de uma destruição de natureza autoimune das células beta pancreáticas produtoras de insulina. Porém, em parte dos pacientes essa modalidade de diabetes é de natureza idiopática.

O aparecimento da doença, para a qual existe predisposição genética, é caracterizado por um quadro clínico bem definido no qual se observa perda de peso associada a aumento do volume urinário (poliúria) e da ingestão de água (polidipsia). Este quadro clínico também pode ocorrer se houver suspensão da administração de insulina. Representa 5% a 10% dos pacientes diagnosticados.

> **IMPLICAÇÕES NA PRÁTICA FARMACÊUTICA.** O fato de o diabetes mellitus tipo 1 surgir, geralmente, nos primeiros anos de vida e o quadro clínico ser dramático acarreta um grande envolvimento da família em relação à doença. Ao mesmo tempo, a criança aprende desde cedo que, quanto mais sabe sobre a doença e é cuidadosa no tratamento, melhor é sua qualidade de vida e menor o risco de surgirem complicações. A resultante dessa situação, em geral, é um indivíduo que sabe muito sobre sua doença e as possibilidades de tratamento. Assim, para evitar o constrangimento de uma situação em que o paciente sabe mais sobre a doença do que o profissional envolvido no tratamento, o farmacêutico deverá adquirir conhecimentos sobre diabetes mellitus, pelo menos o mínimo para ganhar o respeito do paciente.

Diabetes mellitus tipo 2

O diabetes mellitus tipo 2 envolve três possibilidades: redução da ação da insulina (resistência à insulina), redução da secreção de insulina e, ainda, simultânea redução da ação e secreção de insulina. Além disso, em parte dos pacientes, a doença evolui para uma deficiência mais severa de insulina, tornando-se necessária a insulinoterapia. Surge mais frequentemente no adulto, mas pode também se iniciar na infância ou adolescência em função do crescimento da obesidade nessas faixas etárias.

Em geral, não é acompanhado de sintomas clínicos, sendo mais frequente (cerca de 80%) em indivíduos com sobrepeso ou obesidade. Abrange desde indivíduos nos quais dietas e exercícios normalizam a glicemia até pacientes que necessitam de insulinoterapia (20% a 25%). É o tipo mais comum de diabetes, representando 90% a 95% dos pacientes diagnosticados e respondendo por quase todos os casos ainda não diagnosticados.

Assim como ocorre no diabetes mellitus tipo 1, existe predisposição genética para o desencadeamento do diabetes mellitus tipo 2. Porém, além da predisposição genética, o estilo de vida centrado em dieta hipercalórica, associado ao sedentarismo e ao ganho de peso, contribui para o desencadeamento e o agravamento da doença.

Outro aspecto a ser salientado é que, à medida que envelhecemos, aumenta a possibilidade de termos o diabetes mellitus tipo 2, que também é mais frequente em indivíduos hipertensos, dislipidêmicos (colesterol e/ou triacilglicerol elevados) e mulheres com histórico de diabetes gestacional.

> **IMPLICAÇÕES NA PRÁTICA FARMACÊUTICA.** Como o diabetes mellitus tipo 2 é praticamente destituído de sintomas e surge geralmente em adultos portadores de hábitos de vida já consolidados (sedentarismo, dieta hipercalórica e desbalanceada, tabagismo etc.), os pacientes costumam revelar-se desinteressados com relação à doença e seu tratamento. Este fato traz ao farmacêutico o desafio de contribuir para a detecção da doença e a adesão ao tratamento.

Diabetes mellitus gestacional

O diabetes mellitus gestacional (DMG) caracteriza-se pelo surgimento do diabetes no período gestacional, ocorrendo em cerca de 7% das gestações. No entanto, na maioria das pacientes ocorre normalização da glicemia após o parto.

Não se deve confundir DMG com mulher diabética em gestação. O DMG surge, em geral, a partir da 24ª semana de gestação, enquanto na gestação da mulher diabética o período de "convivência do feto com o diabetes" será de 9 meses.

Todas as gestantes devem ser avaliadas quanto à possibilidade de desenvolver DMG entre a 24ª e 28ª semana de gestação. Porém, se já existirem outros fatores de risco, como histórico de DMG ou de macrossomia fetal em gestação anterior, presença de glicosúria, síndrome do ovário policístico, obesidade severa ou histórico familiar de diabetes mellitus tipo 2, a avaliação deverá ser feita com a máxima antecedência.

Aproximadamente 5% a 10% das mulheres que apresentam DMG são diagnosticadas como diabéticas tipo 2 após o parto e cerca de 50% desenvolvem diabetes em um período de 10 anos. Portanto, mulheres com histórico de DMG apresentam grande risco de desenvolver diabetes mellitus tipo 2 após o parto, motivo pelo qual deverão ser avaliadas imediatamente após o parto.

É muito importante o acompanhamento glicêmico durante a gestação, pois essa simples medida visa impedir o desenvolvimento de macrossomia fetal, parto prematuro e necessidade de cesariana.

> **IMPLICAÇÕES NA PRÁTICA FARMACÊUTICA.** O farmacêutico poderá transmitir à gestante todas as informações apresentadas anteriormente e enfatizar a importância das visitas regulares ao ginecologista durante a gestação. Por outro lado, em caso de diabetes gestacional, a paciente deverá ser conscientizada da importância da insulinoterapia para a normalização da glicemia.

Outros tipos de diabetes mellitus

Alguns tipos de diabetes mellitus são menos frequentes e podem ser desencadeados por doenças ou pelo uso de alguns medicamentos.

Entre os fatores desencadeadores do diabetes mellitus, poderíamos incluir: pancreatectomia, doença pancreática, infecções e endocrinopatias: distúrbios da adeno-hipófise, suprarrenal, células alfa das ilhotas de Langerhans etc.

Entre os medicamentos, o uso de corticoides, diuréticos (hidroclorotiazida) e betabloqueadores (propranolol) em doses elevadas também pode estar associado ao desencadeamento de diabetes.

CONCEITOS ASSOCIADOS AO DIABETES MELLITUS

É importante que o farmacêutico conheça os conceitos de pré-diabetes e síndrome metabólica, pois eles terão grande relevância para a compreensão da patologia do diabetes mellitus como um todo.

Pré-diabetes

O pré-diabetes constitui-se em um estado intermediário entre a normalidade e o diabetes mellitus tipo 2. Como uma parcela desses pacientes desenvolverá a doença, devem ser tomadas medidas que visem impedir essa progressão. Embora alguns medicamentos antidiabéticos, como metformina, acarbose ou glitazonas (rosiglitazona e pioglitazona), sejam eficazes em impedir a evolução para o diabetes mellitus tipo 2, as medidas de maior impacto são a redução do peso corporal (a partir de 5% a 10%) e a prática regular de atividade física aeróbica de intensidade moderada. Essas mudanças também reduzem o risco de desenvolvimento de outras patologias, especialmente doenças cardiovasculares.

Os fatores de risco para o pré-diabetes são os mesmos para o diabetes mellitus tipo 2, ou seja, idade acima de 45 anos, excesso de peso, sedentarismo, hipertensão, hipertrigliceridemia e história familiar de diabetes. Além disso, mulheres que geraram filhos com mais de 4kg ou portadoras de síndrome dos ovários policísticos também apresentam risco aumentado.

Pacientes pré-diabéticos podem ser identificados pela intolerância ao jejum (glicemia de jejum entre 100 e 125mg/dL) e/ou pela intolerância à glicose (glicemia entre 140 e 199mg/dL no teste de tolerância oral à glicose [GTT], que será descrito mais detalhadamente na Figura 2.1).

> **IMPLICAÇÕES NA PRÁTICA FARMACÊUTICA.** O pré-diabetes não apresenta sintomas e está fortemente associado ao excesso de peso, histórico familiar de diabetes, sedentarismo e dieta hipercalórica. Isso oferece ao farmacêutico o desafio de contribuir para detecção e reversão do quadro, evitando o surgimento do diabetes mellitus tipo 2. Esta orientação é de suma importância, uma vez que pré-diabéticos apresentam maior risco de doença cardiovascular em relação a não diabéticos e alto risco de evoluírem para o diabetes mellitus tipo 2.

Síndrome metabólica

A síndrome metabólica (SM) caracteriza-se por um complexo conjunto de fatores que favorecem o desencadeamento de doença cardiovascular (DCV) e/ou diabetes mellitus tipo 2, estando relacionada com resistência à insulina e obesidade visceral.

Outros aspectos clínicos e laboratoriais associados à SM incluem: hiperglicemia, hipertrigliceridemia, elevado LDL-c (lipoproteína de baixa densidade-colesterol), baixo HDL-c (lipoproteína de alta densidade-colesterol), hipertensão, síndrome dos ovários policísticos, esteatose hepática não alcoólica, microalbuminúria, estados pró-trombóticos, estados pró-inflamatórios e disfunção endotelial.

O diagnóstico da SM varia de acordo com os critérios estabelecidos por diferentes sociedades científicas. Em geral, entretanto, são considerados portadores de SM indivíduos que apresentem obesidade visceral (realizada a partir da medida da circunferência abdominal), acrescida de duas ou mais das seguintes alterações: hipertrigliceridemia > 150mg/dL ou em tratamento; HDL-c < 40mg/dL (homens) e < 50mg/dL (mulheres) ou em tratamento; hipertensão arterial sistêmica > 130/85mmHg ou em tratamento; glicemia de jejum > 110mg/dL.

IMPLICAÇÕES NA PRÁTICA FARMACÊUTICA. O farmacêutico, mediante a avaliação da circunferência da cintura,* pode contribuir na detecção da SM.

O farmacêutico pode também realizar a medida do índice de massa corporal (IMC). Para medir o IMC basta ter em mãos uma balança, fita métrica e ficha para anotar os resultados e a data de cada avaliação. O IMC é calculado dividindo-se o peso pela altura ao quadrado. Exemplo: paciente com 97kg e 1,72m:

$$IMC = \frac{97}{(1,72 \times 1,72)} = 32,80$$

Considera-se a presença de sobrepeso e obesidade quando o IMC está acima de 25 e 30, respectivamente.

No caso de cintura ou IMC elevado, o paciente deve ser estimulado a fazer consulta médica regular e tomar medidas que impeçam ou retardem o processo, com ênfase no aumento da atividade física e na redução do peso corporal.

---

*A Federação Internacional de Diabetes (IDF) considera que a circunferência abdominal está elevada a partir de 80cm (mulheres) ou 94cm (homens).

EXAMES LABORATORIAIS RELACIONADOS COM A DETECÇÃO, O DIAGNÓSTICO E O ACOMPANHAMENTO DO PACIENTE DIABÉTICO

A realização de exames laboratoriais deve fazer parte da rotina do paciente diabético com o objetivo de avaliar o controle glicêmico. Estes exames, contudo, têm grande importância na detecção e no diagnóstico de indivíduos pré-diabéticos ou da população em geral, principalmente para o diabetes mellitus tipo 2, que costuma ser assintomático.

Por isso, descreveremos os principais exames laboratoriais utilizados na detecção, diagnóstico e controle do diabetes mellitus, os quais incluem glicemia de jejum, teste de tolerância à glicose, hemoglobina glicada, glicemia capilar e peptídeo C. Além destes, encontra-se disponível um exame que quantifica a glicemia continuamente, denominado sistema de monitoramento contínuo da glicemia (CGM), que será sucintamente abordado.

Além dos exames anteriormente descritos, o paciente deverá ser monitorado quanto a outros parâmetros fortemente associados ao diabetes mellitus, como, por exemplo, por meio de lipidograma, pressão arterial, índice de massa corpórea e medida da cintura.

- **Glicemia de jejum e teste de tolerância à glicose (GTT)**

A glicemia de jejum consiste no exame laboratorial mais comumente utilizado para diagnóstico e acompanhamento do diabetes mellitus. Para a realização desse exame o paciente deve estar em jejum noturno, e a coleta de sangue é feita pela manhã.

A American Diabetes Association recomenda a realização da glicemia de jejum a cada 3 anos em indivíduos não diabéticos a partir de 45 anos. Porém, este período pode ser menor, em se tratando de pacientes que apresentam outros fatores de risco.

Na Figura 2.1 são encontrados os valores de glicemia para o diagnóstico laboratorial do diabetes mellitus, ou seja, glicemia de jejum maior ou igual a 126mg/dL.

Em caso de glicemia de jejum entre 100 e 125mg/dL, considerada anormalmente elevada e denominada intolerância ao jejum, pode ser interessante submeter o paciente ao GTT.

No caso do GTT, além da coleta de sangue em jejum (glicemia do tempo zero), o paciente recebe uma solução oral de glicose (75g) e aguarda 120 minutos para a segunda coleta de sangue. Se ao final das 2 horas a glicemia estiver abaixo de 140mg/dL, o paciente será considerado não diabético; se estiver entre 140 e 199mg/dL, o paciente será considerado intolerante à glicose, ou seja, pré-diabético; e caso a glicemia seja maior ou igual a 200mg/dL, o paciente será considerado diabético (Figura 2.1).

Esse estado intermediário entre a normalidade e o diabetes mellitus é importante, uma vez que pacientes com intolerância à glicose apresentam

Conceito, Classificação e Diagnóstico Laboratorial do Diabetes Mellitus **15**

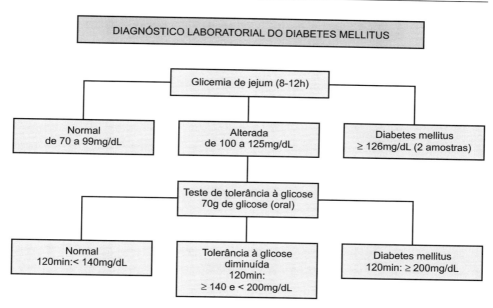

Figura 2.1 Valores de glicemia que caracterizam o diagnóstico laboratorial de diabetes mellitus.

risco de doença cardiovascular e taxa de morte por doença cardiovascular semelhantes aos dos pacientes diabéticos, ou seja, o dobro da taxa observada em pacientes que não apresentam intolerância à glicose.

É importante salientar que pacientes portadores de intolerância ao jejum ou intolerância à glicose apresentam valores de glicemia acima do normal, porém ainda abaixo dos valores de diagnóstico de diabetes mellitus.

Recomenda-se sempre a confirmação dos exames da glicemia de jejum ou GTT quando se trata de diagnóstico para o diabetes.

Existe também a possibilidade de o diagnóstico de diabetes mellitus ser obtido a partir de uma glicemia ao acaso maior ou igual a 200mg/dL associada a "sintomas de diabetes" (poliúria, polidipsia e perda de peso).

Observações em relação ao GTT:

1. Não deve ser realizado em pacientes já diagnosticados como diabéticos.
2. O GTT para diagnóstico de diabetes gestacional é um pouco diferente quanto à dose oral de glicose, ao tempo de coleta de sangue e aos valores considerados normais e alterados.

3. Alguns fatores podem favorecer a redução da tolerância à glicose: (a) estresse psíquico; (b) doenças: infecções, acromegalia, doença de Cushing, feocromocitoma, glucagonoma, somatostatinoma, aldosteronoma e hipertireoidismo; (c) medicamentos: corticoides, ácido nicotínico, pentamidina, hormônios tireoidianos, adrenérgicos, diazóxido, diuréticos tiazídicos, alfa-interferon, contraceptivos hormonais.
4. Pacientes com intolerância à glicose apresentam maior propensão a retinopatia, nefropatia e neuropatia em relação a não diabéticos.
5. O risco de um paciente com intolerância à glicose se tornar diabético situa-se em torno de 5% ao ano.

> **IMPLICAÇÕES NA PRÁTICA FARMACÊUTICA.** Embora o diabetes mellitus afete o metabolismo como um todo, o diagnóstico laboratorial depende da identificação de uma única substância: a glicose presente no sangue. Cabe ao farmacêutico realizar os exames laboratoriais relacionados ao diagnóstico e ao acompanhamento do tratamento de todas as modalidades de diabetes mellitus. Além disso, como indivíduos não diabéticos com 45 anos de idade ou mais devem realizar uma avaliação da glicemia de jejum a cada 3 anos (segundo recomendação da American Diabetes Association), o farmacêutico da farmácia de dispensação deve contribuir para alcançar essa meta. Lembre-se: no Brasil, 50% dos pacientes diabéticos tipo 2 não estão diagnosticados. Por isso, é muito importante o diagnóstico precoce, no sentido de possibilitar o início imediato do tratamento.

Glicemia capilar

A medida da glicemia capilar por meio do glicosímetro é muito utilizada na detecção e no acompanhamento do diabetes, pois basta colocar uma gota de sangue na fita reagente (glicofita) e realizar a leitura em um aparelho manual, denominado glicosímetro (Figura 2.2).

Além disso, esse procedimento é altamente eficaz no acompanhamento domiciliar da glicemia, especialmente no diabético tipo 1, que necessita controle mais rigoroso da glicemia em função do uso obrigatório de insulina. Por fim, é muito útil no controle da glicemia em qualquer modalidade de diabetes (diabéticos tipo 2, gestantes diabéticas, diabetes gestacional etc.).

Conceito, Classificação e Diagnóstico Laboratorial do Diabetes Mellitus 17

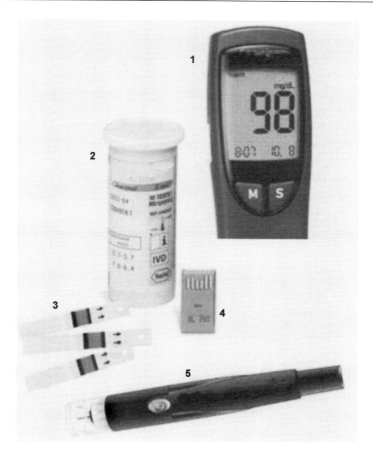

Figura 2.2 *Kit* para realização do teste de glicemia capilar. (1: glicosímetro; 2: embalagem das glicofitas; 3: glicofitas; 4: *chip* que acompanha cada nova embalagem das glicofitas; 5: lancetador).

Convém enfatizar que o resultado da glicemia capilar não serve para o diagnóstico de diabetes. Assim, sempre que os valores de glicemia forem sugestivos de diabetes, o paciente deverá ser orientado a procurar um médico e realizar o exame da glicemia em jejum no laboratório de análises clínicas. Portanto, o exame da glicemia capilar não deve ser encarado pelo laboratório de análises clínicas como um "concorrente". Pelo contrário, ao contribuir para detecção e diagnóstico, ele eleva a demanda por exames laboratoriais que oferecerão resultados definitivos.

> **IMPLICAÇÕES NA PRÁTICA FARMACÊUTICA.** O controle rigoroso da glicemia é essencial para o sucesso do tratamento do diabetes. Por isso, o farmacêutico deve incentivar a prática da avaliação da glicemia capilar domiciliar pelos pacientes diabéticos e, obviamente, deverá estar capacitado a orientar o paciente quanto à coleta de sangue capilar e ao uso do glicosímetro. A farmácia, por sua vez, deve disponibilizar o equipamento e todos os suprimentos necessários para esta prática.
>
> A Resolução nº 44 de 17/08/2009 da ANVISA, que dispõe sobre a prestação de serviços farmacêuticos em farmácias e drogarias, inclui a realização da glicemia capilar como mais um serviço que pode ser oferecido pelas farmácias de dispensação.

Apesar do inconveniente da punção capilar e dos custos inerentes à sua realização, o paciente deve ser estimulado a usar o teste de glicemia capilar com a maior frequência possível. O ideal seria que os pacientes em uso exclusivo de insulina fizessem a medida da glicemia capilar antes de cada refeição e, depois de levadas em conta a glicemia detectada e a quantidade de carboidrato a ser ingerido, fosse definida a dose mais apropriada de insulina a ser administrada.

A glicemia capilar tem como vantagem o fato de o paciente não precisar estar em jejum para medi-la, sendo possível a detecção de variações glicêmicas a qualquer momento e o ajuste rápido no tratamento medicamentoso ou no esquema de refeições.

O farmacêutico deve orientar o paciente a elaborar uma planilha com os resultados da glicemia capilar, contendo data, horário, resultado da avaliação e informações sobre as condições em que foi realizada a dosagem (após caminhada, antes ou após a refeição etc.). Os glicosímetros têm memória para armazenar os últimos resultados da glicemia (incluindo data e horário). Entretanto, muitos pacientes têm dificuldade em manejar essas informações, o que torna útil o emprego da planilha, que deverá ser levada às consultas médicas.

Padronização de resultados de glicemia capilar, interpretação e conduta por faixa de resultado utilizado na campanha Nacional de Detecção de Diabetes Mellitus. (Brasil, 2001)

	Resultado (mg/dL)	Interpretação	Conduta
Glicemia em jejum	< 100	Normal	Repetir após 3 anos
	100 a 125	Duvidoso	Marcar consulta posteriormente
	126 a 199	Alterado	Solicitar glicemia de jejum e retorno à unidade de saúde
	≥ 200	Diabetes provável	Solicitar glicemia de jejum e agendar consulta
	≥ 270	Diabetes muito provável	Encaminhar para atendimento médico imediato
Glicemia sem jejum	< 140	Normal	Repetir após 3 anos
	140 a 199	Duvidoso	Marcar consulta posteriormente
	≥ 200	Diabetes provável	Solicitar glicemia de jejum e agendar consulta
	≥ 270	Diabetes muito provável	Encaminhar para atendimento médico imediato

Hemoglobina glicada

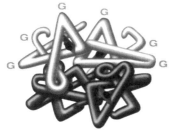

Figura 2.3 Representação esquemática da hemoglobina e locais de glicação pela glicose (G).

Não diabéticos geralmente apresentam hemoglobina glicada inferior a 7%, motivo pelo qual a Sociedade Brasileira de Diabetes adota este valor como indicador de um bom controle glicêmico no adulto. Porém, as metas variam com a idade: 0 a 6 anos (7,5% a 8,5%); 6 a 12 anos (< 8%); 13 a 18 anos (< 7,5%); adulto (< 7%) e idoso (< 8%).

A hemácia tem uma meia-vida em torno de 120 dias, de maneira que existem no sangue hemácias de 1 a 120 dias. Portanto, o grau de glicação da hemoglobina presente nas hemácias, particularmente a fração A_{1c}, é diretamente proporcional à glicemia média dos últimos 120 dias.

Contudo, existem outras proteínas, além da hemoglobina, também sujeitas à glicação quando em contato com sangue ou líquido intersticial. E como, em geral, as proteínas exercem funções bem definidas (receptores, hormônios, anticorpos, enzimas etc.), a glicação excessiva pode alterar suas funções e favorecer o desencadeamento das complicações crônicas do diabetes mellitus.

A hemoglobina glicada é um importante instrumento de acompanhamento individual ou de avaliação do impacto de programas de educação em diabetes. No caso do acompanhamento individual, o ideal é que o paciente faça o teste a cada 3 meses para verificar se o tratamento está alcançando as metas desejadas. Esse tipo de teste ainda pode ser associado a medidas frequentes de glicemia capilar, fornecendo informações mais precisas sobre o controle da doença pelo paciente.

É comum encontrarmos pacientes com glicemia de jejum normal e hemoglobina glicada elevada. Nesses casos é provável que a glicemia de jejum não esteja refletindo o controle glicêmico, já que o resultado indica o valor da glicemia daquele momento, enquanto o teste da HbA_{1c} revela a glicemia dos 3 últimos meses.

Por outro lado, alguns pacientes enganam a si próprios, ao fazerem o tratamento apenas nos dias que antecedem a avaliação da glicemia de jejum. Se isso estiver ocorrendo, o teste da hemoglobina glicada poderá funcionar como um "detector de mentiras".

Os valores da HbA_{1c} podem ser influenciados por doenças e medicamentos. Assim, resultados falsamente baixos ocorreriam na anemia hemolítica e em estados hemorrágicos em virtude da redução da vida das hemácias. Em contraste, hipertrigliceridemia, hiperbilirrubinemia, uremia, alcoolismo, ingestão crônica de salicilatos e opiáceos podem fornecer valores falsamente elevados. Além disso, o uso de grandes quantidades de vitaminas C e E inibiria a glicação da hemoglobina.

Para melhor entendimento da relação glicemia/hemoglobina glicada apresentaremos na Tabela 2.1 a relação entre estes dois parâmetros.

Tabela 2.1 Valores de hemoglobina glicada A_{1c} e sua relação com a glicemia

Valor de HbA$_{1c}$ em %	Glicemia média (mg/dL) nos últimos 120 dias
4	70
5	98
6	126
6,5	140
7	154
8	182
9	211
10	239
11	267
12	295

Frutosamina

Este exame avalia a glicemia das últimas 4 a 6 semanas. Pode ser útil para avaliar o controle da glicemia em intervalos menores que os oferecidos pela hemoglobina glicada, como, por exemplo, em gestantes com diabetes ou ainda nas condições anteriormente descritas, em que doenças ou medicamentos interferem nos resultados oferecidos pela hemoglobina glicada.

Peptídeo C

O peptídeo C possui 31 aminoácidos e é proveniente da clivagem da pró-insulina em insulina, sendo cossecretado pelas células beta em concentrações equimolares às da insulina. A meia-vida do peptídeo C é duas a cinco vezes mais longa que a da insulina. Assim, sua concentração no sangue indica reserva de insulina endógena e secreção de insulina. Serve como marcador de reserva funcional das células beta quando a dosagem de insulina está prejudicada pelo uso de insulina injetada. Além disso, contribui para o diagnóstico de insulinoma, condição em que elevadas concentrações de peptídeo C encontram-se associadas à hipoglicemia.

Dosagem de insulina

A dosagem de insulina tem como principal indicação a detecção de resistência à insulina, que ocorre sempre que a insulina se encontra em concentrações elevadas e a resposta biológica do organismo mostra-se diminuída. A interpretação do teste depende de outros fatores, que são invariavelmente avaliados junto com a insulina: avaliação da glicemia e do índice de massa corpórea. Vale ressaltar que os valores de referência da insulina estão bem definidos em pessoas com glicemia normal. Porém, quando se pretende avaliar as reservas de insulina de um paciente, a determinação do peptídeo C mostra-se mais sensível que a dosagem direta da insulina.

Microalbuminúria urinária

Este exame possibilita a detecção de lesão renal em seus estágios iniciais, pois permite detectar quantidades mínimas de albumina, a qual normalmente não é encontrada na urina. Ele deve ser feito com maior frequência em diabéticos tipo 1, nos quais os riscos de doença renal são bastante elevados.

Sistema de monitoramento contínuo da glicemia (CGMS)

O CGMS é constituído de um sensor implantado no tecido subcutâneo, geralmente no abdome, acoplado por um cabo (ou *wireless*) a um aparelho semelhante a um *holter* que armazena até 288 medições diárias durante, pelo menos, 3 dias.

O aparelho é calibrado com o valor da glicemia capilar, que é correlacionado aos estímulos elétricos do tecido subcutâneo detectados pelo sensor.

Existem duas versões do CGMS. Na versão *real time*, o valor da glicemia aparece no monitor do equipamento em tempo real. Após a retirada do equipamento (tempo real ou não), as informações são transferidas para um computador que dispõe de um programa que apresenta todas as leituras (superior a 800 medidas) na forma de gráfico ou tabela, permitindo visualizar com rapidez os valores de glicemia a cada 5 minutos nos últimos 3 dias.

O CGMS é vantajoso se existe necessidade de controle intensivo da glicemia, em qualquer tipo de diabetes. Entretanto, tem como limitação o inconveniente de sua colocação, a qual deverá ser feita por profissional devidamente treinado pelo fabricante, além dos custos do equipamento e do sensor.

No momento já existem no mercado brasileiro bombas de infusão de insulina acopladas ao CGMS (Paradigm RealTime® – Medtronic), funcionando como um pâncreas "normal", ou seja, o CGMS detecta a glicemia e "informa" à bomba de insulina, que irá controlar a liberação de insulina, visando manter a glicemia dentro de valores normais.

Avaliação de triacilglicerol, colesterol e frações

Os pacientes diabéticos tipo 2 têm risco aumentado de doença cardiovascular (hipertensão, infarto agudo do miocárdio, acidente vascular cerebral etc.) mesmo que apresente perfil lipídico normal. Por isso, manter o colesterol total e as frações, bem como o triacilglicerol, dentro da faixa normal é uma meta extremamente importante.

Avaliação do triacilglicerol e do colesterol capilar

Existem equipamentos que, além da glicemia, verificam o triacilglicerol e o colesterol total no sangue capilar por meio da punção da ponta de dedo, como para glicemia capilar. Embora o aparelho seja o mesmo (por exemplo, o Acutrend da Roche®), encontram-se disponíveis tiras reagentes distintas para cada dosagem.

Avaliação da cetonúria

O termo refere-se à presença de corpos cetônicos na urina. Os corpos cetônicos são subprodutos da quebra de lipídios que ocorre quando a deficiência de insulina é severa, indicando que o controle do diabetes tipo 1 não está adequado. O principal método para a autoavaliação de corpos cetônicos é o teste urinário. O método mais utilizado emprega uma fita reagente que adquire cor púrpura quando as cetonas estão presentes na urina. Os testes de cetonúria devem ser feitos sempre que os pacientes apresentarem glicemia inexplicavelmente elevada (> 250mg/dL). No caso do diabetes tipo 1, a presença de cetonas na urina é indicação para encaminhamento urgente ao atendimento hospitalar, pois a cetonúria constitui forte preditor de risco de desenvolvimento de acidose metabólica.

Avaliação dos anticorpos contra células beta

O diabetes mellitus tipo 1 é, em grande parte, causado por mecanismos autoimunes contra as células beta em indivíduos com predisposição genética. Autoanticorpos anti-GAD e anti-IA2 são considerados importantes marcadores sorológicos dessas alterações, cuja prevalência varia segundo a população estudada e a história familiar. Porém, a avaliação desses anticorpos não é utilizada como instrumento de diagnóstico do diabetes mellitus tipo 1.

PCR e sequenciamento para identificação de diabetes tipo MODY

O diabetes tipo MODY (*Maturity Onset Diabetes of the Young*) é um subtipo caracterizado por início precoce, em geral antes dos 25 anos de idade, e disfunção das células beta, responsável por 1% a 5% dos casos de diabetes nos países desenvolvidos.

Ocorrem defeito genético da secreção da insulina e alteração na diferenciação e no desenvolvimento da célula beta. O diabetes tipo MODY é geneticamente heterogêneo, sendo resultado de mutações em, pelo menos, seis diferentes genes, sendo o GCK (gene que codifica a glicocinase, enzima glicolítica que atua como sensor de glicose na regulação da secreção de insulina) um dos mais afetados.

Entendendo as Complicações Crônicas do Diabetes Mellitus e como Enfrentá-las

3

Roberto B. Bazotte
Simoni Obici

*Se você não conhece o inimigo nem a si mesmo,
perderá todas as batalhas.*
(Sun Tzu – A arte da guerra)

Existe consenso na literatura de que o controle rigoroso da glicemia constitui o principal fator protetor do desencadeamento das complicações crônicas do diabetes mellitus.

A Figura 3.1 oferece uma visão geral das principais complicações crônicas do diabetes mellitus, as quais serão abordadas mais detalhadamente a seguir.

RETINOPATIA DIABÉTICA

A retinopatia diabética é mais frequente em diabéticos tipo 1, estimando-se que esteja presente em cerca de 90% dos pacientes com mais de 20 anos de diabetes. No entanto, também ocorre no diabético tipo 2, principalmente naqueles que alcançam idade mais avançada por sobreviverem às doenças cardiovasculares.

Constitui a principal causa de cegueira entre os 16 e 64 anos de idade. O risco de retinopatia diabética e de sua progressão, com perda visual ou

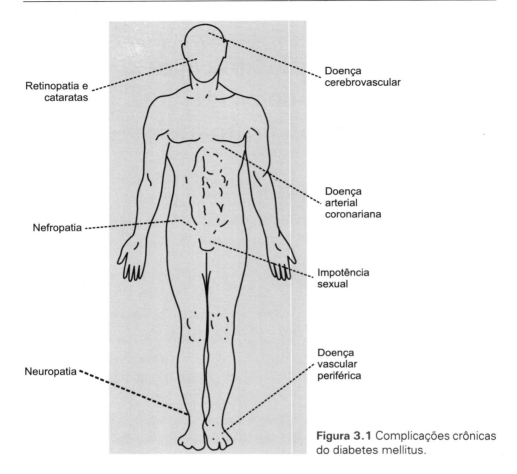

Figura 3.1 Complicações crônicas do diabetes mellitus.

cegueira, aumenta com o tempo da doença, se não houver bom controle glicêmico. Porém, tanto o surgimento como a progressão da doença podem ser substancialmente reduzidos com a adoção de um controle glicêmico mais rígido tanto no diabetes mellitus tipo 1 como no tipo 2. Outra importante medida que contribui para impedir a progressão da retinopatia é a redução da pressão arterial.

A detecção precoce da retinopatia, antes de apresentar sintomas e tornar-se irreversível, pode ser obtida pela visita anual ao oftalmologista. No entanto, as visitas devem ser mais frequentes com o agravamento da retinopatia.

> **IMPLICAÇÕES NA PRÁTICA FARMACÊUTICA.** Por ser a retinopatia assintomática em sua fase inicial, e pela necessidade de início de tratamento antes que as alterações irreversíveis estejam presentes, o encaminhamento do paciente à consulta oftalmológica é muito importante, principalmente quando ele se queixa de súbita alteração da visão. No entanto, as perturbações da visão na fase inicial da doença podem ser apenas alterações transitórias do cristalino passíveis de correção com a normalização da glicemia. Além disso, o farmacêutico também estará contribuindo para a não ocorrência dessa complicação ao implantar medidas que favoreçam a adesão ao tratamento, visando ao controle da glicemia e da pressão arterial.

Catarata

A catarata consiste na opacidade parcial ou total do cristalino, que se manifesta como embaçamento visual progressivo. Pode ser desencadeada, não apenas pelo diabetes mellitus, mas por vários outros fatores, como idade, traumatismo, uso de medicamentos etc. Atualmente, a técnica cirúrgica mais empregada consiste em remoção do cristalino e implante de uma lente intraocular.

> **IMPLICAÇÕES NA PRÁTICA FARMACÊUTICA.** A catarata no diabético tem como causa principal o acúmulo de sorbitol no cristalino. O sorbitol é formado a partir da glicose mediante uma reação de redução catalisada pela enzima aldose redutase. A conversão de glicose em sorbitol é favorecida pelo estado de hiperglicemia crônica. Portanto, o bom controle metabólico contribui para diminuir a frequência, a intensidade e a extensão dessa complicação. Dessa maneira, o farmacêutico deve contribuir com a equipe multiprofissional para o controle rigoroso da glicemia, principal fator preventivo do surgimento da catarata diabética.

NEFROPATIA DIABÉTICA

A nefropatia diabética é mais frequente no diabetes mellitus tipo 1 e pode atingir cerca de 40% desses pacientes. Além disso, acomete 5% a 20% dos pacientes diabéticos do tipo 2, apresentando maior tendência de se manifestar na medida em que esses pacientes envelhecem.

Constitui a principal causa de insuficiência renal crônica em pacientes que ingressam em programas de diálise nos países desenvolvidos. Além disso, encontra-se fortemente associada à mortalidade por doença cardiovascular, particularmente a hipertensão.

A detecção precoce da nefropatia diabética pode ser alcançada por meio da dosagem de albumina na urina, devendo o diagnóstico ser confirmado em uma segunda medida. No estágio inicial observa-se pequena quantidade de albumina na urina (microalbuminúria), que pode evoluir para macroalbuminúria.

Para impedir o início e/ou a progressão da nefropatia diabética, uma medida importante, tanto no diabetes mellitus tipo 1 como no tipo 2, consiste no controle rigoroso da glicemia e da pressão arterial. Com relação à pressão arterial, o emprego de inibidores da enzima conversora e/ou bloqueadores do receptor da angiotensina apresenta efeitos nefroprotetores, independente do benefício obtido pela redução da pressão arterial.

> **IMPLICAÇÕES NA PRÁTICA FARMACÊUTICA.** Cabe ao farmacêutico que atua no laboratório de análises clínicas realizar a detecção da nefropatia diabética mediante a avaliação urinária da albumina e da creatinina. Além disso, o farmacêutico contribuirá para a não ocorrência da nefropatia diabética ao auxiliar o paciente no controle da glicemia e da pressão arterial.

NEUROPATIA DIABÉTICA

A neuropatia diabética envolve distúrbios neurológicos, geralmente muito amplos (sistemas nervoso periférico, sensorimotor e autonômico) de alta prevalência em diabéticos tipo 1 e tipo 2.

A predisposição para o surgimento e o desenvolvimento da neuropatia diabética está relacionada com o mau controle glicêmico e o tempo de diabetes. No diabético tipo 1 surge, geralmente, a partir do quinto ano da doença.

O quadro clínico pode variar desde formas assintomáticas até manifestações com predominância em membros inferiores, como dormência, queimação, formigamento, pontadas, choques, agulhadas, desconforto ao toque de lençóis e cobertores e perda ou redução da sensibilidade tátil, térmica ou dolorosa. Além disso, podem ocorrer hipotensão postural (veja as orientações com relação à hipotensão postural no Capítulo 15), diarreia ou constipação, disfunção erétil, bexiga neurogênica, e ainda contribui substancialmente para o "pé diabético" (veja as orientações sobre esta complicação no Capítulo 15).

> **IMPLICAÇÕES NA PRÁTICA FARMACÊUTICA.** A neuropatia diabética causa desconforto, incapacitação e diminuição da sobrevida. Como o bom controle glicêmico pode reduzir a frequência, a intensidade e a extensão dessa complicação, o farmacêutico deve contribuir com a equipe multiprofissional para o controle rigoroso da glicemia, principal fator preventivo dessa complicação.

HIPERTENSÃO ARTERIAL

A hipertensão arterial (HA) apresenta alta prevalência em diabéticos tipo 1 e tipo 2. Por outro lado, os pacientes com HA são mais propensos ao diabetes que os pacientes normotensivos.

Quando HA e diabetes mellitus coexistem, o risco de acidente vascular cerebral (AVC) ou doença cardiovascular (DCV) duplica e o risco de desenvolvimento de doença renal em estágio terminal aumenta de cinco a seis vezes em comparação ao dos de pacientes hipertensos não diabéticos.

A HA no diabetes apresenta características especiais, incluindo sensibilidade aumentada ao sal.

A associação de diabetes e hipertensão é tão marcante que é bastante comum a existência de programas de saúde que abordam simultaneamente diabetes e hipertensão.

> **IMPLICAÇÕES NA PRÁTICA FARMACÊUTICA.** Nas situações em que o programa de cuidados farmacêuticos alcança menor quantidade de pacientes, uma estratégia produtiva consiste no desenvolvimento de um trabalho voltado simultaneamente para pacientes diabéticos e hipertensos. Se você se dispuser a trabalhar com este foco, logo descobrirá que é comum encontrar pacientes diabéticos que não sabiam que eram hipertensos e hipertensos que não sabiam que eram diabéticos.

A HA é um determinante crítico do desenvolvimento e da progressão das complicações macrovasculares e microvasculares do diabetes mellitus. Cada aumento de 20mmHg da pressão arterial sistólica (PAS) ou de 10mmHg da pressão arterial diastólica (PAD), a partir de 115 × 75mmHg, pode dobrar o risco de evento cardíaco ou AVC. Portanto, o tratamento do diabético hipertenso não pode ficar focado apenas no controle da glicemia. Em outras palavras, alcançar os alvos no tratamento da HA é considerado tão importante quanto atingir os alvos glicêmicos.

Nos diabéticos, o alvo da PA é menor ou igual a 130 por 80mmHg, podendo ser ainda menor para nefropatas. O número médio de medicações anti-hipertensivas usadas para alcançar esses alvos é de três a quatro. Na maioria dos pacientes é necessária a combinação de dois ou mais medicamentos para que esses valores de PA sejam atingidos. Além disso, em função de ser comum o uso de antidiabéticos e anti-hipertensivos pelo mesmo paciente, o farmacêutico deverá estar familiarizado com as possíveis interações entre esses fármacos.

> **IMPLICAÇÕES NA PRÁTICA FARMACÊUTICA.** O farmacêutico deverá estar habilitado a medir a pressão arterial do paciente. Além disso, em se tratando de paciente diabético, mesmo não hipertenso, a medida deverá ser realizada e os valores anotados a cada visita à farmácia.

No diabetes mellitus tipo 1, a HA raramente ocorre sem ser precedida pela nefropatia diabética, e aparentemente existe uma exacerbação mútua entre a hipertensão e a nefropatia. Nesses pacientes, a incidência da HA aumenta de 5% aos 10 anos do diagnóstico para 33% aos 20 anos e 70% aos 40 anos do diagnóstico. Neles, é rara a existência de HA sem nefropatia. A incidência de HA é de 15% a 25% nos pacientes com microalbuminúria e de 75% a 85% naqueles com proteinúria.

No diabetes mellitus tipo 2, a situação é mais heterogênea, e cerca de 40% dos pacientes já se encontram hipertensos por ocasião do diagnóstico de diabetes. Nesse caso, a HA geralmente agrupa-se com outros elementos da síndrome metabólica, como obesidade central, resistência à insulina, dislipidemia, hipercoagulação, inflamação, hipertrofia ventricular esquerda, hiperuricemia e microalbuminúria. Nesses pacientes, a HA contribui para o desenvolvimento de DCV, que constitui a principal causa de morte no diabético tipo 2. Além disso, na prática clínica, quase dois terços dos diabéticos não estão dentro dos alvos pressóricos recomendados, o que colabora bastante para altos índices de eventos cardiovasculares.

O tratamento da HA é importante para a prevenção da DCV e para minimizar a progressão da nefropatia e da retinopatia diabética. No que se refere ao tratamento, as mudanças no estilo de vida aumentam a eficácia do tratamento anti-hipertensivo e diminuem o risco cardiovascular.

Devem ser recomendados a todos os pacientes: (1) redução do peso em pacientes com IMC > 25 ou circunferência abdominal aumentada; (2) dieta rica em frutas e vegetais e pobre em gordura saturada; (3) redução da ingestão de sódio; (4) atividade física aeróbica diária de pelo menos 30 minutos na maior parte dos dias da semana; (5) consumo de etanol diário máximo de 30mL em homens e 15mL em mulheres; (6) abandono do tabagismo.

O tratamento medicamentoso complementa, mas nunca substitui as mudanças de estilo de vida, que devem ser mantidas mesmo quando isoladamente não normalizem a PA. Os inibidores da enzima de conversão da angiotensina (ECA) e os bloqueadores dos receptores de angiotensina (RA), os bloqueadores do canal de cálcio e os diuréticos tiazídicos são benéficos na redução da incidência da DCV e de AVC em pacientes com diabetes.

A clortalidona (diurético) aumenta a glicemia, enquanto inibidores da ECA e bloqueadores dos RA melhoram a sensibilidade à insulina, reduzem a progressão da nefropatia diabética e diminuem a mortalidade cardiovascular. Outras opções são representadas pelos bloqueadores de canais de cálcio e betabloqueadores.

> **IMPLICAÇÕES NA PRÁTICA FARMACÊUTICA.** Além de apoiar a orientação quanto ao uso de medicamentos anti-hipertensivos, o farmacêutico pode contribuir com a equipe multiprofissional ao estimular mudanças de estilo de vida com o objetivo de perda de peso, se houver sobrepeso ou obesidade, atividade física, se houver sedentarismo, moderação no consumo de sal e abandono do etilismo e tabagismo. O farmacêutico deve favorecer o controle da hipertensão arterial, estimulando o paciente a ir à farmácia verificar a pressão arterial todos os dias, preferencialmente no mesmo horário. Esses resultados devem ser anotados em uma ficha de controle que ficará arquivada na farmácia e, se possível, uma cópia deverá ser fornecida ao paciente para que ele possa apresentá-la ao médico.

DOENÇAS CARDIOVASCULARES

As doenças cardiovasculares (DCV), como infarto agudo do miocárdio, acidente vascular cerebral isquêmico e doença vascular periférica, estão fortemente associadas ao diabetes mellitus. Todo paciente diabético é considerado de alto risco para o desenvolvimento de DCV. Por outro lado, em portadores de DCV, observa-se alta prevalência de diabetes ou de tolerância alterada à glicose.

Além de mais prevalente, a DCV em diabéticos é de tratamento e recuperação mais difíceis, com maior recorrência e mortalidade em relação aos não diabéticos. Essa associação também se estende para o pré-diabetes, a síndrome metabólica e a obesidade, em se considerando que essas condições também estão associadas à maior prevalência de DCV.

As DCV estão presentes no diabetes mellitus tipos 1 e 2. No entanto, sua prevalência é maior no tipo 2. A prevalência em pacientes diabéticos tipo 1 está diretamente relacionada com o tempo de duração da doença e a presença de nefropatia.

Diabéticos tipo 2 têm risco de mortalidade por DCV duas a quatro vezes maior que os não diabéticos, e nestes a DCV ocorre mais precocemente e de forma mais grave. Sua prevalência chega a 55%, em comparação a 2% a 4% na população geral, com maior prevalência e maior taxa de mortalidade relacionadas à DCV no gênero feminino.

O risco de DCV no paciente diabético também depende de fatores como história familiar, etnia, hipertensão arterial, tabagismo, gênero, presença de microalbuminúria (indicador de nefropatia), disfunção endotelial, elevada proteína C reativa (indicador da presença de processo inflamatório), elevada hemoglobina glicada (indicador de controle glicêmico), dislipidemia, hipercoagulabilidade e estresse oxidativo.

Além disso, a fração de colesterol conhecida como LDL-c, que é a mais aterogênica, encontra-se mais elevada. Além disso, a LDL-c do diabético é mais densa e mais oxidada em relação a não diabéticos, favorecendo ainda mais sua deposição nas artérias.

Já a disfunção endotelial se caracteriza por anormalidades da produção de fatores derivados do endotélio, importantes na função plaquetária, contração e proliferação de células musculares lisas.

Quanto ao estado de hipercoagulabilidade, este é favorecido pela elevação de um dos principais fatores inibidores da fibrinólise: o inibidor do ativador plasminogênio tipo 1 (PAI-1).

IMPLICAÇÕES NA PRÁTICA FARMACÊUTICA. Considerando que a DCV é a principal causa de morte do diabético tipo 2 e que o infarto agudo do miocárdio apresenta mortalidade duas vezes maior em relação a não diabéticos, além do fato de que o risco de DCV pode ser reduzido se os alvos propostos para o controle glicêmico, de lípides, de pressão arterial e de IMC forem atingidos, o farmacêutico pode contribuir com a equipe multiprofissional ao apoiar mudanças de estilo de vida e de medidas que efetivamente contribuam para alcançar esses alvos. Com relação à lipidemia, temos observado que grande parte dos pacientes diabéticos que recebem prescrição de estatinas (visando reduzir a hipercolesterolemia) ou fibratos (com o objetivo de reduzir a hipertrigliceridem a) entende erroneamente que o tratamento se restringe "a uma única caixa do medicamento", quando rotineiramente o tratamento é contínuo. Esses pacientes devem ser orientados a fazer o uso correto desses medicamentos no sentido de melhorar o controle da lipidemia com redução do risco de DCV. Outro aspecto relevante é o fato de o infarto sem dor ser bastante comum no paciente diabético e, muitas vezes, ser erroneamente confundindo com "um mal-estar gástrico". Pacientes diabéticos tipo 2, particularmente os hipertensos, que procuram a farmácia para adquirir medicamentos para combater "o mal-estar gástrico" devem ser alertados do risco de infarto e orientados a procurar imediatamente o auxílio de profissionais aptos a avaliar sua condição cardiovascular.

Aspectos Fisiológicos do Hormônio Insulina 4

Roberto B. Bazotte

Gisele Lopes Bertolini

A insulina é um polipeptídeo constituído por duas cadeias de aminoácidos, alfa (α) e beta (β) interligadas por duas pontes dissulfeto entre resíduos de cisteína (Figura 4.1). A cadeia A possui 21 aminoácidos e a B, 30.

As preparações de insulina são classificadas de acordo com a espécie de origem em: humana, suína, bovina ou mista, sendo a mista uma mistura das insulinas bovina e suína.

Na Figura 4.1 podem ser observadas as mudanças ocorridas nas cadeias alfa e beta da insulina humana, as quais originaram os seus análogos. As insulinas porcina e bovina diferem da humana por um e três aminoácidos, respectivamente. Essas semelhanças fizeram com que, entre os anos 1920 e 1980, praticamente toda a insulina empregada fosse de origem porcina ou bovina, hoje substituídas pela insulina humana e seus análogos de origem bacteriana ou fúngica.

> **IMPLICAÇÕES NA PRÁTICA FARMACÊUTICA.** A natureza proteica da insulina inviabiliza sua administração por via oral. Torna-se necessário, portanto, o uso de vias parenterais, das quais a via subcutânea é a mais utilizada na rotina, enquanto a via intramuscular e a endovenosa são mais utilizadas em emergências. Outro aspecto relacionado com a

natureza proteica da insulina é que qualquer alteração em sua conformação espacial (desnaturação) acarretará perda parcial ou total de sua atividade biológica. Portanto, a manutenção da integridade da insulina exige cuidados especiais no transporte, no armazenamento e na administração.

Por ser o farmacêutico o profissional responsável pelo medicamento, seu papel no armazenamento e no transporte de insulina é muito importante. Assim, são necessários cuidados no transporte do fabricante ao distribuidor, do distribuidor ao local de dispensação e deste até a residência do paciente. Convém enfatizar que de nada adianta o paciente armazenar a insulina adequadamente se esta já estava com a qualidade comprometida ao chegar em suas mãos.

Com relação ao distribuidor, há situações em que o armazenamento da insulina não é adequado, podendo ainda existir irregularidades no transporte do distribuidor até o local de dispensação. Por isso, é muito importante obter informações de como a insulina é armazenada no distribuidor e as condições de transporte até o local de dispensação do medicamento.

Uma vez no local de dispensação (o mesmo vale para a residência do paciente), a insulina deve ser armazenada na geladeira, fora do *freezer*, evitando extremos de temperatura. O ideal é que se tenha na geladeira um termômetro de máxima e mínima para detectar defeitos no funcionamento do termostato e/ou modificação na temperatura da geladeira por crianças ou pessoas descuidadas.

A insulina não deve ficar em contato com gelo, mesmo durante o curto período de transporte do local de dispensação até a casa do paciente. Se não houver condições de separar a insulina do gelo na "caixinha de isopor", é melhor transportar a insulina sem gelo, uma vez que a finalidade do gelo é apenas a de manter a insulina fresca. No caso de viagens aéreas, a insulina deve ser levada na bagagem de mão do paciente, nunca devendo ficar no compartimento de bagagem do avião.

Outra consequência da natureza proteica da insulina é que sua agitação antes da administração deve ser feita de maneira suave e não vigorosa.

Após a abertura do frasco, deve ser respeitado seu prazo de validade e, mesmo durante o período de validade, não se deve esquecer que proteínas (como a insulina) podem se tornar fonte de aminoácidos, ou seja, nutrientes para bactérias e fungos. Portanto, é importante o cuidado na administração de insulina no sentido de evitar a contaminação do frasco. Consequentemente, o aspecto da insulina no frasco deve ser verificado antes de cada administração, pois qualquer mudança na aparência da insulina justifica seu descarte imediato.

Os análogos (Aspart, Lispro, Glulisina, Detemir e Glargina) diferem da insulina humana pela adição, substituição e ou mudança de um ou mais aminoácidos na cadeia de insulina humana, conforme observado na Figura 4.1.

ILHOTAS DE LANGERHANS

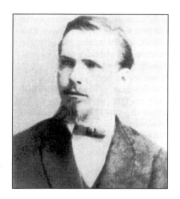

Em 1869, Paul Langerhans descreveu, pela primeira vez, aglomerados de células formando estruturas arredondadas ou ovoides, dispersas no pâncreas exócrino. Essas células são hoje conhecidas como ilhotas de Langerhans. Em nossa espécie encontramos 1 a 2 milhões de ilhotas dispersas pelo tecido acinar, perfazendo cerca de 2% do peso do pâncreas e sendo constituídas por células que sintetizam glucagon (alfa), insulina (beta), somatostatina (delta) e polipeptídeo pancreático (F ou PP).

SÍNTESE DE INSULINA NAS CÉLULAS BETA DAS ILHOTAS DE LANGERHANS

A síntese de insulina nas células beta das ilhotas de Langerhans inicia-se no retículo endoplasmático rugoso a partir de uma cadeia única de aminoácidos, a pré-pró-insulina que, após perder o peptídeo sinal contendo 23 aminoácidos, dá origem a uma cadeia única de 86 aminoácidos, a pró-insulina. Durante o transporte dessa molécula através do complexo de Golgi, para ser empacotada na forma de grânulo, a pró-insulina dá origem à insulina e ao peptídeo conector (peptídeo C), que conectará as recém-formadas cadeias alfa e beta (Figura 4.1). Nos grânulos prontos para secreção, as moléculas de insulina se agregam, formando complexos com o zinco.

SECREÇÃO DE INSULINA NAS CÉLULAS BETA DAS ILHOTAS DE LANGERHANS

O principal estímulo para secreção de insulina é o aumento da glicemia, favorecendo o transporte de glicose através da membrana das células beta pelo transportador GLUT-2. No interior das células beta, a glicose metabolizada gera ATP, que se liga a canais de K^+, promovendo seu fechamento

38 Aspectos Fisiológicos do Hormônio Insulina

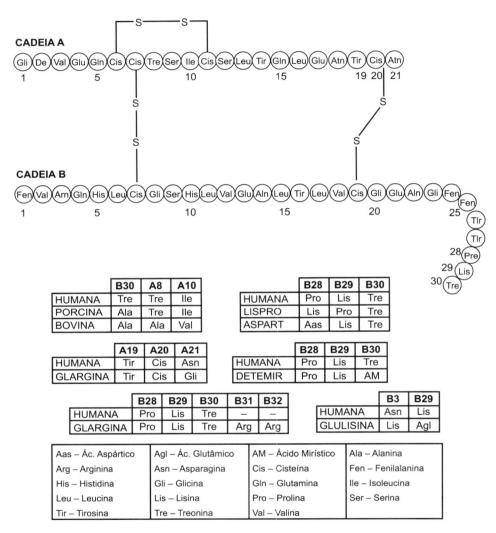

Figura 4.1 Insulina e análogos. As preparações de insulina são classificadas de acordo com a espécie de origem em: humana, suína, bovina ou mista (mistura de insulina bovina e suína). A insulina bovina difere da humana em três aminoácidos, enquanto a insulina suína difere da humana em apenas um aminoácido na extremidade da cadeia B. Quanto aos análogos (Aspart, Lispro, Glulisina, Detemir e Glargina), estes diferem da insulina humana pela adição, substituição e/ou mudança de um ou mais aminoácidos na cadeia de insulina humana.

com retenção de K^+ no interior da célula e despolarização da membrana. A despolarização abre canais de Ca^{++} sensíveis à voltagem, promovendo rápido acúmulo de Ca^{++}. O aumento da concentração de Ca^{++} no citosol das células beta favorece a ativação de proteínas do citoesqueleto envolvidas na exocitose (migração e fusão com a membrana plasmática para liberação do hormônio no sangue) dos grânulos de insulina (Figura 4.2).

Assim como ocorre com outros hormônios peptídicos, a insulina permanece armazenada nos grânulos até que um estímulo deflagre a exocitose. Assim, além da glicose, principal secretagogo de insulina, diversas substâncias potencializam a ação secretagoga de insulina promovida pela glicose, com destaque para os hormônios gastrointestinais (incretinas).

A descoberta do efeito incretina ocorreu a partir da observação de que a glicose via oral provoca maior elevação da concentração de insulina no

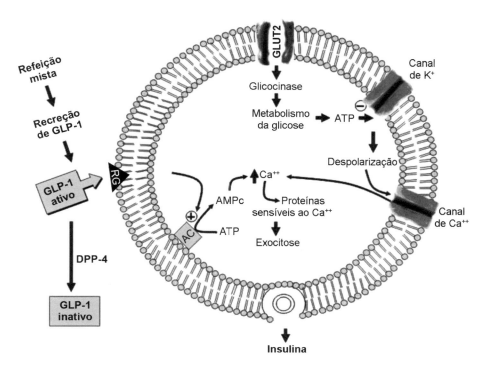

Figura 4.2 Representação esquemática de uma célula beta e dos principais componentes envolvidos no mecanismo fisiológico de secreção de insulina. (GLP-1: peptídeo semelhante ao glugacon 1; RG: receptor de GLP-1; AC: adenilato ciclase; AMPc: adenosina monofosfato cíclico; ATP: adenosina trifosfato. DPP-4: dipeptidil peptidase-4.)

sangue em relação à via endovenosa. Este fato sugere que o intestino libera fatores que incrementam a ação da glicose na secreção de insulina. Daí surgiu o nome genérico de incretinas para esses fatores intestinais, dos quais se destaca o GPL-1 (*glucagon-like peptide 1*), cuja tradução mais próxima para o português seria: peptídeo semelhante ao glucagon 1.

O GLP-1, constituído de 30 aminoácidos, é um produto do gene que expressa o glucagon e está presente não apenas nas células alfa, mas também nas células L do íleo.

O GLP-1 e o glucagon apresentam as mesmas moléculas precursoras (pró-glucagon e pré-glucagon), existindo uma homologia de cerca de 50% entre esses hormônios. Porém, nas células L, o pró-glucagon é clivado não em glucagon, como ocorre nas células alfa, mas em GLP-1 e GLP-2.

A secreção de GLP-1 pelas células L é estimulada pela presença de nutrientes no lúmen do intestino e ocorre concomitantemente à secreção de insulina.

O GLP-1 é uma das mais potentes substâncias secretoras de insulina (efeito insulinotrópico), e esse efeito é dependente da glicose. A implicação clínica desse aspecto de ação do GLP-1 é que a administração isolada desse hormônio não causa hipoglicemia importante. Esse hormônio liga-se a um receptor específico na membrana das células beta pancreáticas, ativando, via proteína G, a adenilato ciclase com formação de AMPc a partir do ATP. O AMPc ativa uma sequência de eventos que favorece a mobilização de Ca^{++} de organelas intracelulares. O aumento da concentração de Ca^{++} no citosol das células beta favorece a ativação de proteínas do citoesqueleto envolvidas na exocitose dos grânulos de insulina (Figura 4.2).

Outro efeito importante do GLP-1 é o estímulo da transcrição do gene da insulina. Assim, o GLP-1 também favorece a síntese desse hormônio. Além disso, o GLP-1 parece ativar genes importantes envolvidos no processo de secreção de insulina estimulado pela glicose, como a enzima glicocinase (que converte glicose em glicose-6-fosfato) e o transportador de glicose GLUT-2.

Em animais de laboratório, o GLP-1 estimula a diferenciação e proliferação, bem como inibe a apoptose (morte programada) de células beta pancreáticas. Esse é um aspecto de extrema importância e, se confirmado em humanos, será muito benéfico em pacientes com diabetes mellitus tipo 2 com número insuficiente de células beta funcionantes.

Além disso, o GLP-1 apresenta potente efeito inibidor da secreção de glucagon. Este é um aspecto adicional do efeito do GLP-1 no controle da glicemia, pois o glucagon é um potente hormônio hiperglicemiante ao elevar a produção hepática de glicose a partir da degradação do glicogênio (glicogenólise) e da conversão de moléculas não glicídicas em glicose (gliconeogênese). Assim, a redução na concentração de glucagon no sangue diminui a produção hepática de glicose e, consequentemente, auxilia a redução da glicemia. As ações hiperglicemiantes do glucagon tornam-se particularmente mais intensas na vigência de deficiência de insulina, motivo pelo qual o efeito inibitório da secreção de glucagon apresenta maior impacto em pacientes diabéticos. Além disso, o GLP-1 também reduz o esvaziamento gástrico e inibe o apetite mediante a ação no sistema nervoso central.

Vários hormônios gastrointestinais além do GLP-1 modulam a secreção de insulina promovida pela glicose, com destaque para o GIP (*glucose-dependent insulinotropic peptide*, ou peptídeo insulinotrópico dependente de glicose), CCK (colecistocinina), gastrina e secretina, que também são responsáveis pela maior elevação da secreção de insulina durante a ingestão alimentar.

Além dos hormônios gastrointestinais, vários outros importantes fatores modulam a ação secretagoga de insulina promovida pela glicose, com destaque para o sistema nervoso autônomo (SNA), uma vez que as ilhotas de Langerhans são ricamente inervadas por fibras do sistema nervoso simpático (noradrenalina) e parassimpático (acetilcolina).

O SNA modula ativamente a secreção da insulina. Por exemplo, o aroma do alimento provoca um reflexo condicionado que determina estimulação vagal com aumento da secreção de acetilcolina, que "sensibiliza" as células beta para uma resposta secretória mais eficiente aos nutrientes-secretagogos provenientes da refeição. Por outro lado, o aumento da noradrenalina pelos nervos simpáticos e da adrenalina e noradrenalina pela medula adrenal inibe a secreção de insulina via ativação de receptores alfa nas células beta das ilhotas, favorecendo o aumento da glicemia. Essa ação inibitória da secreção de insulina mediada por receptores alfa-adrenérgicos justifica o fato de agonistas alfa-adrenérgicos, utilizados como agentes vasoconstritores (por exemplo, em medicamentos antigripais), dificultarem a secreção de insulina, o que favorece a elevação da glicemia. Por outro lado, embora a ação simpática (adrenérgica) seja predominantemente inibitória, receptores beta-adrenérgicos presentes em células beta pancreáticas, quando ativados, favorecem a secreção de insulina promovida pela glicose. Esse mecanismo tem implicações de ordem prática, ou seja, agonistas beta-adrenérgicos podem favorecer a secreção de insulina e predispor à hipoglicemia, enquanto bloqueadores beta-adrenérgicos (por exemplo, o propranolol) podem dificultar a secreção de insulina e predispor a hiperglicemias, particularmente no diabético tipo 2 com defeito na secreção de insulina.

Adicionalmente às ações dos hormônios gastrointestinais e do SNA, o glucagon se destaca como estimulante da secreção de insulina. Por outro lado, a somatostatina inibe a secreção de insulina, o que tem implicações clínicas, em se tratando da administração de análogos da somatostatina (por exemplo, a octreotida) no tratamento da acromegalia e de outras doenças.

Entre os alimentos, destacam-se como estimuladores da secreção de insulina os carboidratos (amido, sacarose, lactose, maltose) que, ao serem digeridos, são absorvidos como monossacarídeos. Como o amido (um polissacarídeo constituído por um grande número de unidades de glicose) demanda mais tempo para ser convertido em glicose em relação aos monossacarídeos (por exemplo, a glicose) e dissacarídeos (por exemplo, a sacarose), seu impacto na glicemia é menor, motivo pelo qual os pacientes diabéticos devem substituir carboidratos de absorção rápida (principalmente mono e dissacarídeos) por polissacarídeos e edulcorantes (aspartame, steviosídeo, sucralose, sacarina, ciclamatos etc.). Além dos carboidratos, os aminoácidos (leucina, arginina, alanina, glutamina) e beta-cetoácidos também promovem a secreção de insulina.

MECANISMOS DE AÇÃO DA INSULINA

A insulina secretada pelas células beta e a insulina administrada têm em comum o fato de se ligarem a receptores localizados na membrana plasmática dando início a uma sequência de reações que culmina com os efeitos fisiológicos da insulina.

Como mostrado na Figura 4.3, o receptor de insulina é uma proteína formada por duas subunidades alfa, com domínio extracelular, ligadas por pontes de dissulfeto a duas subunidades beta, transmembrânicas, com domínio intracelular e que têm atividade tirosinacinase (promovem fosforilação de resíduos de tirosina).

A ligação da insulina à subunidade alfa leva à alteração conformacional da subunidade beta, causando a fosforilação desta em alguns de seus resíduos de tirosina. Essa autofosforilação faz com que a cadeia B passe a ter atividade tirosinacinase e fosforile os aminoácidos tirosina de proteínas denominadas substratos do receptor de insulina (IRS).

Dentre os IRS identificados, o IRS-1 e o IRS-2 são os mais expressos em nossa espécie. A fosforilação do IRS-1 propicia a ativação de outros intermediários da via de sinalização da insulina, destacando-se as enzimas MAP cinase e PI3 cinase.

A via (cascata) da MAP cinase está mais relacionada com os efeitos da insulina nos processos de crescimento e diferenciação celular, enquanto a via (cascata) da PI-3 cinase está mais relacionada com os efeitos da insulina nos processos metabólicos e no transporte de glicose (Figura 4.3).

Na resistência à insulina ocorrem alterações na cascata de fosforilação após a ligação da insulina ao receptor.

EFEITOS DA INSULINA SOBRE O TRANSPORTE DE GLICOSE NA MEMBRANA PLASMÁTICA

O transporte de glicose para a célula (Figura 4.3) ocorre principalmente por difusão facilitada em processo mediado por proteínas transportadoras de glicose denominadas GLUT.

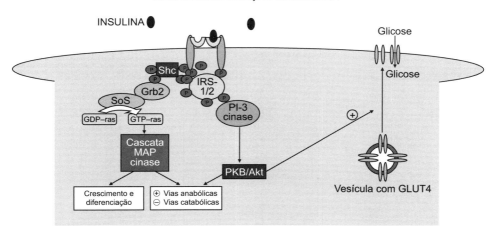

Figura 4.3 Representação esquemática dos principais componentes envolvidos no mecanismo de ação da insulina: α: subunidade α (de domínio extracelular); β: subunidade β (de domínio intracelular).

Pelo menos cinco isofornas de GLUT já foram encontradas, sendo denominadas GLUT-1 a GLUT-5.

O GLUT-4, localizado em membrana de organelas celulares de células adiposas e musculares, é ativado pela insulina, translocando-se para a membrana plasmática e favorecendo o transporte de glicose.

O GLUT-2, localizado predominantemente na membrana celular de células do fígado e células beta, diferente do GLUT-4, não é ativado diretamente pela insulina. A elevação da captação de glicose via GLUT-2 se deve à ativação das enzimas glicolíticas induzida pela insulina. O aumento do metabolismo da glicose reduz a concentração citosólica desta, aumentando o gradiente químico de entrada de glicose na célula pelo GLUT-2.

Já o GLUT-1, que não é ativado pela insulina, é encontrado predominantemente em eritrócitos e neurônios. Assim, considerando que hemácias e neurônios utilizam glicose como principal fonte de energia, o fato de a entrada de glicose nessas células não depender de insulina explica por que os pacientes diabéticos tipo 1 sobrevivem a crises agudas de falta de insulina.

Além disso, temos o GLUT-3 (encontrado no cérebro, na placenta e nos rins) e o GLUT-5 (encontrado principalmente no intestino delgado) que são proteínas transportadoras envolvidas na captação de glicose e frutose, respectivamente.

EFEITOS DA INSULINA NO METABOLISMO HEPÁTICO

A insulina, por ativação da enzima glicogênio sintase e inibição da glicogênio fosforilase, favorece a síntese de glicogênio. Além disso, a insulina inibe a gliconeogênese. O somatório desses efeitos favorece a redução da produção hepática de glicose.

Outra via metabólica inibida pela insulina é a cetogênese (síntese de acetoacetato e beta-hidroxibutirato, mais conhecidos como corpos cetônicos).

EFEITO DA INSULINA EM CÉLULAS MUSCULARES E ADIPOSAS

No músculo, a insulina favorece a captação de glicose por ativação da translocação dos GLUT-4 e, ao mesmo tempo, ativa a síntese do glicogênio, o transporte de aminoácidos e a síntese proteica.

Nos adipócitos, a insulina ativa o GLUT-4, favorecendo a captação de glicose, que sofre catabolismo pela glicólise, fornecendo glicerolfosfato para a síntese de triacilgliceróis. Ainda no nível dos adipócitos, a insulina inibe a lipase hormônio–sensível, que é a responsável pela formação de ácidos graxos livres (AGL) e glicerol a partir de triacilgliceróis. Além disso, a insulina aumenta a oferta de glicerolfosfato para a síntese de triacilgliceróis e ativa a lipase lipoproteica (LPL) do endotélio capilar, elevando a oferta de ácidos graxos aos adipócitos.

BIOTRANSFORMAÇÃO DA INSULINA

A insulina secretada pelas células beta das ilhotas de Langerhans normalmente não se liga a outras substâncias no sangue, permanecendo na forma livre. Ao ser secretada, passa através da circulação êntero-hepática, diretamente para o fígado, onde mais de 50% do total secretado é degradado por insulinases específicas. Os rins degradam em torno de 40% da quantidade total de insulina que atinge o órgão em uma primeira passagem.

Além do fígado e dos rins, qualquer tecido que contenha receptores para a insulina participa de sua degradação, considerando que logo após sua ligação com o receptor para desencadear seu efeito biológico o complexo insulina-receptor é imediatamente degradado.

O fato de a insulina ser um peptídeo (Figura 4.1) impede o uso da via oral. Além disso, sua meia-vida ao redor de 6 minutos e a necessidade de atuar 24 horas por dia limitam sua utilização pela via endovenosa. Este é o motivo pelo qual a via subcutânea, onde é possível a insulina ficar em depósito, é a via mais utilizada e a única que permite alcançar uma duração de até 24 horas.

VISÃO GERAL DO PAPEL DA INSULINA COMO REGULADOR DA GLICEMIA

A glicose é o modulador fundamental da secreção de insulina. De maneira bastante resumida, podemos dizer que a elevação da glicemia, após uma refeição, favorecida pelo aumento da absorção intestinal de glicose, eleva a secreção de insulina, a qual aumenta a captação de glicose pelas células musculares e adipócitos, diminuindo a glicemia. Com a redução da glicemia, desaparece o estímulo secretório e, consequentemente, diminui a secreção de insulina. Estabelece-se assim um importante mecanismo regulador da glicemia, fundamental para a manutenção da homeostase.

É importante salientar que a ação da insulina no transporte de glicose é complementada por sua ação no metabolismo intracelular, onde favorece a utilização de glicose como fonte de energia (ativa as enzimas da glicólise e ciclo de Krebs) ou seu armazenamento como glicogênio (músculo e fígado) ou triacilglicerol (tecido adiposo). Além disso, ao mesmo tempo que favorece a síntese de glicogênio e triacilglicerol, a insulina inibe a mobilização de ambos ao inibir a glicogenólise (degradação do glicogênio a glicose) e a lipólise (degradação de triacilglicerol a AGL) (Figura 4.4).

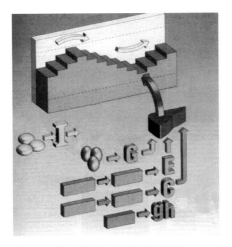

Além da insulina (**I**), outros quatro hormônios participam da regulação da glicemia: glucagon (**G**), adrenalina ou epinefrina (**E**), cortisol (**C**) e hormônio do crescimento (**gh**). Esses hormônios atuam exercendo ações opostas à insulina e são conhecidos como hormônios contrarreguladores.

O **G** ativa a glicogenólise e a neoglicogênese hepática. A **E**, além desses efeitos, também estimula a glicogenólise muscular e a lipólise e inibe a secreção de **I**. O **gh** e o **C** inibem o transporte de glicose promovido pela **I**. Além disso, o **C** e o **gh** são proteolíticos e lipolíticos, respectivamente. Podemos comparar esse sistema a um automóvel, no qual o acelerador e o freio exercem efeitos opostos, mas atuam em conjunto, permitindo ao veículo acelerar ou parar mais precisa e rapidamente quando necessário. Da mesma maneira, o sistema insulina/contrarreguladores deve ser visto como um sistema que propicia ajustes mais rápidos e precisos da glicemia.

Aspectos Fisiológicos do Hormônio Insulina 47

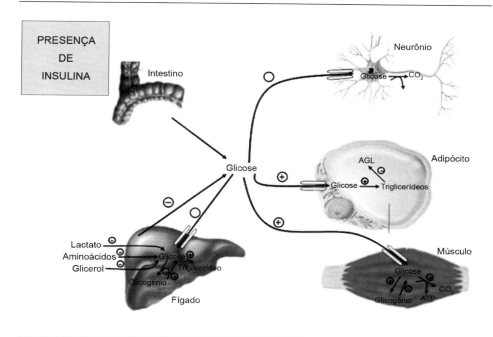

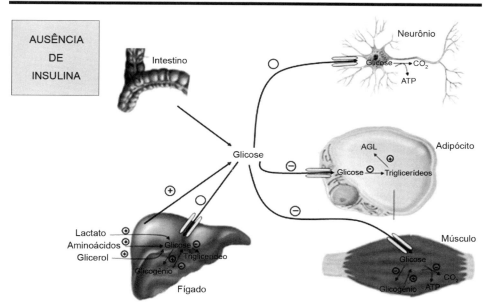

Figura 4.4 Representação esquemática dos principais aspectos metabólicos vigentes na presença e na ausência de insulina. (⊕: Ativação; ⊖: inibição; ○: sem efeito.)

Aspectos Fisiopatológicos da Deficiência de Insulina

5

Roberto B. Bazotte

Antonio Machado Felisberto Junior

Os três mais importantes fatores desencadeadores da deficiência de insulina são a destruição das células beta das ilhotas de Langerhans, a redução da secreção de insulina nas células beta das ilhotas de Langerhans e a redução da ação da insulina, ou seja, da resistência à insulina.

A seguir, faremos um breve relato sobre cada um desses fatores.

DESTRUIÇÃO DAS ILHOTAS DE LANGERHANS

Como vimos no Capítulo 4, as células beta das ilhotas de Langerhans são caracterizadas pela síntese e secreção de insulina. No diabetes mellitus tipo 1 ocorre destruição das células beta, geralmente por um processo autoimune, ou sem causa conhecida (forma idiopática), e consequentemente a secreção de insulina é pouco significativa. Nesse caso, obviamente, não faz sentido a utilização de fármacos que estimulem a secreção de insulina.

Pacientes portadores de diabetes de natureza autoimune, em sua maioria, apresentam anticorpos IA-2, IA-2β e anti-GAD (descarboxilase do ácido glutâmico). Além disso, apresentam maior propensão a outras doenças autoimumes, como doença de Graves, tireoidite de Hashimoto, doença de Addison, vitiligo, hepatite autoimune, miastenia grave, anemia perniciosa e doença celíaca.

REDUÇÃO DA SECREÇÃO DE INSULINA NAS CÉLULAS BETA DAS ILHOTAS DE LANGERHANS

A secreção de insulina estimulada pela glicose, descrita no capítulo anterior, ocorre em duas fases. Na primeira ocorre uma secreção mais intensa, porém transitória, sendo liberada a insulina que já se encontra disponível nos grânulos de armazenamento. Essa primeira fase é seguida de uma segunda fase, mais duradoura, porém menos intensa, onde seria liberada a insulina recém-sintetizada.

Em pessoas obesas com resistência à insulina pode ocorrer perda da primeira fase, enquanto a liberação de insulina na segunda fase é mais intensa e prolongada, resultando em hiperinsulinemia. Porém, em uma fase mais avançada, também existe redução da secreção de insulina na segunda fase, em função da perda de células beta.

A perda da primeira fase de secreção de insulina faz com que a quantidade desse hormônio disponível para alcançar o fígado esteja reduzida, ocorrendo menor inibição da produção hepática de glicose no momento da refeição. Nesse caso, a utilização de fármacos que estimulam a secreção de insulina pode normalizá-la. Entretanto, em grande parte dos pacientes a deterioração progressiva das células beta levará a uma ausência de efeitos de fármacos secretagogos de insulina.

Como vimos no Capítulo 4, o processo de secreção de insulina depende do fechamento de canais de K^+ ATP-dependentes e de abertura de canais de Ca^{++}. Consequentemente, fármacos depletores de potássio (diuréticos tiazídicos) e bloqueadores de canais de Ca^{++} (por exemplo, o verapamil) poderiam dificultar a secreção de insulina, favorecendo o surgimento do diabetes mellitus, enquanto em pacientes já diabéticos eles podem interferir na ação de fármacos secretores de insulina.

REDUÇÃO DA AÇÃO DA INSULINA (RESISTÊNCIA À INSULINA)

Como vimos no capítulo anterior (Figura 4.3), a insulina se liga às subunidades alfa do receptor. Em linhas gerais, encontra-se bem estabelecido que o processo de ligação da insulina ao receptor raramente sofre alterações. Porém, a cascata de fosforilação pelas vias da MAP cinase e PI-3 cinase pode ser afetada, e quando isso ocorre, os efeitos fisiológicos da insulina são reduzidos, sendo essa condição conhecida como resistência à insulina.

A resistência à insulina pode acarretar desde uma elevação anormal da glicemia após uma refeição até uma sobrecarga de glicose (intolerância à glicose) e, em um estágio mais avançado, o diabetes mellitus.

Embora seja fácil definir resistência à insulina (uma condição na qual há diminuição da atividade biológica da insulina), os mecanismos de seu desencadeamento são pouco compreendidos.

Por outro lado, existem inúmeros fatores que acarretam resistência à insulina, dos quais a obesidade, particularmente a obesidade visceral, é o mais comum.

O elo entre obesidade e diabetes mellitus consiste no fato de o adipócito produzir uma série de substâncias que interferem na cascata de sinalização da insulina (Figura 4.3) com destaque para a leptina, o fator de necrose tumoral alfa (TNF-α), as interleucinas 1 e 6 e a resistina. Este é o motivo pelo qual os pacientes diabéticos ou pré-diabéticos portadores de sobrepeso ou obesidade apresentam melhora do quadro metabólico em caso de emagrecimento. Além disso, o exercício físico pode atuar na resistência à insulina, não só favorecendo a perda de peso, mas também pelo fato de que, durante o exercício físico, são liberadas substâncias que aumentam a sensibilidade tecidual à insulina. Outros fatores que podem levar a maior captação de glicose pelas células durante o exercício físico são a hipoxia e a ativação da proteína cinase ativada pelo AMP (AMPK).

Pacientes nos quais a resistência à insulina está associada ao sobrepeso ou à obesidade podem apresentar boa resposta aos fármacos que melhoram a resistência à insulina e cujos principais aspectos serão detalhados no Capítulo 9.

A resistência à insulina também pode ser causada ou agravada quando os hormônios contrarreguladores, ou seja, cortisol, hormônio do crescimento (GH), adrenalina e glucagon estão elevados. Assim, pacientes com elevada concentração sérica destes hormônios podem apresentar desde uma discreta intolerância à glicose até um quadro típico de diabetes mellitus. Por exemplo, pacientes que fazem uso de terapia com corticoides ou que apresentam doença de Cushing, infecções, queimaduras, desidratação ou outras patologias que elevam os níveis de cortisol, e ainda com a terapia com agentes adrenérgicos ou patologias como feocromocitoma, estresse físico ou psíquico, em que se observa aumento nos níveis de adrenalina, ou o uso abusivo de GH para ganhar massa muscular, ou casos de acromegalia, nos quais o GH está elevado, e por fim, nos casos de glucagonoma, nos quais se tem altas concentrações de glucagon.

Resumidamente, acabamos de ver as principais causas da deficiência ou ausência de insulina. Nos próximos tópicos abordaremos como esses aspectos afetam o transporte de glicose na membrana plasmática e seu metabolismo, principalmente no fígado, no músculo e no tecido adiposo.

EFEITOS DA DEFICIÊNCIA DE INSULINA SOBRE O TRANSPORTE DE GLICOSE NA MEMBRANA PLASMÁTICA

Como descrito no capítulo anterior, o GLUT-4, presente nas células adiposas e musculares, ao ser ativado pela insulina, transloca-se das vesículas intracelulares para a membrana plasmática, favorecendo o transporte de glicose (Figura 4.3).

Consequentemente, em uma condição de falta de insulina (ausência total ou parcial de insulina ou ainda de resistência à insulina) que comprometa a atividade do GLUT-4, a captação de glicose pelo músculo e tecido adiposo estará diminuída, favorecendo a hiperglicemia.

Além da deficiência de insulina, deve ser lembrado que o cortisol e o GH agem inibindo a ação indutora da insulina sobre o transporte de glicose para os tecidos. Portanto, em qualquer condição em que o cortisol e o GH estejam elevados, as ações fisiológicas da insulina no transporte de glicose estarão diminuídas, ou seja, haverá um aumento da resistência periférica à insulina.

EFEITOS DA DEFICIÊNCIA DE INSULINA NO METABOLISMO HEPÁTICO

No capítulo anterior vimos que a insulina favorece a síntese de glicogênio e inibe a glicogenólise. O somatório desses efeitos favorece a redução da produção hepática de glicose.

Portanto, se houver falta de insulina (total, parcial ou ainda de resistência à insulina), ocorrerá aumento da produção hepática de glicose e, consequentemente, hiperglicemia.

Além disso, a diminuição da insulina circulante reduz o transporte de aminoácidos para os tecidos insulino-sensíveis e também a síntese proteica. Ocorre degradação acelerada de proteínas, em especial nos músculos esqueléticos, aumentando a liberação de aminoácidos para a circulação, os quais são utilizados como substratos da gliconeogênese hepática, mais uma vez favorecendo o aumento da produção hepática de glicose e a instalação da hiperglicemia.

Outra via metabólica inibida pela insulina é a cetogênese, de maneira que na falta de insulina a produção de corpos cetônicos estará exacerbada (em parte pela maior disponibilidade de AGL proveniente da lipólise), contribuindo para a hipercetonemia e a acidose metabólica, que ocorrem com relativa frequência em pacientes diabéticos tipo 1.

EFEITOS DA DEFICIÊNCIA DE INSULINA SOBRE AS CÉLULAS MUSCULARES E ADIPOSAS

Como comentado no capítulo anterior, a presença de insulina no tecido muscular estimula a captação de glicose (ativação do GLUT-4), a síntese do glicogênio, o transporte de aminoácidos e a síntese proteica. Consequentemente, uma condição de falta de insulina (ausência total ou parcial de insulina ou ainda de resistência à insulina) reduz a captação de glicose, a síntese do glicogênio e o transporte de aminoácidos e favorece a degradação proteica.

Além disso, a maior degradação proteica e a menor captação de aminoácidos aumentam o aporte de aminoácidos ao fígado, onde encontram condição favorável à sua conversão em glicose (neoglicogênese). Esse conjunto de alterações apresenta como ponto em comum o fato de favorecer a elevação da glicemia.

Nos adipócitos, a deficiência de insulina acarreta: (1) redução na captação de glicose (Figura 4.4) e sua conversão em triacilgliceróis; (2) ativação da lipase hormônio-sensível, que é responsável pela formação de AGL e glicerol a partir de triacilgliceróis; (3) inibição da lipase lipoproteica (LPL) do endotélio capilar, reduzindo a oferta de ácidos graxos aos adipócitos.

Deve ser observado que o diabetes mellitus não afeta a biotransformação da insulina. Porém, como a insulina injetada não passa primeiramente pelo fígado, assim como ocorre com a insulina liberada pelas células beta, sua biotransformação é mais dependente dos rins. Esse é o motivo pelo qual diabéticos tipo 1 nefropatas são mais sensíveis à insulina administrada e mais propensos à hipoglicemia.

VISÃO GERAL DA REGULAÇÃO DA GLICEMIA DURANTE A DEFICIÊNCIA DE INSULINA

Quando a deficiência de insulina é total, ocorre o diabetes mellitus tipo 1. Nesse caso, o aumento da glicemia durante a refeição não ativa a secreção de insulina, seguido de aumento da captação de glicose e redução da glicemia. Além disso, ocorre redução da utilização de glicose como fonte de energia (glicólise e ciclo de Krebs) ou seu armazenamento como glicogênio (músculo e fígado) ou triacilglicerol (tecido adiposo).

A deficiência de insulina também favorece a degradação do glicogênio, de proteínas (perda de massa muscular) e de triacilglicerol (emagrecimento) e provoca ativação da gliconeogênese hepática, aumentando ainda mais a produção de glicose pelo fígado, o que favorece a hiperglicemia. Ao atingir valores acima de 180mg/dL, a glicose não é mais totalmente reabsorvida pelos túbulos renais e será excretada na urina. A perda da glicose na urina (glicosúria) está associada ao aumento do volume de água eliminado (poliúria). A perda excessiva de água pela urina provoca desidratação e estimulação do centro da sede com consequente aumento da ingestão de líquidos (polidipsia).

Outra característica do diabetes mellitus tipo 1 em sua fase inicial é a cetoacidose diabética. Esta se desenvolve porque na deficiência severa de insulina ocorre lipólise intensa e os AGL passam para a circulação, contribuindo para o aumento de lipídios circulantes (hiperlipemia). A diminuição da lipogênese hepática e a da atividade do ciclo de Krebs, ambas reguladas pela insulina, leva ao acúmulo de acetil-CoA nos hepatócitos. Duas moléculas de acetil-CoA se condensam, dando origem à acetoacetil-CoA que, sob a ação de uma deacilase (que ocorre somente no fígado), produz acetoacetato (um beta-cetoácido) que dá origem ao beta-hidroxibutirato e à cetona. Essas substâncias, chamadas corpos cetônicos, passam para a circulação, levando à cetonemia (acúmulo de corpos cetônicos no sangue) e à cetonúria (corpos cetônicos na urina). Como os corpos cetônicos têm caráter ácido (ácido acetoacético e ácido beta-hidroxibutírico), dão lugar à acidose metabólica (cetoacidose diabética) que, por provocar depressão do sistema nervoso, pode induzir coma e morte se não houver intervenção. Assim, o diabetes mellitus tipo 1 caracteriza-se inicialmente por emagrecimento e polidipsia associada à poliúria e, em casos mais graves, pela cetoacidose diabética.

No diabetes mellitus tipo 2 ocorre inicialmente, na maioria dos pacientes, resistência à insulina, o que favorece a hiperglicemia. Porém, como a capacidade de secreção de insulina encontra-se inalterada, a elevação da glicemia favorece uma secreção compensatória de insulina. Assim, em uma primeira fase poderemos encontrar pacientes com insulinemia mais elevada que a encontrada em não diabéticos. No entanto, esse estímulo crônico de secreção de insulina favorece o esgotamento das células beta e em uma segunda fase teremos uma combinação de resistência à insulina e menor secreção de insulina. Quando essa condição ocorre, o quadro de diabetes mellitus está instalado.

Por outro lado, essa sequência de eventos mostra que na maioria dos diabéticos tipo 2 a redução da resistência à insulina por perda de peso e/ou aumento da atividade física e/ou uso de fármacos que reduzem a resistência à insulina constitui medida inicial de tratamento que, além de reduzir a glicemia, exerce efeito protetor quanto ao esgotamento das células beta.

As alterações metabólicas anteriormente descritas para o diabetes mellitus tipo 1 e 2 têm em comum o fato de convergirem para um estado crônico de hiperglicemia. Como existe uma glicação não enzimática da hemoglobina proporcional à glicemia, o percentual de hemoglobina glicada pode funcionar como um indicador da glicemia crônica. Informações mais detalhadas sobre a hemoglobina glicada podem ser encontradas no Capítulo 2.

Além da falta de insulina, a elevação da glicemia no paciente com diabetes pode ser causada pela liberação excessiva de hormônios contrarreguladores, a qual pode ocorrer em virtude da presença de endocrinopatias ou quando esses hormônios são utilizados como agentes terapêuticos, por exemplo, na terapia com corticoides ou agentes simpatomiméticos, podendo ainda incluir o uso não médico de GH para a aquisição de massa muscular.

Aspectos Gerais do Tratamento Medicamentoso do Diabetes Mellitus

6

Roberto B. Bazotte

Os fármacos não têm doses.
São as pessoas que recebem as doses.
(Robert J. Cipolle)

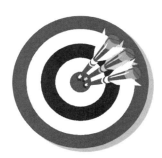

A farmacoterapia tem como alvo comum proporcionar ao paciente portador de diabetes um rigoroso controle da doença com um mínimo de comprometimento de sua qualidade de vida.

Para entendermos a estratégia farmacológica de tratamento do diabetes mellitus devemos partir de uma ideia bastante simples: se as diferentes modalidades de diabetes mellitus são acarretadas por falta de insulina (na quantidade e/ou ação), a solução é repormos a insulina que está faltando ou favorecermos a ação da insulina que está disponível.

Em linhas gerais, podemos dizer que a reposição de insulina pode ser feita de maneira direta ou indireta.

A reposição da insulina de maneira direta é aquela em que o paciente recebe insulina exógena, ou seja, serão injetados insulina humana ou análogos da insulina humana (Capítulo 7).

A reposição da insulina de maneira indireta pode ser feita por meio de: (1) fármacos que estimulam a secreção de insulina (Capítulo 8); (2) fármacos que atuam reduzindo a resistência à insulina (Capítulo 9); (3) fármacos que reduzem a demanda de insulina após as refeições ao lentificarem a absorção de carboidratos (Capítulo 10).

Convém enfatizar que o uso de fármacos no tratamento do diabetes mellitus só faz sentido quando associado a dieta, atividade física, automonitoramento e educação. A educação consiste em oferecer ao paciente diabético não apenas conhecimento da doença, mas estímulo para a continuidade do tratamento, sempre atuando em cooperação com a equipe multiprofissional.

No caso do paciente diabético tipo 1, no qual a deficiência de insulina é total, faz-se necessária a reposição da insulina. Nesse caso, portanto, 100% dos pacientes fazem insulinoterapia.

Em se tratando de diabetes mellitus tipo 2, encontramos uma situação bastante heterogênea, abrangendo desde pacientes nos quais dieta e exercícios normalizam a glicemia até pacientes que necessitarão de insulinoterapia já no início do tratamento. Entre esses extremos se encontra a maioria dos pacientes, que em geral fazem uso de um ou mais antidiabéticos orais. Os antidiabéticos orais apresentam como principal vantagem o fato de evitarem o desconforto da administração de insulina.

Como o tipo, a posologia e o emprego isolado ou combinado com outros medicamentos antidiabéticos variam de paciente para paciente e para o mesmo paciente, o farmacêutico deverá orientar o atendente de farmácia a não interferir na prescrição médica.

Outro aspecto relevante é que o uso de fármacos antidiabéticos, quando necessário, deverá ser associado ao de outros fármacos, particularmente anti-hipertensivos e hipolipemiantes, já que a hipertensão e as dislipidemias são doenças frequentemente associadas ao diabetes e favorecem o aparecimento das complicações do diabetes.

Uma visão geral dos fármacos empregados no tratamento do diabetes mellitus encontra-se na Figura 6.1, onde apresentamos sua classificação.

Com relação à classificação apresentada, gostaríamos de enfatizar que julgamos o termo hipoglicemiante inadequado pelo fato de o objetivo do tratamento ser a normoglicemia, sendo a hipoglicemia um efeito adverso

Aspectos Gerais do Tratamento Medicamentoso do Diabetes Mellitus 59

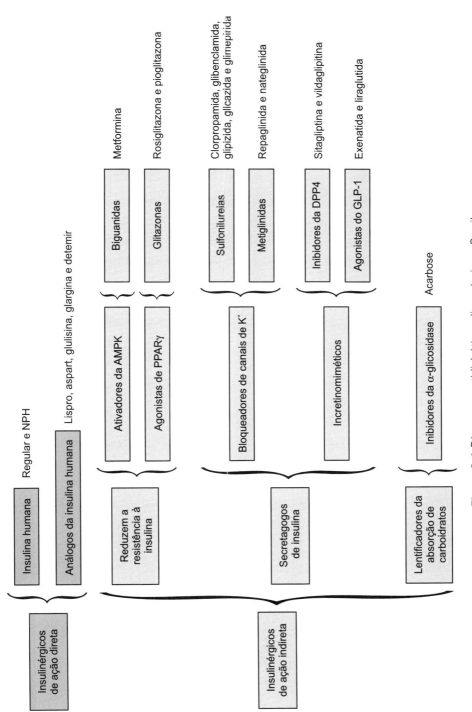

Figura 6.1 Fármacos antidiabéticos disponíveis no Brasil.

ameaçador e que, na medida do possível, deve ser evitado. Portanto, os termos antidiabético e antidiabético oral estarão presentes em substituição aos antigos termos hipoglicemiante e hipoglicemiante oral.

Outro aspecto a ser considerado refere-se ao fato de que durante muitos anos encontravam-se disponíveis no arsenal terapêutico apenas as insulinas Regular e NPH e os antidiabéticos orais da classe das biguanidas e das sulfoniluréias. Porém, nos últimos anos surgiram novas insulinas, novos antidiabéticos orais e fármacos de administração parenteral química e farmacologicamente distintos da insulina.

Para nos adaptarmos a essa nova realidade apresentamos uma nova classificação dos fármacos antidiabéticos, tomando como modelo as drogas que atuam no sistema nervoso autônomo. Por exemplo, a adrenalina e a noradrenalina (produzidas na medula suprarrenal), quando administradas, atuam como agonistas no receptor adrenérgico, sendo classificadas como adrenérgicos de ação direta, ou ainda como simpatomiméticos de ação direta, agonistas adrenérgicos ou adrenomiméticos. Seguindo essa linha de raciocínio, classificamos a insulina e seus análogos como insulinérgicos de ação direta (Figura 6.1), os quais poderiam ser denominados ainda insulinomiméticos de ação direta, agonistas insulinérgicos ou insulinomiméticos (ver o Capítulo 7 para mais detalhes).

Da mesma maneira organizamos os antidiabéticos que atuam por mecanismos que não envolvem a interação direta com o receptor de insulina, como insulinérgicos de ação indireta. Os insulinérgicos de ação indireta englobariam os fármacos que estimulam a secreção de insulina (secretagogos de insulina), os fármacos que melhoram a sensibilidade à insulina (atuam reduzindo a resistência à insulina) e fármacos que diminuem a demanda de insulina após as refeições (lentificadores da absorção de carboidratos).

Insulinas e Seus Análogos 7

Roberto B. Bazotte

Wilson Eik Filho

HISTÓRICO

O papiro de Ebers

A primeira menção à doença encontra-se no papiro de Ebers (cerca de 1.550 a.C). Este papiro egípcio descreve um estado de poliúria similar ao observado no diabetes tipo 1 e uma proposta de tratamento usando uma mistura de areia, trigo, cereais e outros componentes que em nada contribuíam para amenizar a doença.

O termo diabetes (origem grega), que significa "passar através de um sifão", foi usado primeiramente por Aretaeus da Capadócia, no século II.

O sabor adocicado da urina já era conhecido por médicos indianos nos séculos V e VI. Porém, apenas no século XVII o inglês Thomas Willis fez distinção entre diabetes mellitus e outros estados poliúricos.

Importantes avanços foram feitos por Claude Bernard, na metade do século XIX, que descreveu a estocagem da glicose como glicogênio hepático e a obtenção de hiperglicemia por estimulação de áreas específicas do sistema nervoso central.

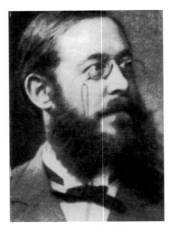
Josef von Mering

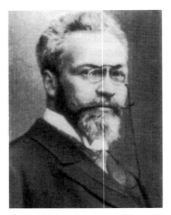
Oskar Minkowski

No final do século XIX, dois cientistas alemães, Josef von Mering e Oskar Minkowski, observaram que a retirada total do pâncreas (pancreatectomia) em cães acarretava o quadro clínico do diabetes mellitus tipo 1 (hiperglicemia, poliúria, polidipsia, emagrecimento). Esses resultados os levaram a levantar a hipótese de que o pâncreas produziria uma "substância redutora da glicemia" cuja ausência acarretava o quadro de diabetes mellitus. O próximo passo foi preparar um extrato de pâncreas e injetá-lo em um cão com diabetes induzido pela retirada do pâncreas. Porém, a administração do extrato pancreático não produzia melhora no quadro de diabetes. Havia, portanto, "um mistério a ser resolvido": por que a retirada do pâncreas acarretava no cão um quadro de diabetes, porém o mesmo extrato de pâncreas não produzia nenhuma melhora?

Insulinas e Seus Análogos **63**

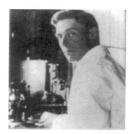

Charles H. Best

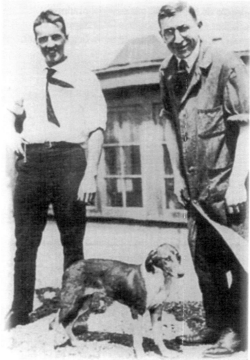

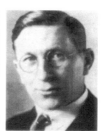

Frederick G. Banting

A questão levantada anteriormente ficou sem resposta durante quase duas décadas. Mas, considerando a "hipótese de o princípio redutor da glicemia ser de natureza proteica", haveria a possibilidade de as enzimas proteolíticas presentes no extrato de pâncreas degradarem esse princípio ativo. Surgiu então a ideia de se preparar um extrato de pâncreas em um meio contendo substâncias inativadoras de enzimas proteolíticas. Esse meio foi desenvolvido pelo químico James B. Collip, e após ser testado com sucesso em cães pancreatectomizados, pelo médico canadense Frederick G. Banting e seu assistente, o estudante Charles H. Best, abriu-se a possibilidade de se testar o extrato em humanos. Restava agora apenas o desafio de encontrar o "primeiro voluntário"!

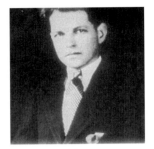
Leonard Thompson

Em janeiro de 1921, o jovem canadense Leonard Thompson, com apenas 14 anos, vivia seus últimos dias de vida. Como paciente diabético tipo 1, seu destino era morrer a "pele e osso" após um período de progressiva perda de massa adiposa e muscular, associada a um quadro de desidratação e acidose metabólica. Com o consentimento dos pais, Leonard Thompson foi o primeiro paciente a receber um extrato de insulina. O que aconteceu após a administração de insulina "foi um dos maiores milagres" já relatados após a administração de um medicamento. De paciente terminal, Leonard Thompson estava apto a receber alta hospitalar poucas horas após a administração de insulina.

Impacto da insulinoterapia

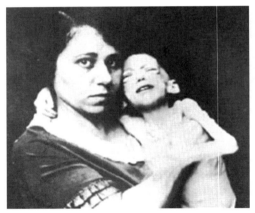
J.L. 15 de dezembro de 1922

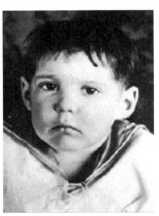
15 de fevereiro de 1923

Não temos nenhuma foto de Leonard Thompson antes de iniciar a insulinoterapia, mas a foto ao lado, de um garoto contemporâneo de Leonard Thompson, nos mostra o que significou a introdução da insulinoterapia na vida dos pacientes e de suas famílias. Por outro lado, pela foto à direita (2 meses depois) podemos prever um dos efeitos colaterais da insulina: o ganho de peso que, juntamente com a hipoglicemia, já se apresentavam como os primeiros obstáculos a serem superados. Portanto, o entusiasmo inicial logo deu lugar à percepção de que um longo caminho ainda haveria de ser percorrido.

Insulinas e Seus Análogos **65**

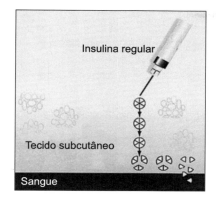

A primeira insulina disponível no tratamento do diabetes foi a insulina Regular. No frasco esta se encontra agrupada de seis em seis moléculas (hexâmeros), forma que se mantém até o momento de sua deposição no tecido subcutâneo, que ocorre quando da administração. Como mostrado na figura ao lado, para alcançar o sangue o hexâmero deve se dissociar em dímeros e em monômeros. No caso da insulina Regular, esse tempo é de 0,5 a 1,5 hora (início), alcançando a máxima concentração no sangue entre 2 e 3 horas (pico), sendo totalmente absorvida entre 6 e 8 horas (duração). Porém, são necessários três a quatro doses diárias. Como nos primeiros anos da insulinoterapia não havia agulhas e seringas descartáveis, surgiu o interesse pelo desenvolvimento de insulinas que melhor atendessem às necessidades dos pacientes.

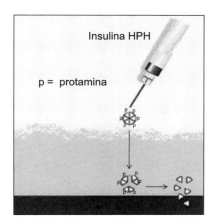

Um importante progresso ocorreu nos anos 1940, quando o dinamarquês Hagedorn conseguiu lentificar o processo de dissociação do hexâmero com a adição de protamina à insulina Regular em pH neutro (*Neutral Protamine Hagedorn* ou NPH, como é mais conhecida). Por apresentar início (2 a 4 horas), pico (6 a 10 horas) e duração (14 a 18 horas) mais tardios em relação à insulina Regular, foi classificada como insulina de ação intermediária (veja a Tabela 6.1). Assim, com a introdução da insulina NPH foi possível reduzir o número de injeções diárias. Porém, o problema da alergia no local da aplicação e o aparecimento de anticorpos anti-insulina persistiam, pois a insulina NPH era obtida a partir da insulina Regular, que por sua vez era de origem porcina ou bovina.

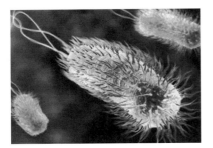
Bactéria *Escherichia coli*

A partir dos anos 1980, a insulina humana passou a substituir gradativamente a insulina de origem bovina e porcina. A insulina humana é produzida por técnicas de engenharia genética em que o gene humano que expressa a proteína insulina é transferido para bactérias ou leveduras. Após a produção, a insulina humana Regular é rigorosamente purificada, de maneira que praticamente desapareceu o problema da produção de anticorpos anti-insulina e as reações alérgicas que eram comuns com a insulina porcina e bovina. A partir da insulina Regular humana foi possível também, pela adição de protamina, a obtenção da insulina NPH humana, e em seguida iniciou-se o desenvolvimento dos análogos da insulina.

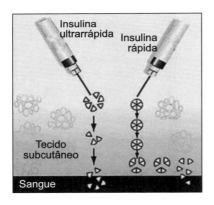

Entendem-se por análogos da insulina moléculas com sequência de aminoácidos semelhantes à da insulina, porém com pequenas modificações nos aminoácidos das cadeias A e B (Figura 3.1), que fazem com que o processo de dissociação dos hexâmeros se torne mais acelerado em relação à insulina Regular (insulinas ultrarrápidas) ou mais lento em relação à insulina NPH (insulinas basais). Essas novas insulinas trouxeram ao paciente diabético perspectivas de melhor qualidade de vida e controle da doença.

DOSES DE INSULINA

Diferente da maioria dos medicamentos, cuja dose é expressa em gramas, miligramas ou microgramas, a dose de insulina é expressa em unidades (U), em virtude de ser utilizada desde 1921 e sua quantificação no sangue pelo radioimunoensaio só ter surgido em 1959. Portanto, entre o início dos anos 1920 e o final dos anos 1950 o paciente recebia insulina sem saber a quantidade exata de hormônio que estava sendo injetada. Nesse período definiu-se como uma unidade (1U) a quantidade de insulina capaz de abaixar a glicemia de um coelho não diabético de 140mg/dL para 40mg/dL. O termo unidade é, portanto, a expressão de uma medida de potência biológica. Assim, a partir dos anos 1960, mesmo existindo um método para quantificar a insulina, continuou-se a utilizar o termo unidade (U), embora hoje saibamos que 1U equivale a 40μg de insulina.

Como os frascos de insulina apresentam concentração de 100U/mL, o paciente, ao adquirir um frasco de 10mL, disporá de 1.000U de insulina, cuja duração dependerá da dose total diária. Por exemplo, se a dose total diária for de 50U, a duração do frasco será de 20 dias.

ESTRATÉGIA BÁSICA DO EMPREGO DE INSULINA NO PACIENTE DIABÉTICO

Como sabemos, a presença dos alimentos absorvidos durante a refeição estimula a secreção de insulina em indivíduos não diabéticos. A Figura 7.1

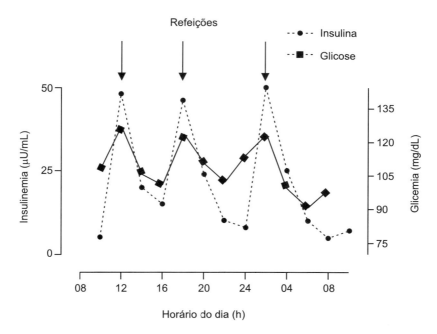

Figura 7.1 Representação do aumento da glicemia e da insulinemia em pacientes não diabéticos que ocorre durante as refeições.

demonstra esse processo, ou seja, a elevação da glicemia que ocorre durante as refeições, bem como a elevação da insulina em decorrência do aumento da glicose no sangue em indivíduos não diabéticos.

Porém, no paciente diabético tipo 1, a insulinemia é próxima de zero, independente de o paciente estar alimentado ou não. O desafio, portanto, não é apenas repor a insulina em falta, mas administrá-la simulando a precisa elevação da glicemia que ocorre em não diabéticos, cujo pâncreas está disponível 24 horas por dia para secretar insulina na quantidade necessária para promover a utilização de glicose e demais nutrientes sem a ocorrência de hiperglicemia ou hipoglicemia.

ASPECTOS FARMACOCINÉTICOS DA INSULINA ADMINISTRADA

Para imitar da maneira mais próxima possível os valores fisiológicos da insulinemia de pacientes não diabéticos a administração de insulina pela via subcutânea mostrou ser a mais apropriada. No entanto, como veremos a seguir, modificações da molécula de insulina podem proporcionar alterações no processo de absorção de maneira a oferecer insulinas com início, pico e duração de ação mais próximos das necessidades do paciente.

Quando no frasco, a insulina está cerca de 1 milhão de vezes mais concentrada do que no sangue (100U/mL) e se agrupa de seis em seis moléculas, denominadas hexâmeros. Porém, estes não atravessam com facilidade o endotélio capilar, sendo necessária sua dissociação em dímeros e, em seguida, em monômeros para que possam alcançar a corrente sanguínea (Figura 7.2).

Portanto, o início da ação da insulina depende da velocidade de dissociação do hexâmero. No caso da insulina Regular (ver Tabela 7.1), esta começa a alcançar a corrente sanguínea entre 0,5 e 1 hora após a administração, alcançando a concentração máxima após 2 e 3 horas e tendo todo o processo de dissociação do hexâmero concluído entre 5 e 8 horas após a administração.

As demais insulinas resultam de modificações a partir da insulina Regular, existindo três caminhos a serem seguidos com o objetivo de se obterem as modificações do perfil farmacocinético da insulina.

O primeiro caminho em termos de modificação da velocidade de dissociação do hexâmero consiste na adição de protamina, obtendo-se a insulina NPH.

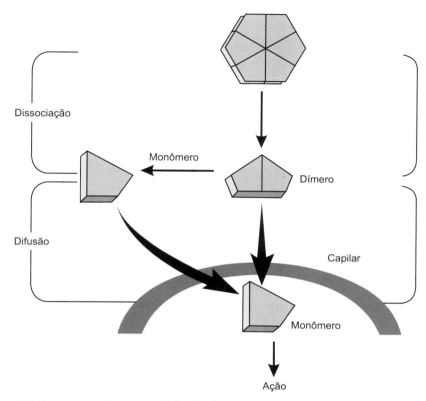

Figura 7.2 Representação esquemática da dissociação da insulina da forma de hexâmero para monômero.

A insulina NPH, classificada como insulina de ação intermediária (ver Tabela 7.1), começa a alcançar a corrente sanguínea cerca de 2 horas após a injeção, alcançando a concentração máxima após 4 a 10 horas e tendo o processo de dissociação do hexâmero concluído entre 14 e 18 horas após a injeção. Assim como as demais insulinas que contêm adição de protamina, a NPH apresenta-se como um precipitado no fundo do frasco, sendo necessária a sua homogeneização suave antes da administração.

As preparações de insulina humana (Figura 7.3) são fornecidas na concentração de 100 unidades por mL (U100), com 1U correspondendo a cerca de 40µg ou 6mmol de insulina.

O segundo caminho é o da obtenção dos análogos, que consiste na modificação da sequência de aminoácidos nas cadeias A e B da molécula de insulina (ver a Figura 4.1).

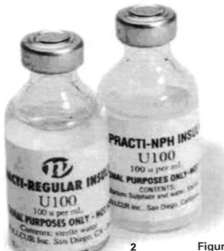

Figura 7.3 Preparações de insulina.
Frasco 1: insulina Regular. Frasco 2: insulina NPH.

A partir dos anos 1990, os avanços na tecnologia do DNA recombinante possibilitaram a realização de modificações na sequência de aminoácidos da molécula de insulina que propiciaram a produção de análogos.

Assim, entende-se por análogo a insulina humana produzida por técnicas de engenharia genética com modificações na sequência de aminoácidos visando proporcionar modificações no processo de absorção e consequentemente a obtenção de insulinas com início, pico e duração de ação mais precoces em relação à insulina Regular (insulinas ultrarrápidas) ou mais prolongadas em relação à insulina NPH (insulinas basais).

Por exemplo, o análogo Lispro resulta da inversão dos aminoácidos prolina e lisina nas posições 28 e 29 da cadeia B, para a sequência lisina-prolina. Esta insulina, classificada como de ação ultrarrápida, alcança a corrente sanguínea cerca de 15 minutos após a injeção, obtendo-se concentração máxima entre 0,5 e 1,5 hora (Tabela 7.1). Além da insulina Lispro, existem mais quatro análogos (Aspart, Glulisina, Detemir, Glargina), os quais serão mais bem detalhados a seguir.

Finalmente, temos um terceiro caminho, que consiste na junção dos dois anteriores, ou seja, a adição de protamina ao análogo. Essas insulinas existem apenas na forma de pré-mistura e encontram-se mais bem detalhadas na Tabela 7.1.

CLASSIFICAÇÃO DAS INSULINAS

As insulinas são classificadas, quanto a início, pico e duração de ação, em:

Ultrarrápida

As insulinas de ação ultrarrápida, representadas pelas insulinas Lispro (Humalog®) e Aspart (Novorapid®) e Glulisina (Apidra®), apresentam modificações na molécula que favorecem a absorção mais rápida em relação à insulina Regular. A Lispro, produzida pela bactéria *E. coli,* é obtida pela inversão dos aminoácidos 28 (prolina) e 29 (lisina) da cadeia B. Na Aspart, produzida pela levedura *Saccaromyces cereviseae*, o aminoácido 28 da cadeia B (prolina) é substituído por aspartato, e mais recentemente chegou ao Brasil a insulina Glulisina, na qual os aminoácidos B3 (asparagina) e B29 (lisina) são substituídos por lisina e ácido glutâmico, respectivamente (Figura 4.1). A rápida absorção dessas insulinas proporciona ao paciente flexibilidade no horário das refeições, ou seja, elas só serão aplicadas imediatamente antes da refeição, permitindo ao paciente fazer a refeição a qualquer hora.

Rápida

A insulina de ação rápida, representada pela insulina Regular, é a formulação mais próxima da insulina natural, pois não apresenta modificações na molécula e/ou adição de protamina (Figura 4.1).

Intermediária

As insulinas de ação intermediária são representadas pela insulina NPH, que tem absorção mais prolongada em relação à insulina Regular em função da adição de protamina em sua formulação (Figura 4.1).

Basal

As insulinas basais têm absorção mais prolongada em relação às insulinas intermediárias e proporcionam, por meio de uma ou duas doses diárias, concentrações de insulina semelhantes àquelas observadas em pacientes não diabéticos durante o jejum, uma vez que não há "pico" após sua administração, como ocorre com as insulinas de ações ultrarrápida, rápida e intermediária. As insulinas basais são representadas pelos análogos Glargina (Lantus®) e Detemir (Levemir®).

72 Insulinas e Seus Análogos

Tabela 7.1 Classificação das insulinas disponíveis no Brasil

Insulina humana e análogos		Perfil farmacocinético para a via subcutânea		
		Início	Pico	Duração
Ultrarrápida	Aspart Novorapid® (NN)	≤ 15min	30-90min	4-6h
Ultrarrápida	Lispro Humalog® (LI)	≤ 15min	30-90min	4-5h
Ultrarrápida	Glulisina Apidra® (SA)	≤ 15min	30-60min	4-5h
Rápida	Regular Humulin® R (LI) Novolin® R (NN)	30-60min	2-3h	5-8h
Intermediária	NPH* Humulin® N (LI) Novolin® N (NN)	2-4h	4-10h	14-18h
Basal	Detemir Levemir® (NN)	2h	Não tem	12-24h
Basal	Glargina Lantus® (AS)	2h	Não tem	16-24h
Bifásica	NPH/Regular 70/30 Humulin® 70/30 (LI)	30min	4-10h	14-18h
Bifásica	Lispro*/Lispro 75/25 Humalog® Mix 25 (LI)	≤ 15min	4-10h	14-18h
Bifásica	Aspart*/Aspart 70/30 Novomix® 30 (NN)	≤ 15min	4-10h	14-18h

*Indica que a insulina contém protamina, substância esta que lhe confere aspecto turvo.

Observações:
1. As insulinas sem protamina têm aspecto cristalino.
2. As insulinas Lispro* e Aspart* têm perfil farmacocinético semelhante ao da NPH.
3. As insulinas Lispro*/Lispro ou Aspart*/Aspart existem apenas em pré-misturas (como insulinas bifásicas).
4. Fabricantes das insulinas: SA: Sanofi Aventis; LI: Lilly; NN: Novo Nordisk.

Na Glargina ocorre substituição da asparagina pela glicina na posição 21 da cadeia A e pela adição de duas argininas nas posições 31 e 32 da cadeia B. Encontra-se em pH 4,0, formando microprecipitados amorfos no tecido subcutâneo, a partir dos quais pequenas quantidades são gradualmente liberadas.

Na insulina Detemir ocorre substituição da treonina na posição 30 da cadeia B pelo ácido mirístico, que se liga ao grupo amino da lisina em B29. A adição de ácido mirístico também contribui para a absorção mais lenta da insulina Detemir, proporcionando reposição dos níveis basais de insulina (Figura 4.1).

Como apresentam absorção prolongada, proporcionam, por meio de dose única diária, reposição da insulinemia basal sem a ocorrência de pico acentuado.

A Tabela 7.1 oferece uma visão geral da classificação das insulinas disponíveis no mercado nacional com ênfase no perfil farmacocinético de cada uma delas quando administradas por via subcutânea.

LOCAIS DE APLICAÇÃO DE INSULINA

> Após definir a região para aplicação da insulina, o paciente deve fazer rodízio no local de aplicação, evitando repetir injeções no mesmo ponto. Deve haver uma distância de cerca de 3cm entre cada aplicação para prevenir a lipodistrofia (atrofia ou hipertrofia do tecido adiposo, caracterizada por endurecimento do tecido no local da aplicação, tornando a injeção mais dolorosa e de absorção menos regular).

> Principais regiões de aplicação
> - Braços: partes externa e superior
> - Coxas: partes anterior e lateral
> - Região abdominal
> - Região glútea
> - Evite aplicar a insulina perto das juntas, na área da virilha, no umbigo e na linha média do abdome.
> - Evite aplicar a insulina em regiões com adiposidade excessiva, o que poderá interferir na absorção de insulina.

74 Insulinas e Seus Análogos

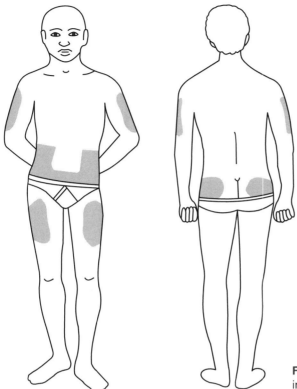

Figura 7.4 Locais de aplicação de insulina.

CUIDADOS NA ADMINISTRAÇÃO DE INSULINA

A injeção de insulina, assim como de qualquer outra substância injetável, exige cuidados no sentido de evitar o risco de infecções ou lipodistrofia no local administrado, ou ainda erros de dosagem que comprometam o controle da glicemia e erros em relação ao transporte e armazenamento, que podem levar à deterioração da insulina e, consequentemente, à falha absoluta no tratamento dos pacientes dependentes de insulina.

Convém enfatizar que de nada adianta o paciente armazenar a insulina adequadamente se esta já estava com a qualidade comprometida quando chegou às suas mãos. Com relação ao distribuidor, existem situações em que o armazenamento da insulina não é adequado, podendo ainda haver irregularidades no transporte do distribuidor até o local de dispensação. Portanto, é muito importante que o farmacêutico obtenha informações de como a insulina é armazenada no distribuidor e sobre as condições de transporte até o local de dispensação do medicamento. Uma vez no local de dispensação (o mesmo vale para a residência do paciente diabético), a insulina deve ser armazenada na geladeira, fora do *freezer*, evitando extremos de temperatura. O ideal é que se tenha na geladeira um termômetro de máxima e mínima para detectar defeitos no funcionamento do termostato e/ou modificação na temperatura da geladeira por crianças ou pessoas descuidadas.

A insulina nunca deve ficar em contato direto com o gelo, mesmo durante o curto período de transporte do local de dispensação até a casa do paciente. Se não houver condições de separar a insulina do gelo na "caixa de isopor", é melhor transportar a insulina sem gelo, uma vez que o gelo visa apenas manter a insulina fresca.

No caso de viagens aéreas, a insulina deve ser levada na bagagem de mão do paciente e nunca deve ficar no compartimento de bagagem.

Por ser de natureza proteica, a homogeneização antes da injeção deve ser suave, evitando sua desnaturação. Além disso, deve-se respeitar seu prazo de validade e observar suas características antes da administração, mesmo estando no prazo de validade, pois proteínas, como a insulina, podem se tornar fonte de aminoácidos para bactérias e fungos. Portanto, é importante o cuidado na administração de insulina com o objetivo de evitar contaminações com riscos de infecções ao paciente.

Em face ao apresentado, recomendamos que o aspecto da insulina seja verificado antes de cada administração e, caso seja observada qualquer mudança em sua aparência, o frasco deve ser imediatamente descartado.

Elencamos a seguir alguns cuidados adicionais que devem ser observados no uso das insulinas:

- Transportar e armazenar a insulina sob refrigeração.
- Nunca armazenar a insulina no congelador.
- Guardar o frasco de insulina dentro da geladeira e nunca em sua porta, evitando assim as variações bruscas de temperatura sempre que a geladeira é aberta.
- Seguir os cuidados de assepsia que caracterizam a administração de injetáveis; lavar as mãos antes do preparo e administração da insulina.
- Introduzir no frasco volume de ar equivalente ao volume a ser coletado.

- Homogeneizar suavemente antes de aplicar, particularmente insulinas com adição de protamina (neste caso, a insulina em repouso se apresenta como um precipitado no fundo do frasco).

- Durante a homogeneização, verificar se houve alteração do aspecto da insulina e ou se esta adere ao frasco. Se ocorrer uma dessas alterações, deve-se descartar o frasco de insulina.

- Após coleta da insulina no frasco, retirar as bolhas. Embora não existam riscos de embolia, as bolhas podem causar erros na dose administrada.

- A aplicação deve ser feita imediatamente após a homogeneização. Se após a homogeneização o paciente realizar qualquer atividade, a homogeneização deve ser feita novamente.

- Fazer a prega cutânea antes de aplicar e introduzir a agulha rapidamente. Isso garantirá uma aplicação menos dolorosa, pois a passagem da agulha pelas terminações sensitivas será mais breve. Com esse procedimento os riscos de "pegar um vaso" são desprezíveis.

- Fazer rodízio do local de aplicação e não da região. Não se deve confundir local com região. É importante que este fato esteja bem esclarecido, pois a absorção de insulina é diferente em cada região (por exemplo, a absorção é maior no abdome, seguida de braços, coxas e nádegas).

- Utilizar seringas apropriadas à dose. Por exemplo, se a dose a ser administrada for de 20, 40 e 60U, as seringas de escolha serão de 30, 50 e 100U, respectivamente.

- Fazer a prega cutânea e aplicar em ângulo de 90 graus. Em pessoas muito magras ou crianças menores, entretanto, a injeção poderá ser feita em um ângulo de 45 graus, para evitar sua aplicação no músculo.

- De acordo com a orientação dos fabricantes, as seringas/agulhas descartáveis não devem ser reutilizadas. Na prática, entretanto, considera-se segura a reutilização limitada do conjunto seringa/agulha, desde que respeitadas as orientações sobre armazenamento em geladeira ou em lugar adequado, com a devida proteção da agulha por sua capa protetora plástica. A higiene das mãos e dos locais de aplicação é fundamental para proporcionar a necessária segurança quanto à reutilização do conjunto seringa/agulha. Caso se opte pela reutilização, a seringa deve ser retampada e guardada em temperatura ambiente ou sob refrigeração. Para a reutilização, devemos ainda considerar os seguintes aspectos: ausência de ferida aberta nas mãos e de infecções de pele no local de aplicação e o diabético deve ter destreza manual, ausência de tremores e boa acuidade visual, sendo capaz de re-encapar a agulha com segurança. A limpeza da agulha não deve ser feita com álcool, porque este pode remover o silicone que a reveste, tornando a aplicação mais dolorosa. As seringas reutilizadas devem ser descartadas quando a agulha se torna romba, curva ou entra em contato com alguma superfície diferente da pele e logo que a aplicação se torne muito mais dolorosa.

Secretagogos de Insulina 8

Roberto B. Bazotte

Os fármacos secretagogos de insulina são aqueles que, como seu nome indica, aumentam a secreção de insulina pelas células beta pancreáticas.

Atualmente, podemos contar com quatro diferentes classes desses fármacos:

1. Sulfonilureias.
2. Metiglinidas.
3. Inibidores da DPP-4.
4. Agonistas do GLP-1.

Sulfonilureias

Quimicamente, as sulfonilureias são arilsulfonilureias, ou seja, moléculas que possuem em comum um grupamento aril (benzeno), sulfonil (SO_2) e ureia (CH_4N_2O), a partir dos quais temos uma série de compostos que apresentam capacidade de estimular a secreção de insulina.

As sulfonilureias surgiram nos anos 1940, a partir da observação de que algumas sulfonamidas acarretavam hipoglicemia mediante a estimulação da secreção de insulina. Diante desse fato, passou-se a investigar

80 Secretagogos de Insulina

derivados das sulfonamidas quando se obteve um grupo de compostos, quimicamente semelhantes às sulfonamidas, porém com propriedades secretagogas de insulina mais potentes e destituídos de atividade bactericida, as sulfonilureias.

A carbutamida, primeira sulfonilureia empregada clinicamente, foi retirada do mercado por acarretar agranulocitose severa. Contudo, outras surgiram, com destaque para a clorpropamida, que ainda se encontra disponível. Todavia, apresenta meia-vida muito longa, predispondo o paciente a hipoglicemias prolongadas. Em resposta a essas limitações surgiram novas sulfonilureias, com destaque para a glibenclamida, a glipizida, a glicazida e a glimepirida, representadas na Figura 8.1. Seu uso é indicado em pacientes diabéticos tipo 2 que não respondem satisfatoriamente à dieta.

A utilização das sulfonilureias pode ser feita tanto em monoterapia como em associação com outros antidiabéticos, com exceção das metiglinidas.

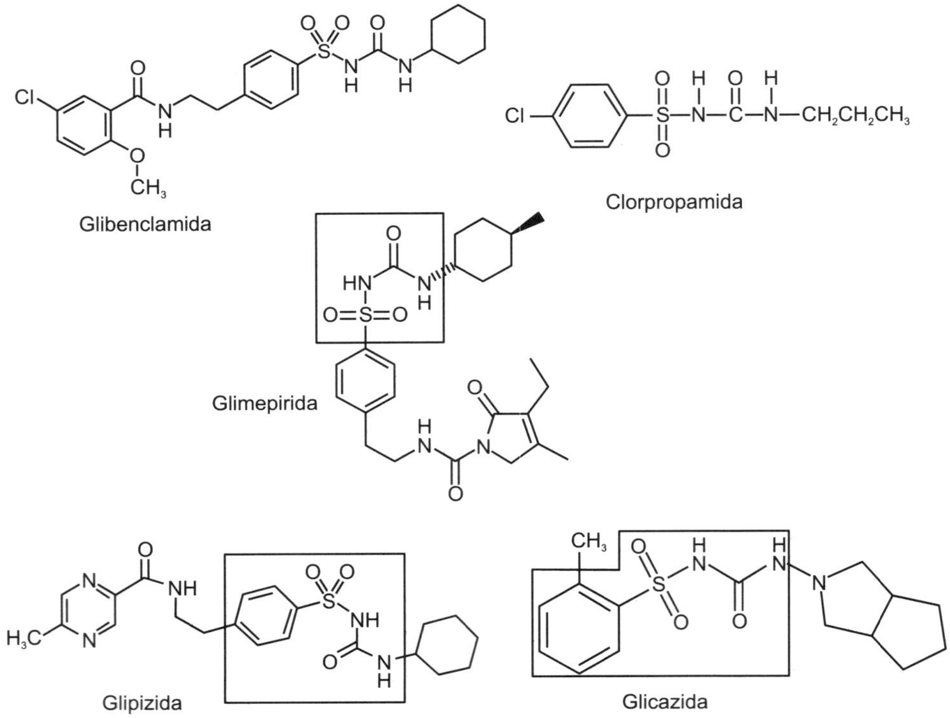

Figura 8.1 Estrutura química das sulfonilureias disponíveis no Brasil.

Farmacocineticamente, as sulfonilureias destacam-se por apresentar boa absorção intestinal e tempo de meia-vida curto, entre 1,5 e 5 horas, com exceção da clorpropamida (24 a 48 horas). No sangue, ligam-se a proteínas plasmáticas (90% a 99%). Seu metabolismo é predominantemente hepático, e a excreção é renal (exceto para a clorpropamida, que é excretada inalterada pelos rins).

A clorpropamida, em função de sua longa meia-vida, apresenta maior risco de acúmulo e intoxicação, particularmente episódios prolongados de hipoglicemia. Por isso, seu uso é desvantajoso em relação às demais sulfonilureias. Esses aspectos devem ser levados em conta quando o farmacêutico é convidado a opinar sobre a aquisição de sulfonilureias pelo Sistema Público de Saúde.

Para entendermos o mecanismo de ação das sulfonilureias devemos primeiramente relembrar, como vimos no Capítulo 4 (ver Figura 4.2), que o principal estímulo para a secreção de insulina é o aumento da glicemia, favorecendo o transporte de glicose através da membrana das células beta pelo GLUT-2. No interior das células beta, a glicose metabolizada gera ATP, que se liga aos canais de K^+ (porção interna da membrana celular), promovendo seu fechamento com retenção de K^+ no interior da célula e despolarização da membrana. Esta despolarização ativa e abre canais de Ca^{++} voltagem-sensíveis, promovendo rápido acúmulo de Ca^{++}. O aumento da concentração de Ca^{++} no citosol das células beta favorece a ativação de proteínas do citoesqueleto envolvidas na exocitose (migração e fusão com a membrana plasmática para liberação do hormônio no sangue) dos grânulos de insulina. Esse mecanismo fisiológico é complementado pelas sulfonilureias, que estimulam a secreção de insulina ao bloquearem canais de K^+ na membrana externa das células beta das ilhotas de Langerhans (Figura 8.2).

É interessante salientar que, embora as sulfonilureias complementem a ação secretagoga da glicose, elas são capazes de estimular a secreção de insulina independente do aumento da glicemia. Esse aspecto tem como implicação o fato de a ingestão de sulfonilureia em jejum poder acarretar secreção de insulina e, consequentemente, hipoglicemia.

Outro aspecto relevante em relação à ação das sulfonilureias é que elas não exercem uma ação direta para promover a redução da glicemia. O que as sulfonilureias fazem é estimular a secreção de insulina, e é esta insulina

82 Secretagogos de Insulina

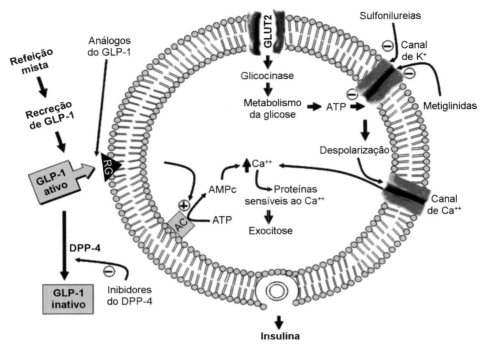

Figura 8.2 Representação esquemática de uma célula beta e dos principais componentes envolvidos no mecanismo farmacológico de secreção de insulina. (**GLP-1**: peptídeo semelhante ao glugacon 1; **RG**: receptor de GLP-1; **AC**: adenilato ciclase; **AMPc**: adenosina monofosfato cíclico; **ATP**: adenosina trifosfato. **DPP-4**: enzima dipeptil-dipeptidase 4).

que irá promover, por meio dos mecanismos apresentados anteriormente (Capítulo 4), a redução da glicemia. Consequentemente, podemos antecipar que um fármaco que reduz (por exemplo, a dexametasona) ou aumenta (por exemplo, o etanol) as ações da insulina reduzirá ou aumentará o efeito das sulfonilureias, respectivamente.

Em termos de reações adversas, destacam-se a hipoglicemia e o ganho de peso. No entanto, a ocorrência de náuseas, vômitos, icterícia, agranulocitose, anemia e reações dermatológicas pode acometer de 2% a 4% dos pacientes em uso de sulfonilureias. Além disso, a clorpropamida, quando associada ao álcool, pode desencadear reação antabuse (rubor facial, sensação de calor, queda da pressão arterial, taquicardia etc.).

O uso de terapias associadas às sulfonilureias deve ser monitorado. Existem medicamentos que podem alterar o efeito redutor da glicemia das sulfonilureias para mais ou para menos. Desse modo, a seguir destacamos alguns deles:

- Medicamentos que podem reduzir o efeito redutor da glicemia das sulfonilureias: corticoides, contraceptivos hormonais; betabloqueadores.
- Medicamentos que podem intensificar o efeito redutor da glicemia das sulfonilureias: sulfas, etanol, bloqueadores de canais de cálcio, metformina, fibratos.

O uso das sulfonilureias é contraindicado em pacientes portadores de diabetes mellitus tipo 1 e também durante a gravidez e a amamentação.

Por outro lado, a clorpropamida deve ser evitada em diabéticos nefropatas em função da sua excreção lenta. Além disso, a clorpropamida favorece o aumento da pressão arterial, não protege contra a nefropatia e ainda pode interagir com o etanol (reação antabuse).

A sulfonilureia mais segura para uso em nefropatas é a glimepirida, pois é a que apresenta menor excreção renal.

O tratamento com sulfonilureias deve sempre começar com a dose diária mínima e os ajustes devem ser progressivos, até que se alcance a dose ideal para o paciente. Esses ajustes podem ser feitos mediante a avaliação frequente da glicemia de jejum e da hemoglobina glicada.

A Tabela 8.1 apresenta as doses diárias mínima e máxima de cada sulfonilureia, bem como a quantidade de vezes que poderá ser administrada diariamente.

Tabela 8.1 Sulfonilureias disponíveis no Brasil

Sulfonilureias	Dose diária (mg) Mínima	Dose diária (mg) Máxima	Nº de tomadas/dia
Clorpropamida: Diabinese®	125	500	1
Glibenclamida: Daonil®	2,5	20	2
Glipizida: Minidiad®	5	20	2
Glicazida: Diamicron MR®	30	120	1
Glimepirida: Amaryl®	1	8	1

®Indica o nome comercial. Estes nomes são apenas referências de medicamentos conhecidos. No entanto, o mercado nacional dispõe de outras opções comerciais.

O uso de sulfonilureias, assim como de qualquer outro medicamento de uso contínuo, pode perder a efetividade após certo tempo. Assim, o indivíduo poderá necessitar de modificações no tratamento para continuar apresentando a resposta inicial. Este fato é denominado falência às sulfonilureias, a qual poderá ser primária ou secundária, como descrito a seguir:

Falência primária

A falência primária é caracterizada pela ausência de redução da glicemia em resposta à dose máxima de uma determinada sulfonilureia no início do tratamento. Atinge 20% dos pacientes que atendem os quesitos para o uso de sulfonilureias.

Ao farmacêutico cabe orientar o paciente de que o fato de ter iniciado o tratamento não é garantia de que houve redução da glicemia. A condição ideal (dose mínima de sulfonilureia que alcança a normalização da glicemia) só será alcançada após um período de acompanhamento da glicemia e da hemoglobina glicada.

Deve ser enfatizado que alcançar uma condição de normoglicemia no início do tratamento com sulfonilureias não é garantia de que as condições permanecerão estáveis nos próximos anos. Isso porque poderá ocorrer o que denominamos falência secundária às sulfonilureias e que descreveremos a seguir.

Falência secundária

A falência secundária é caracterizada pela ausência de redução da glicemia, em resposta à dose máxima de uma sulfonilureia, após certo período de tratamento no qual se alcançou o efeito desejado. Atinge, a cada ano, 5% a 10% dos pacientes que não apresentam falência primária (Figura 8.3).

> **IMPLICAÇÕES NA PRÁTICA FARMACÊUTICA.** O farmacêutico deve estar consciente de que muitos pacientes acreditam que o fato de estarem seguindo rigorosamente as doses e os horários estabelecidos pelo médico e de terem alcançado bom controle glicêmico no início do tratamento lhes darão a garantia de que a doença está controlada. Sabemos, entretanto, que mais de 50% dos pacientes desenvolvem alguma forma de falência secundária às sulfonilureias ao longo dos anos e somente o rigoroso acom-

panhamento da glicemia definirá os ajustes de dose e/ou associação com outros antidiabéticos ao longo dos anos. Infelizmente, no Brasil, grande parte dos pacientes usuários de sulfonilureias só percebe a falência secundária quando surgem as complicações crônicas, sendo a hipertensão e a impotência sexual as mais precoces. Desse modo, é dever do farmacêutico alertar os pacientes para que façam o tratamento corretamente e, principalmente, que façam as avaliações da glicemia periodicamente (pelo menos a cada 3 a 4 meses – recomendação da Associação Brasileira de Diabetes), garantindo assim um efetivo controle da glicemia.

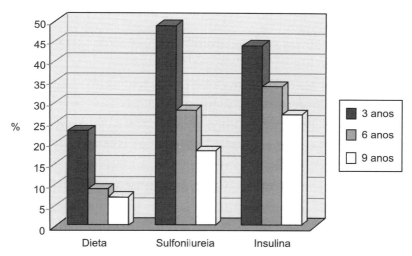

Figura 8.3 Percentual de pacientes portadores de diabetes mellitus tipo 2 não obesos que respondem à dieta e ao uso de sulfonilureias ou insulina após 3, 6 ou 9 anos de tratamento.

Metiglinidas (glinidas)

As metiglinidas, que também estimulam a secreção de insulina, apresentam-se como alternativa terapêutica às sulfonilureias quando se procuram um início de ação mais precoce, uma menor dependência da excreção renal e um menor risco de hipoglicemia.

Outro aspecto relevante é o fato de as metiglinidas apresentarem um tempo de ação secretagoga inferior ao das sulfonilureias, 1 a 3 horas contra 12 a 24 horas, respectivamente. Este aspecto pode ser muito útil quando se pretende estimular a secreção de insulina apenas no período da refeição.

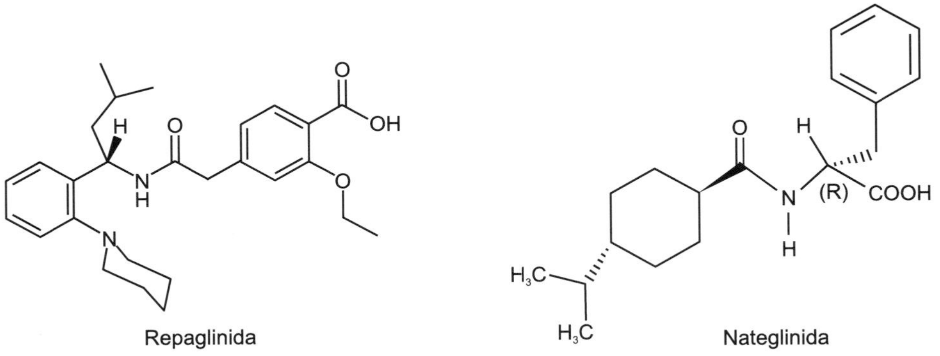

Figura 8.4 Estrutura química das metiglinidas disponibilizadas no Brasil.

No Brasil encontram-se disponíveis duas opções de metiglinidas, como apresentado na Figura 8.4.

O uso das metiglinidas é indicado para pacientes diabéticos tipo 2 que não respondem satisfatoriamente à dieta. Nesses pacientes, além da dieta, que deve ser mantida, as glinidas podem ser utilizadas isoladamente ou em associação com outros antidiabéticos (com exceção das sulfonilureias).

As metiglinidas são também indicadas para pacientes que têm a função renal comprometida, pois a excreção não depende da taxa de filtração glomerular. Além disso, como a repaglinida e a nateglinida apresentam curta duração, podem ser utilizadas naqueles pacientes cujo principal problema é uma elevação intensa da glicemia após a refeição.

A repaglinida é mais eficaz na redução da glicemia, quando comparada à nateglinida. Estudos de eficácia comparativa mostraram que a redução dos valores de HbA_{1c} foi de 1,5% a 2% para a repaglinida contra 1% para a nateglinida. O poder redutor da glicemia da repaglinida é semelhante ao das sulfonilureias e, além disso, o uso de repaglinida promove a redução do espessamento médio intimal carotídeo, protegendo assim o paciente das complicações cardiovasculares.

A ação das metiglinidas ocorre mediante estímulo da secreção de insulina, que se dá pelo bloqueio de canais de K^+ na membrana das células beta em local de ligação distinto do sítio de ligação das sulfonilureias (ver Figura 8.2). Alguns estudos sugerem que as metiglinidas desencadeiam secreção de insulina mais rapidamente que as sulfonilureias.

Tabela 8.2 Metiglinidas disponíveis no Brasil

Metiglinidas	Dose diária (mg) Mínima	Dose diária (mg) Máxima	Nº de tomadas/dia
Repaglinida: Prandin®, Novonorm®	1	4	Antes das refeições
Nateglinida: Starlix®	120	180	Antes das refeições

®Indica o nome comercial da metiglinida.

Como as metiglinidas são administradas pela mesma via das sulfonilureias (oral), além de possuírem mecanismo de ação semelhante, grande parte do conhecimento das ações farmacológicas das sulfonilureias pode ser extrapolada para as metiglinidas. Assim, as precauções tomadas em relação às reações adversas, interações medicamentosas e contraindicações das sulfonilureias podem ser semelhantes para as metiglinidas. Acrescentaríamos às reações adversas já descritas para as sulfonilureias: elevação das transaminases hepáticas, dor abdominal, diarreia, cefaleias e infecções respiratórias.

Assim como ocorre com as sulfonilureias, quando há redução na capacidade secretória de insulina pela célula beta, a monoterapia pode falhar na manutenção do bom controle metabólico. Consequentemente, é necessário combinar a metiglinida com um ou mais antidiabético de diferentes mecanismos de ação. Nessa situação, é importante a análise do custo-benefício do tratamento, já que a introdução de insulina pode ser mais eficaz e de custo menor.

Fármacos que mimetizam os efeitos do GLP-1

Nos anos 1960 foi demonstrado que a glicose oral acarreta maior secreção de insulina que a glicose endovenosa. A partir dessa observação, postulou-se que a glicose presente no trato gastrointestinal promoveria um incremento na secreção de insulina. Posteriormente, demonstrou-se que a principal substância envolvida nesse efeito seria o GLP-1 (*glucagon like-peptide* 1) e que sua secreção encontrava-se diminuída em pré-diabéticos e ainda mais reduzida em diabéticos tipo 2 (Figura 8.5).

Essas observações abriram a perspectiva do emprego do GLP-1 no tratamento do diabetes mellitus tipo 2.

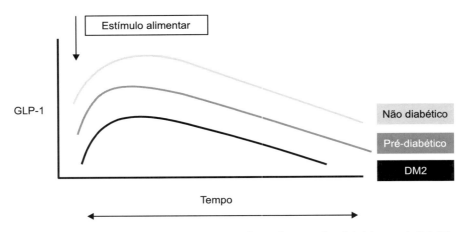

Figura 8.5 Concentração de GLP-1 no sangue de pacientes não diabético, pré-diabético e diabético tipo 2 (DM2) durante a refeição (estímulo alimentar).

Aspectos fisiológicos e farmacológicos do GLP-1

Uma série de substâncias produzidas pelo intestino estimula a secreção de insulina, como o peptídeo insulinotrópico dependente de glicose (GIP), a colecistocinina (CCK) e peptídeo intestinal vasoativo (VIP). Entretanto, nenhuma é tão efetiva no paciente diabético tipo 2 quanto o GLP-1 produzido pelas células L do íleo.

O GLP-1 não estimula a secreção de insulina diretamente, porém potencializa o efeito secretor de insulina estimulado pela glicose (Figura 8.2), aumentando a concentração de insulina na circulação.

Além de estimular a secreção de insulina, o GLP-1 inibe a secreção de glucagon pelas células alfa do pâncreas, o esvaziamento gástrico e o apetite.

O GLP-1 também estimula a proliferação celular, inibe a apoptose de células beta, promove aumento da captação e armazenamento de glicose e diminui a produção de glicose pelo fígado (Figura 8.6).

Como a secreção de GLP-1 se encontra reduzida em diabéticos tipo 2, foi proposta a injeção do GLP-1 nos pacientes para correção dessa deficiência. Essa ideia não obteve sucesso em virtude do fato de o GLP-1 apresentar meia-vida bastante reduzida (cerca de 1,5 minuto), motivo pelo qual foram desenvolvidos os análogos do GLP-1.

Os análogos do GLP-1 têm menor grau de metabolização pela enzima dipeptidil peptidase 4 (DPP-4), que degrada o GLP-1 endógeno.

Secretagogos de Insulina **89**

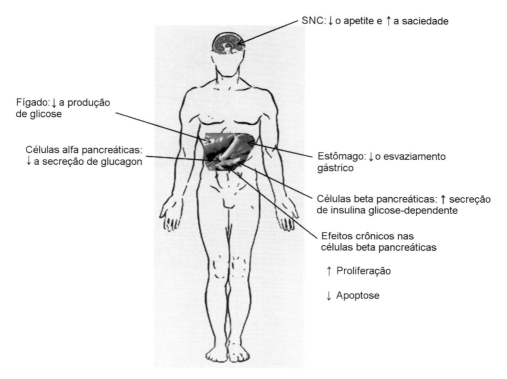

Figura 8.6 Representação dos principais efeitos fisiológicos do GLP-1.

Atualmente encontra-se disponível no mercado nacional apenas um análogo do GLP-1, a exenatida (Byetta®) (Figura 8.7). Porém, nos próximos meses deverá chegar ao mercado outro análogo do GLP-1, a liraglutida. Com relação à liraglutida, estudo divulgado na 69ª reunião científica da American Diabetes Association (2009) mostrou a segurança e a eficácia da liraglutida (1,8mg e 1,2mg), comparadas ao uso de glimepirida (8mg). Além disso, a liraglutida apresenta maior redução dos níveis de HbA$_{1c}$, manutenção da perda de peso e menos hipoglicemia, quando comparado à glimepirida.

Como o GLP-1 é degradado pela enzima DPP-4, foram desenvolvidos inibidores desta enzima, ou seja, a vildagliptina e a sitagliptina, que têm como vantagem a administração oral.

A vildagliptina e a sitagliptina inibem a enzima DPP-4 com elevação do GLP-1. O GLP-1 liga-se a receptores na membrana das células beta, ativando

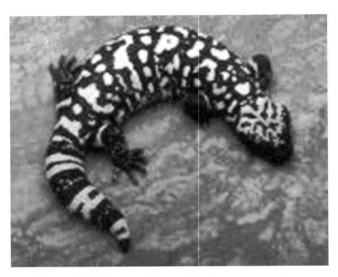

Figura 8.7 Monstro Gila – *Heloderma suspectum*.

a adenilato ciclase, com elevação do AMPc, que eleva o cálcio intracelular, favorecendo a secreção de insulina.

Podemos concluir que a vildagliptina e a sitagliptina são fármacos que atuam estimulando a secreção de insulina por mecanismos distintos dos anteriormente descritos para a exenatida e a liraglutida, que se ligam como agonistas aos receptores do GLP-1, simulando os efeitos do GLP-1 endógeno (Figura 8.2).

> O "monstro Gila" é o único lagarto venenoso do mundo. Habita o deserto de Sonora (entre o norte do México e o sul dos EUA). Pode alcançar até 60cm de comprimento e viver até 20 anos. A partir da observação de que a saliva desse lagarto produz um peptídeo com propriedades semelhantes ao GLP-1, porém menos sensível à ação da enzima DPP-4, desenvolveu-se um análogo sintético, a exenatida (Byetta®).

Usos terapêuticos dos fármacos que mimetizam os efeitos do GLP-1

O uso de fármacos que mimetizam os efeitos do GLP-1 está indicado em diabéticos tipo 2 que não respondem satisfatoriamente à dieta. Nesses pacientes, além da dieta, que deve ser mantida, os inibidores da DPP-4 ou a exenatida podem ser utilizados isoladamente ou em associação a outros antidiabéticos, inclusive com sulfonilureias ou metiglinidas.

A exenatida, assim como os inibidores da DPP-4, pode acarretar náuseas, vômitos e hipoglicemia como efeito colateral. Contudo, a exenatida se diferencia dos inibidores da DPP-4 por inibir o apetite, o que é vantajoso em pacientes com propensão ao ganho de peso.

A Tabela 8.3 apresenta de modo resumido os fármacos que mimetizam os efeitos do GLP-1.

Tabela 8.3 Fármacos que mimetizam os efeitos do GLP-1 disponíveis no Brasil

Fármacos que mimetizam os efeitos do GLP-1	Dose diária (mg) Mínima	Dose diária (mg) Máxima	Nº de tomadas/dia
Inibidores da DPP-4 Sitagliptina: Januvia®	25	100	1
Vildagliptina: Galvus®	50	100	2
Agonistas do GLP-1 Exenatida (Byetta®)	5µg	10µg	2

Observações: (1) a sitagliptina possui dose única diária de 100mg, quando não há disfunção renal ou insuficiência renal leve; dose de 50mg/dia: insuficiência renal moderada; dose de 25mg/dia: insuficiência renal grave. (2) A administração de vildagliptina pode ser feita em uma ou duas doses de 50mg/dia. (3) Exenatida: administrar 60 minutos antes da refeição.

Fármacos que Atuam Reduzindo a Resistência à Insulina

9

Roberto B. Bazotte

O combate à resistência à insulina (RI) é uma das principais estratégias empregadas na prevenção e no tratamento do diabetes mellitus tipo 2.

A RI consiste na redução da capacidade da insulina endógena ou administrada em facilitar o transporte da glicose para o músculo e tecido adiposo e reduzir a produção de glicose pelo fígado.

Os principais mecanismos de RI estão decritos no Capítulo 5.

No fígado, a RI favorece o aumento da produção de glicose, enquanto no músculo e no tecido adiposo há redução na captação de glicose.

Nos adipócitos, a RI reduz a capacidade da insulina de inibir a lipólise, favorecendo assim a elevação dos ácidos graxos livres (AGL) séricos que, ao competirem com a glicose como substrato energético no músculo, dificultam a utilização de glicose nesse tecido e favorecem a hiperglicemia. A elevação dos AGL também favorece o aumento da produção de glicose pelo fígado, ao mesmo tempo que inibe a secreção de insulina estimulada pela glicose.

A resistência à insulina pode surgir muitos anos antes do início do diabetes. A Figura 9.1 demonstra os eventos que ligam o estado não diabético ao diabetes mellitus tipo 2, sendo o primeiro deles o aumento da RI (I e II).

Considerando que a RI está presente em diabéticos obesos e com sobrepeso, e também nos não obesos, principalmente naqueles com excesso de

94 Fármacos que Atuam Reduzindo a Resistência à Insulina

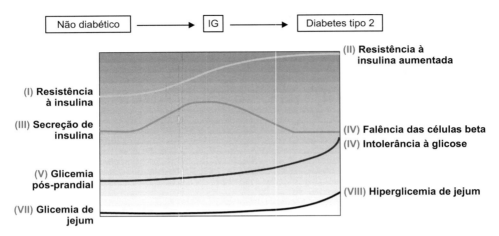

Figura 9.1 Sequência de eventos que ligam o estado não diabético ao diabetes mellitus tipo 2. (IG: intolerância à glicose). (Adaptada do International Diabetes Center – IDC, Mineápolis, Minessota, EUA.)

gordura visceral, poderíamos afirmar que essa alteração é o principal fator desencadeador do diabetes mellitus tipo 2.

Como nessa primeira fase a capacidade secretora de insulina está intacta, ocorrerá aumento da secreção de insulina (III), levando a um estado de hiperinsulinemia.

Entretanto, esse estado de hiperinsulinemia crônica, visando impedir a hiperglicemia, leva à falência das células beta e acarreta progressivamente redução da secreção da insulina (IV).

Essa redução da secreção de insulina parece ter como causa básica a redução do número de células beta, considerando que no momento do diagnóstico de diabetes mellitus tipo 2 a maioria dos pacientes, sejam obesos ou não, apresenta redução de 50% no número dessas células.

À medida que a secreção de insulina reduz, ocorre elevação da glicemia pós-prandial (V) que, ao ultrapassar 140mg/dL, caracteriza o estado de intolerância à glicose (VI).

Finalmente, em uma etapa mais avançada, à medida que a RI se intensifica (II) e a secreção de insulina decai ainda mais (IV), ocorre uma elevação progressiva da glicemia de jejum (VII) que, quando alcança 126mg/dL, define o estado de hiperglicemia de jejum (VIII), o qual caracteriza o diagnóstico laboratorial de diabetes mellitus.

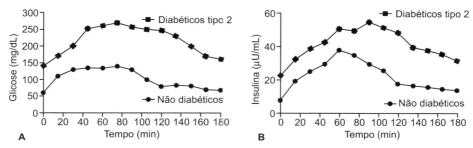

Figura 9.2 A. Variação da concentração de glicose (mg/dL) em pacientes diabéticos tipo 2 e não diabéticos no jejum (tempo 0) e após uma refeição (entre 0 e 180 minutos). **B.** Variação da concentração da insulina (μU/mL) em pacientes diabéticos tipo 2 e não diabéticos no jejum (tempo 0) e após uma refeição (entre 0 e 180 minutos).

O ideal é iniciar a intervenção quando o paciente está começando a evoluir do estado normal para o pré-diabético. Se o paciente encontra-se na fase de intolerância à glicose ou na fase inicial do estado diabético, medidas que reduzam efetivamente a resistência à insulina irão reduzir a glicemia e, consequentemente a secreção de insulina, protegendo as células beta de um desgaste maior.

Assim, além das medidas não farmacológicas, como dieta, atividade física regular e redução do peso, o uso de fármacos que combatem a RI constitui a primeira opção terapêutica para pacientes pré-diabéticos ou diabéticos em fase inicial.

Outro aspecto relevante é o fato de que a RI encontra-se associada não apenas ao pré-diabetes e ao diabetes mellitus tipo 2, mas a um grande número de alterações fisiopatológicas, entre as quais se destacam a hipertensão, a hipertrigliceridemia, a dislipidemia, a síndrome do ovário policístico etc.

> **Resistência à insulina.** Como nos mostra a porção **A** da Figura 9.2, o paciente diabético apresenta maior glicemia de jejum e mais intensa elevação da glicemia durante a refeição. Porém, este mesmo paciente, como nos mostra a porção **B** da Figura 9.2, possui insulinemia mais elevada antes e durante a refeição, o que parece ser incompatível com a ideia de que o diabetes mellitus é acarretado por falta de insulina. No entanto, é exatamente isso que ocorre, pois a ação da insulina em reduzir a produção hepática de glicose e estimular a captação de glicose pelos tecidos não está funcionando 100% e as células beta tentam impedir a elevação da glicemia, secretando mais insulina. Se esse quadro persistir, como comentado na Figura 9.1, ocorrerá a falência das células beta, agravando ainda mais o distúrbio metabólico.

Consequências da resistência à insulina. Além de favorecer a falência das células beta, agravando o estado de hiperglicemia, a RI também favorece a inflamação do endotélio vascular, processo este agravado pela presença de dislipidemia (isolada ou mista), favorecendo a formação de placas de gordura. Com o avanço da disfunção endotelial, ocorre o enrijecimento das artérias, o que favorece a hipertensão. A hipertensão no diabetes mellitus tipo 2 favorece a nefropatia, na qual a microalbuminúria constitui uma das primeiras alterações laboratorialmente detectáveis. A hipofibrinólise favorece a formação de coágulos nas placas de gorduras, sendo o desprendimento desses coágulos a principal causa de infarto agudo do miocárdio e AVC. Em resumo, além de contribuir para o agravamento do diabetes mellitus tipo 2, a RI favorece as doenças cardiovasculares.

Existem duas classes de medicamentos que atuam no sentido de diminuir a RI: as biguanidas e as glitazonas. Esses fármacos não acarretam hipoglicemia, e suas principais características serão descritas a seguir.

BIGUANIDAS

A classe das biguanidas foi a primeira a ser descoberta e utilizada para reduzir a RI. Sua história é um bom exemplo de como podemos evoluir da planta ao medicamento.

Desde o período medieval e durante séculos, a planta *Galega officinalis* (conhecida como Lilac francês) foi utilizada na Europa para tratar o diabetes mellitus. A partir dessa planta foi isolada uma substância redutora da glicemia: a guanidina. Porém, essa substância se revelou tão tóxica quanto a planta. Posteriormente, pela junção de duas moléculas de guanidina, foi obtida a biguanida, que também revelou ser tóxica (Figura 9.4).

No início do século passado surgiram os primeiros estudos clínicos com as biguanidas, e na década de 1950 foi iniciado o uso da fenformina (1957) e da buformina (1958) no tratamento do diabetes mellitus.

A metformina, formada pela metilação da biguanida, entrou em uso clínico pela primeira vez na França, em 1979, porém nessa mesma década foi "banida" pela Food and Drug Administration (FDA). Todavia, em 1995 a FDA reabilitou o uso da metformina (Figura 9.4).

A partir de sua reabilitação, a importância da metformina aumentou e ela se constitui atualmente no fármaco de primeira escolha no tratamento

Fármacos que Atuam Reduzindo a Resistência à Insulina **97**

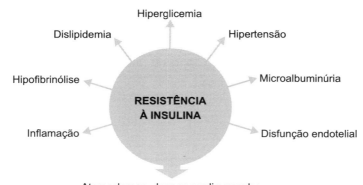

Figura 9.3 Fatores que agravam a RI e favorecem as doenças cardiovasculares.

do diabetes mellitus tipo 2 tanto em monoterapia como em associações com outros antidiabéticos orais ou mesmo a insulina. Pode também ser indicada para pacientes pré-diabéticos e para aqueles que apresentam síndrome metabólica. Em indivíduos pré-diabéticos, sua utilização é bastante positiva, pois a metformina chega a reduzir a incidência de diabetes em 31% desses pacientes.

A Figura 9.4 mostra a estrutura química da guanidina, a qual compõe a base química dos medicamentos dessa classe, e ainda as estruturas da biguanida e da metformina.

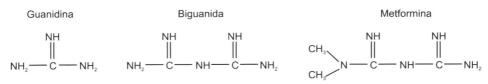

Figura 9.4 Estruturas químicas da classe das biguanidas.

Atualmente, a metformina é a única biguanida comercializada no Brasil. Assim, faremos um breve relato sobre suas propriedades farmacológicas e seu mecanismo de ação.

A metformina normaliza as ações da insulina endógena quando existe RI, isto é, ela atua como um sensibilizador dos tecidos à ação da insulina sem afetar diretamente a secreção de insulina. Além disso, sua utilização não apresenta riscos de hipoglicemia.

Recentemente foi estabelecido que a metformina ativa a enzima proteína cinase ativada pelo AMP (AMPK), uma enzima que atua como um sensor energético celular, sendo ativada pelo aumento da razão AMP/ATP, pelo exercício físico (que promove aumento da razão AMP/ATP) e também por restrição calórica. Entretanto, os mecanismos pelos quais a metformina ativa a AMPK permanecem obscuros, particularmente a sequência de eventos que culminam com a ativação da AMPK.

A ativação da AMPK determina ampla variedade de efeitos fisiológicos. Por exemplo, a AMPK fosforila e inativa a HMG-CoA redutase (enzima-chave da biossíntese de colesterol no fígado) e a enzima acetil-CoA carboxilase (favorecendo a beta-oxidação em detrimento da síntese de ácidos graxos, o que pode contribuir para a redução do risco de esteatose hepática não alcoólica).

As ações moleculares da metformina, sejam mediadas pela AMPK ou não, culminam com uma série de efeitos que favorecem a redução da glicemia, como:

- Redução da produção hepática de glicose por inibição da glicogenólise e da neoglicogênese. Deve ser destacado que esse é o efeito farmacológico que mais contribui para a redução da glicemia.

- Redução da ingestão alimentar e do peso corporal. Entretanto, seu uso no tratamento da obesidade é pouco eficaz. Evidentemente, contudo, pacientes diabéticos tipo 2 obesos ou portadores de sobrepeso são beneficiados por uma discreta redução do peso, que contribui para reduzir a resistência à insulina.

- Ativação da síntese de glicogênio hepática.

- Redução da absorção intestinal de glicose.

- Melhora da função endotelial e da pressão arterial.

- Melhora do perfil lipídico, observando-se uma nítida redução da hipertrigliceridemia.

- A metformina também pode trazer benefícios às mulheres que, embora não tenham diabetes ou pré-diabetes, apresentam a chamada síndrome do ovário policístico. O tratamento dessa síndrome com metformina poderá levar a grande melhora do quadro clínico quando essa patologia tem como causa a resistência à insulina.

Com relação à dose a ser utilizada, recomenda-se o máximo de 2.550mg diários, divididos em três doses de 850mg junto às refeições. Porém, no caso das formulações de liberação prolongada (por exemplo, o Glifage® XR), administra-se uma única dose de 500mg no jantar, podendo ser acrescentado mais um comprimido a cada 2 semanas, até se alcançar o máximo de quatro comprimidos.

Do ponto de vista farmacocinético, a metformina apresenta boa absorção intestinal e, uma vez no sangue, não se liga às proteínas plasmáticas, sendo eliminada de maneira inalterada pelos rins. Seu tempo de meia-vida é de 1,5 a 4,5 horas. Além disso, em função de não ser metabolizada pelo fígado e não inibir o metabolismo de outras drogas, existem poucas possibilidades de interações medicamentosas.

As reações adversas mais comuns para a metformina são de origem gastrointestinal: diarreia, náuseas, vômitos, gosto metálico e desconforto abdominal. Já a acidose láctica (> 3mM) é a mais importante e grave reação adversa desse fármaco, podendo acarretar a morte. Assim, o uso de metformina é contraindicado em pacientes com histórico de acidose láctica ou de doenças que podem predispô-la, como a doença pulmonar obstrutiva. Além disso, no caso de cirurgias, a metformina deve ser suspensa 48 horas antes, visando reduzir o risco de acidose láctica.

Existem ainda outras condições em que o uso de metformina é contraindicado, como gravidez e lactação, insuficiência hepática ou renal e uso isolado em diabéticos tipo 1.

O uso prolongado da metformina está associado a aumento nos níveis de homocisteína no sangue e à má-absorção da vitamina B_{12}. Quanto maiores a dose de metformina e o tempo de uso, maior a incidência de deficiência de vitamina B_{12}.

> **IMPLICAÇÕES NA PRÁTICA FARMACÊUTICA.** Se o paciente apresentar desconforto gástrico, ele deve ser orientado a ingerir a metformina durante ou ao término das refeições. Porém, se ocorrerem sintomas de acidose láctica (vômitos, dor abdominal, cãibras musculares, sensação geral de mal-estar, cansaço grave e dificuldade em respirar), ele deve ser orientado a suspender o uso de metformina e procurar atendimento médico de imediato.

GLITAZONAS (TIAZOLIDINODIONAS)

A troglitazona foi a primeira glitazona a ser utilizada no tratamento do diabetes mellitus tipo 2. No entanto, em razão de sua alta toxicidade hepática, foi retirada do mercado.

No momento, duas glitazonas encontram-se disponíveis no Brasil: a pioglitazona e a rosiglitazona (Figura 9.5), para as quais o risco de hepatotoxicidade deve ser levado em conta (Tabela 9.1).

As glitazonas são utilizadas em pacientes diabéticos tipo 2 que não respondem satisfatoriamente à dieta isoladamente ou ainda em pré-diabéticos. O uso regular desses medicamentos produz redução nos valores de HbA_{1c} entre 1,0% e 1,5%, e elas podem ser utilizadas em monoterapia ou em associação com outros antidiabéticos orais ou insulina.

As associações de glitazona com fármacos que reduzem o efeito da insulina (por exemplo, corticoides) devem ser evitadas, pois nesse caso haverá redução do efeito das glitazona, o que provavelmente levará à perda do controle glicêmico.

Além de reduzirem a glicemia, as glitazonas podem melhorar o perfil lipídico, particularmente elevando a fração HDL-c.

Os pacientes que iniciam o tratamento com glitazonas devem avaliar periodicamente as concentrações séricas de AST e ALT (indicadores de hepato-

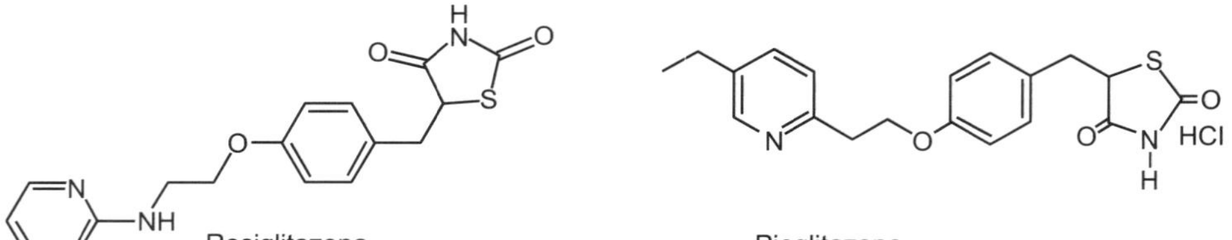

Figura 9.5 Estrutura química da rosiglitazona e da pioglitazona.

Tabela 9.1 Glitazonas disponíveis no Brasil

Glitazonas	Dose diária (mg) Mínima	Dose diária (mg) Máxima	Nº de tomadas/dia
Rosiglitazona (Avandia®)	2	8	1
Pioglitazona (Actos®)	15	45	1

toxicidade) e CPK (indicadores de miotoxicidade). Essas avaliações deverão ser feitas antes do início da terapia e a cada 2 meses no primeiro ano. Se houver elevação dessas enzimas, o tratamento deverá ser suspenso, pois o uso de glitazonas aumenta o risco da ocorrência de hepato e miotoxicidade.

Embora não acarretem hipoglicemia, foram relatadas reações adversas associadas ao uso das glitazonas e estas devem ser monitoradas. Assim, a presença de náuseas, vômitos, dor abdominal, anorexia e icterícia sugere hepatotoxicidade, enquanto dores musculares levam a pensar em miotoxicidade. Além desses efeitos adversos, podem ocorrer: anemia, retenção hídrica, ganho de peso, maior risco de infarto, insuficiência cardíaca congestiva e morte por doença cardiovascular. Foi demonstrado recentemente que as glitazonas duplicam o risco de fratura óssea em mulheres, mas não em homens.

Diferentemente da metformina, as glitazonas não são contraindicadas em nefropatas. No entanto, apresentam uma série de contraindicações de grande importância clínica:

- Pacientes portadores de doença hepática ou que apresentam valores séricos elevados de AST e ALT mesmo sem sinais clínicos de hepatopatia.
- Pacientes portadores de doença muscular ou que apresentam níveis séricos elevados de CPK mesmo sem sinais clínicos de doença muscular.
- Pacientes portadores de insuficiência cardíaca congestiva.
- Pacientes portadores de diabetes mellitus tipo 1, pois as glitazonas necessitam da presença da insulina para exercer suas ações.
- Pacientes com menos de 18 anos de idade.
- Gravidez e lactação.

O mecanismo de ação das glitazonas está representado na Figura 9.4. Elas atuam como agonistas de receptores nucleares conhecidos como PPARγ (receptores ativados por proliferadores de peroxissoma gama), cuja ativação aumenta a transcrição de genes responsivos à insulina, os quais regulam o metabolismo de carboidratos e lipídios.

No metabolismo de carboidratos, o principal efeito das glitazonas é promover o aumento da sensibilidade à insulina para os transportadores de glicose GLUT-4.

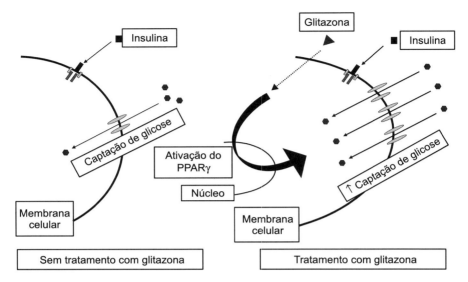

Figura 9.6 Célula com resistência à insulina em condição de ausência ou presença de tratamento com glitazona. (PPAR: *peroxisome proliferator-activate receptor gamma*.)

Com relação aos GLUT-4, as glitazonas favorecem a síntese e a translocação (deslocamento do interior da célula para a membrana celular) desses transportadores de glicose no músculo esquelético e no tecido adiposo, exercendo neste tecido o efeito mais proeminente. Em consequência, acarretam redução da glicemia, favorecendo a redução da concentração de insulina circulante. Além disso, os genes responsivos ao PPARγ também participam da regulação do metabolismo de ácidos graxos, o que pode favorecer a melhora do perfil lipídico.

As glitazonas e a metformina aumentam a sensibilidade à insulina por mecanismos diferentes. Enquanto a metformina atua preferencialmente melhorando a sensibilidade ao efeito inibidor da produção de glicose hepática da insulina, as glitazonas preferencialmente melhoram a captação tecidual de glicose mediada pela insulina. Assim, a associação de metformina/glitazona é muito utilizada, existindo medicamentos em que os dois princípios ativos vêm juntos na mesma formulação, como o Avandamet®, que combina rosiglitazona e metformina.

A presença de alimentos não interfere na absorção das glitazonas, as quais podem ser ingeridas com ou sem alimentos, sendo sua absorção intestinal completada em cerca de 2 horas.

A biodisponibilidade absoluta da rosiglitazona é de 99%, e as concentrações plasmáticas máximas são observadas cerca de 1 hora após a administração. No sangue, a rosiglitazona liga-se em aproximadamente 99,8% às proteínas plasmáticas, principalmente à albumina. As glitazonas são metabolizadas pela citocromo P450 hepática, sendo a rosiglitazona metabolizada pela CYP2C8 e a pioglitazona pela CYP2C8 e CYP3A4.

> **IMPLICAÇÕES NA PRÁTICA FARMACÊUTICA.** O efeito máximo das glitazonas só é observado em 6 a 12 semanas. Assim, o farmacêutico deve conscientizar o paciente de que não se deve interromper o tratamento. Além disso, o farmacêutico deve alertar as mulheres de que o uso das glitazonas pode estimular a ovulação e que medidas contraceptivas deverão ser consideradas.

Fármacos que Reduzem a Velocidade de Degradação de Carboidratos – Inibidores da Alfaglicosidase

10

Roberto B. Bazotte

Os fármacos que reduzem a velocidade de degradação de carboidratos são representados pelos inibidores da alfaglicosidase. A inibição dessa enzima intestinal promoverá uma absorção mais lenta da glicose, evitando assim a elevação abrupta da glicemia no período pós-prandial.

Existem dois representantes desses fármacos: a acarbose e o miglitol. No entanto, no Brasil está disponível apenas a acarbose, um pseudotetrassacarídeo (Figura 10.1) de origem microbiana obtido a partir da fermentação do *Actinoplanes utahensis*. Esse inibidor da alfaglicosidase encontra-se disponível para o tratamento do diabetes mellitus tipo 2 desde 1990. Recentemente, contudo, seu uso foi estendido a pacientes pré-diabéticos e diabéticos tipo 1, neste caso em complemento à insulina.

A administração de acarbose deve ser feita obrigatoriamente no início da refeição, sendo os principais candidatos a seu uso os pacientes que apresentam excessiva elevação da glicemia pós-prandial. No entanto, seu uso é contraindicado em pacientes portadores de doenças intestinais, gestantes, lactantes e ainda no diabetes mellitus tipo 1 sem acompanhamento de insulina.

A acarbose exerce sua ação em nível intestinal. Essa ação é fundamentada na inibição das enzimas alfaglicosidases que estão envolvidas na degradação dos dissacarídeos, oligossacarídeos e polissacarídeos.

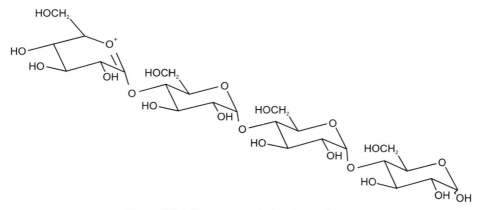

Figura 10.1 Estrutura química da acarbose.

Para melhor compreensão de seu mecanismo de ação é importante entendermos o processo de absorção em nível intestinal. Assim, para obtermos a glicose disponível para absorção no intestino é necessário que ocorra a hidrólise dos amidos complexos em oligossacarídeos e destes em glicose.

A alfa-amilase pancreática é a enzima responsável pela hidrólise dos amidos complexos em oligossacarídeos no lúmen do intestino delgado. Já as alfaglicosidases, enzimas presentes na borda em escova do intestino delgado, hidrolisam os oligossacarídeos.

A acarbose exerce fraco efeito sobre a alfa-amilase pancreática, sendo sua melhor ação exercida sobre as alfaglicosidases, que serão inibidas competitiva e reversivelmente na presença desse fármaco, tornando mais lenta a absorção da glicose proveniente da digestão de carboidratos (amido, dextrina e dissacarídeos, incluindo a sacarose).

A redução da absorção de sacarose se deve à inibição competitiva e reversível da enzima sacarase. Assim, não reduz, mas torna mais suave a elevação da glicemia após uma refeição rica em carboidratos.

Desse modo, os inibidores da alfaglicosidase exercem um efeito anti-hiperglicemiante, diminuindo o risco de picos glicêmicos pós-prandiais, sem riscos de hipoglicemia, podendo reduzir os valores de HbA_{1c} de 0,7% a 1%.

Existem evidências clínicas de que a acarbose reduz a incidência de eventos cardiovasculares em até 49%, sugerindo a importância do fenômeno hiperglicêmico pós-prandial na fisiopatologia da aterosclerose.

A biodisponibilidade sistêmica da acarbose é de menos de 2%. Este fato é terapeuticamente desejável, uma vez que sua ação ocorre na luz intestinal. Porém, uma vez absorvida sistemicamente, terá curta duração em função de sua meia-vida, que é de cerca de 2 horas, sendo excretada pela urina. Assim, o risco de acúmulo da acarbose absorvida (menos de 2% da dose) é pequeno, mesmo considerando a dose máxima diária permitida.

A dose inicial de acarbose é de 50mg, sempre administrada no início da refeição, podendo ser elevada até 300mg diários, que poderão ser divididos em até três tomadas ao dia. No mercado nacional encontramos a acarbose na forma de comprimidos de 50mg e 100mg – sua referência comercial mais conhecida é o Glucobay® (Tabela 10.1).

Em função de seu mecanismo de ação, a acarbose não deve ser administrada com medicamentos à base de enzimas digestivas que atuam sobre carboidratos (amilase, pancreatina), pois esse tipo de medicamento poderá reduzir seus efeitos sobre as enzimas intestinais. Outro aspecto relevante a ser considerado é que qualquer fármaco que reduza os efeitos da insulina, como os corticoides, afetará de maneira semelhante os efeitos da acarbose.

A administração de acarbose pode causar reações adversas, que geralmente são de origem gastrointestinal, sendo a principal delas a flatulência. Esta reação tão indesejada leva muitos pacientes a desistirem de sua utilização. Entretanto, esse desconforto pode ser amenizado ao se iniciar o tratamento com 25mg durante 4 a 8 semanas, seguido de aumentos em intervalos de 4 a 8 semanas até atingir a dose máxima.

Outros tipos de reações adversas advindas do uso de acarbose são: sensação de empachamento, diarreia, desconforto abdominal e, em doses mais elevadas, pode haver elevação das transaminases séricas.

Tabela 10.1 Inibidores da alfaglicosidase disponíveis no Brasil

Medicamentos	Posologia (mg) Mínima	Posologia (mg) Máxima	Nº de tomadas/dia
Acarbose (Glucobay®)	100	300	3

®Indica o nome comercial. Este nome é apenas referência ao medicamento mais conhecido. No entanto, o mercado nacional dispõe de outras opções comerciais.

Dois importantes esclarecimentos devem ser feitos em relação ao uso de acarbose:

- O uso de acarbose não causa hipoglicemia. Porém, quando associada à insulina ou a seus secretagogos, o efeito redutor da glicemia advindo dessas associações poderá favorecer a hipoglicemia. Nesses casos, deve-se utilizar preferencialmente a glicose em detrimento da sacarose.
- O uso de acarbose não inibe a enzima lactase. Por isso, pode ser utilizada com segurança por pacientes que apresentam intolerância à lactose.

Diabetes Mellitus e Nutrição

Roberto B. Bazotte
Gisleine Elisa Cavalcante da Silva

Em linhas gerais, a terapia nutricional no diabético tem por objetivo normalizar a glicemia, a lipidemia e a pressão arterial e trazer e/ou manter o peso corporal dentro da faixa normal. Porém, apenas um pequeno percentual dos pacientes alcança esses propósitos somente com a terapia nutricional.

Quando a terapia nutricional, juntamente com a atividade física, não alcança os alvos propostos, a farmacoterapia deve ser instituída. Contudo, convém enfatizar que a introdução da farmacoterapia deve sempre ser feita como complemento, e nunca em substituição à terapia nutricional e à atividade física regular.

Em função da natureza heterogênea do diabetes mellitus; não existe uma dieta padrão que seja ideal para todos os pacientes, sendo isso válido para a atividade física e a medicação.

Dessa maneira, a estratégia da terapia nutricional deve ser individualizada e levar em conta um grande número de fatores, como peso do paciente, hábitos alimentares, idade, estilo de vida, capacidade do paciente de custear as mudanças na dieta etc. Por outro lado, o sucesso da terapia nutricional deve considerar, além da manutenção da qualidade de vida, os seguintes aspectos: normalização da glicemia, peso corporal, lipidemia e pressão arterial. Caso os objetivos não estejam sendo alcançados, a dieta deverá sofrer ajustes ou ser substituída.

ASPECTOS QUANTITATIVOS DA DIETA

A maioria dos pacientes diabéticos tipo 2 apresentam sobrepeso (IMC > 25) ou obesidade (IMC > 30), cujas principais causas são a excessiva ingestão calórica e o baixo gasto energético. Portanto, a restrição calórica constitui um dos pontos-chave no tratamento da maioria dos pacientes diabéticos tipo 2, pois está comprovado que a perda de peso da ordem de 5% a 10% contribui consideravelmente para a melhoria do quadro metabólico.

Como, com raras exceções, a predisposição ao ganho de peso é mantida e tem a tendência de se agravar com o avançar da idade, a terapia nutricional com ênfase na restrição calórica é um processo que deve ser contínuo e envolver, além do paciente, sua família e toda a equipe multiprofissional.

É importante considerar que a restrição calórica não se aplica aos pacientes diabéticos tipo 2 com IMC normal (19 a 25kg/m^2). Além disso, em algumas situações, indivíduos diabéticos têm peso corporal abaixo do normal ou necessidades calóricas acima do usual. Nessas situações, a indicação de uma dieta hipercalórica poderá ocorrer excepcionalmente.

ASPECTOS QUALITATIVOS DA DIETA

No aspecto qualitativo devemos considerar vários fatores, a começar pelo teor de carboidratos, lipídios e proteínas. Nesse sentido, em linhas gerais, a dieta do paciente diabético é semelhante à do paciente não diabético. Entretanto, ajustes individuais podem ser necessários. Por exemplo:

- Pacientes diabéticos que apresentam níveis séricos alterados de triacilglicerol podem ter necessidade de redução da ingestão de carboidratos.
- Pacientes diabéticos com hipercolesterolemia e HDL-c baixo podem ter necessidade de redução do teor de gordura da dieta com elevação compensatória do teor de carboidratos ou aumento da proporção de gordura monossaturada em relação à saturada.
- Carboidratos que se apresentam na forma de mono ou dissacarídeos, como é o caso da glicose e da sacarose, apresentam absorção mais rápida e maior

impacto na glicemia pós-prandial. Portanto, devem ser substituídos por carboidratos na forma de moléculas de polissacarídeos mais complexas, as quais têm absorção mais lenta, ou ainda por adoçantes não calóricos.

- Os carboidratos que se encontram na forma de polissacarídeos, como é o caso do amido, em geral apresentam absorção mais lenta. Contudo, deve ser levado em conta o processamento do alimento. Por exemplo, o purê de batata, apesar de rico em amido, apresenta absorção relativamente rápida em função da forma como é preparado. Deve-se, portanto, dar preferência aos carboidratos menos processados.

- A ingestão de gorduras saturadas, gorduras trans e alimentos ricos em colesterol deve ser restrita. Recomenda-se que represente menos de 7% da ingestão calórica total de um indivíduo, pois essas gorduras favorecem a elevação sanguínea das lipoproteínas aterogênicas, particularmente o LDL-c. São exemplos de alimentos que contêm esses tipos de gorduras: (a) gorduras saturadas: carne e manteiga de origem animal, produtos lácteos e óleos vegetais de plantas tropicais, (b) gorduras trans: presentes em muitos alimentos industrializados, como margarinas, biscoitos, bolos confeitados, salgadinhos etc.; (c) alimentos ricos em colesterol: frituras em geral, ovos, embutidos, queijo amarelo etc.

- A ingestão de alimentos ricos em gorduras monossaturadas, como óleo de oliva extravirgem, óleo de canola, abacate, castanhas, entre outros, é benéfica à saúde. Esses alimentos têm a propriedade de aumentar os valores de HDL-c e podem funcionar como protetores de doenças aterogênicas.

- A efetividade da redução da colesterolemia é maior quando se reduz a ingestão de gorduras saturadas ou na forma trans do que quando se reduz a ingestão de colesterol para valores abaixo de 200mg/kg/dia.

- A ingestão excessiva de proteínas favorece o desenvolvimento de doença renal, devendo ser evitada por pacientes diabéticos. No entanto, para aqueles que já apresentam disfunção renal a restrição proteica deve ser mantida em níveis abaixo de 0,8mg/kg/dia.

- A ingestão de alimentos ricos em fibras é recomendável (14g/1.000kcal).

- O consumo de sal deve ser restrito a 2,3g/dia, seja o paciente hipertenso ou não.

- As vitaminas e os sais minerais seguem a mesma recomendação da população em geral.

HORÁRIO DAS REFEIÇÕES

Para os pacientes que fazem uso de insulina (Capítulo 7) ou secretagogos de insulina (Capítulo 8), as refeições devem acontecer no período de "pico da insulina", evitando-se o risco de hipoglicemia. No caso do paciente que faz uso de insulina ultrarrápida, a refeição deve ocorrer imediatamente após a injeção de insulina. No caso da insulina NPH, o paciente deve planejar suas atividades de maneira a fazer as refeições no período de pico da insulina, sendo esta regra válida para todos os demais antidiabéticos (insulina e secretagogos de insulina) que elevam a concentração de insulina endógena.

ÍNDICE GLICÊMICO

Ao abordarmos o tema nutrição, relacionando-o com diabetes mellitus, devemos entender um importante conceito: o índice glicêmico, que consiste na capacidade de um alimento específico elevar a glicemia. Quanto mais elevar a glicemia, maior será o índice glicêmico do alimento.

Em linhas gerais, se o paciente diabético optar por alimentos com baixo índice glicêmico, haverá benefícios de médio e longo prazo na glicemia, observados pela redução nos percentuais de hemoglobina glicada. Entretanto, o índice glicêmico não serve como um critério de escolha isolado. Por exemplo, o chocolate *diet* apresenta um baixo índice glicêmico, porém é rico em gordura saturada e calorias, devendo ser consumido com moderação por pacientes diabéticos.

Entre os alimentos que apresentam elevado índice glicêmico destaca-se a sacarose (açúcar da cana), que é provavelmente o adoçante mais empregado no Brasil. A substituição da sacarose por adoçantes (edulcorantes) com maior poder adoçante que a sacarose é uma importante estratégia para reduzir a elevação da glicemia.

ADOÇANTES (EDULCORANTES)

Adoçantes ou edulcorantes são substâncias de origem natural ou sintética cujo sabor doce possibilita sua utilização em alimentos, bebidas ou medicamentos.

A sacarose é a substância de referência para todos os adoçantes, ou seja, se quisermos falar do poder adoçante da substância A ou B, este poder será sempre comparado com o da sacarose, cujo valor, para facilitar comparações, foi estabelecido em 1.

A sacarose, um dissacarídeo natural extraído da cana de açúcar, é o adoçante que apresenta maior tradição de uso, baixo custo, sabor agradável, boa solubilidade em água e boa estabilidade do sabor em altas temperaturas. Por isso, tem sido largamente empregada na indústria de bebidas e alimentos.

Como a sacarose é rapidamente degradada pelas dissacaridases intestinais, dando origem aos monossacarídeos — glicose e frutose — os quais são rapidamente absorvidos, causando significativa elevação da glicemia e produção de energia (4kcal/g), sua utilização deve ser restrita em diabéticos e obesos.

Em função dessas limitações, quando se pretende uma dieta que promova melhoria da glicemia pós-prandial e/ou redução da ingestão calórica, a substituição da sacarose por outros adoçantes naturais ou artificiais deverá ser considerada.

Por outro lado, o processo de substituição da sacarose por outro adoçante deve levar em conta a segurança na utilização do adoçante, que é monitorada pelo índice diário aceitável (IDA), o qual define a ingestão diária máxima permitida para cada adoçante. São considerados com menor risco de toxicidade aqueles que apresentam valores mais altos de IDA.

O valor do IDA de um adoçante (em mg/kg) tem como base estudos toxicológicos em humanos e animais de laboratório. Por exemplo, o IDA do aspartame é de 40mg/kg. Isso significa que um indivíduo (diabético ou não) de 70kg, não deve ultrapassar o valor diário de 2.800mg de aspartame.

Os principais edulcorantes disponíveis no mercado nacional que podem ser utilizados como opções à sacarose encontram-se detalhados a seguir:

- **Acesulfame-K:** edulcorante sintético criado em 1967. Trata-se de um sal de potássio produzido a partir de um composto da família do ácido acético que apresenta boa estabilidade durante o armazenamento prolongado e variações da temperatura. Tem as vantagens de ser rapidamente absorvido e eliminado de modo inalterado na urina. Pode ser utilizado como adoçante de mesa e em uma infinidade de produtos. Seu poder adoçante é 125 vezes maior que o da sacarose. Contudo, apresenta sabor residual amargo. **IDA** = 15mg/kg.

- **Aspartame:** edulcorante sintético produzido a partir dos aminoácidos fenilalanina e ácido aspártico, descoberto em 1956, tem como principal vantagem o sabor agradável, semelhante ao da sacarose, o que o torna muito usado pela indústria alimentícia, principalmente em refrigerantes *diet*. Porém, não é estável quando submetido a altas temperaturas ou a um período prolongado de armazenamento. Além disso, como sua metabolização gera fenilalanina, é contraindicado na fenilcetonúria, uma doença genética rara em que o acúmulo de fenilalanina acarreta retardo mental. Seu poder adoçante é 200 vezes maior que o da sacarose. **IDA** = 40mg/kg.

- **Ciclamato:** edulcorante sintético não calórico descoberto em 1939, apresenta como vantagens o sabor agradável, semelhante ao do açúcar refinado, que não se perde quando submetido a altas ou baixas temperaturas ou a meios ácidos. Apresenta um leve gosto amargo residual que pode ser amenizado quando combinado com outros adoçantes (acesulfame-K, aspartame, sacarina e sucralose). Sua absorção é parcialmente intestinal, e sua eliminação é renal. Alguns indivíduos metabolizam pequena quantidade no intestino pela ação da flora intestinal. É largamente usado como adoçante de alimentos e refrigerantes. Seu poder adoçante é 40 vezes maior que o da sacarose. **IDA** = 11mg/kg.

- **Dextrose:** edulcorante natural extraído do milho, é calórico (4kcal/g) e de rápida absorção, sendo por este motivo contraindicado em diabéticos, exceto quando utilizado para tratar hipoglicemia. Seu poder adoçante é cerca de 70% maior que o da sacarose.

- **Frutose:** edulcorante natural, de sabor agradável, extraído das frutas e do mel, é calórico (4kcal/g), e seu consumo elevado pode acarretar hipertrigliceridemia. Seu poder adoçante é uma vez e meia maior que o da sacarose.

- **Lactose:** edulcorante natural extraído do leite, é calórico (4kcal/g), e muito usado como diluente nos adoçantes de mesa. Porém, não deve ser utilizado por indivíduos que apresentem intolerância à lactose. Seu poder adoçante é cerca de 15% maior que o da sacarose.

- **Maltodextrina:** edulcorante natural extraído do milho, é calórico (4kcal/g) e muito usado como diluente nos adoçantes de mesa. Seu poder adoçante é cerca de 50% maior que o da sacarose.
- **Manitol:** tem sabor semelhante, mas com poder adoçante 70% maior que o da sacarose. É calórico (4kcal/g). Promove uma sensação refrescante na saliva, mas em altas doses apresenta efeito laxante. **IDA** = 50 a 150mg/kg.
- **Neo-hesperidina:** trata-se de um flavonoide, estável ao calor, o que a torna viável em alimentos que necessitam pasteurização. Apresenta ainda propriedades redutoras do sabor amargo, sendo tipicamente usada em combinação com outros adoçantes. Sua metabolização é realizada pela flora intestinal e seu poder adoçante é cerca de 400 a 600 vezes maior que o da sacarose. Apesar disso, sua utilização é limitada em virtude de seu baixo **IDA** cujo valor é de 0,5mg/kg.
- **Sacarina:** disponível no mercado desde 1900, é o primeiro edulcorante sintético não calórico. Produzida a partir de um derivado do petróleo, o ácido ciclohexano sulfâmico, apresenta como vantagens o fato de não ser metabolizada, ser estável em altas temperaturas e de fácil solubilidade, o que a torna largamente usada como adoçante em bebidas e alimentos dietéticos. Porém, quando em altas concentrações, deixa sabor residual amargo e metálico. Seu poder adoçante é 500 vezes maior que o da sacarose. **IDA** = 5mg/kg.
- **Sorbitol:** substância natural presente em algumas frutas, algas marinhas etc., é calórico (4kcal/g), seu uso não é aconselhável em obesos e diabéticos mal controlados. Apresenta como vantagem a resistência aos processos de aquecimento, evaporação e cozimento sem perder seu poder adoçante. Por outro lado, ao ser absorvido, transforma-se em glicose no fígado mas, como o processo é lento, não altera significativamente a glicemia. Doses de 20 a 30g/dia produzem efeito diurético e entre 30 e 70g/dia causam diarreia. Sua utilização aumenta a perda de minerais pelo organismo, principalmente de cálcio. Seu poder adoçante é igual ao da sacarose.
- **Esteviosídeo:** edulcorante natural extraído pela primeira vez em 1905 da *Stevia rebaudiana (Bert) Bertoni*, uma planta originária da fronteira do Brasil com o Paraguai, mais conhecida pelo nome de Stevia. Apresenta como

principal vantagem o fato de não ser calórica e, além disso, mantém boa estabilidade em altas ou baixas temperaturas, sendo largamente empregada como adoçante de mesa. Entretanto, apresenta sabor amargo residual. Seu poder adoçante é 300 vezes maior que o da sacarose. **IDA** = 11mg/kg.

- **Sucralose:** edulcorante sintético descoberto em 1976, obtido a partir de modificação química da molécula de sacarose, apresenta como principais vantagens o fato de não ser calórica e ter sabor agradável, além de ser estável a altas e baixas temperaturas e longos períodos de armazenamento. Não é metabolizada, sendo eliminada completamente pela urina em 24 horas. Seu poder adoçante é 600 vezes maior que o da sacarose. **IDA**: 15mg/kg.

- **Xilitol:** proporciona uma sensação refrescante na saliva, que aumenta quando associado ao aroma de menta. Considerado um bom preventivo contra as cáries, é calórico (4kcal/g), e doses maiores que 30mg/kg podem acarretar diarreia. Seu poder adoçante é semelhante ao da sacarose. **IDA**: não está estabelecida.

CONCEITOS RELACIONADOS À NUTRIÇÃO E O PACIENTE DIABÉTICO

Existem conceitos relacionados à nutrição que, de modo geral, promovem muitos equívocos de interpretação, podendo levar a prejuízos na terapia do paciente portador de diabetes mellitus. Dessa maneira, passaremos agora a definir alguns desses conceitos.

Produtos *diet* e *light*

O *Codex Alimentarius* consiste em um fórum internacional de normatização de alimentos representado por 166 países, visando proteger a saúde dos consumidores e assegurar o comércio internacional de alimentos. Esse fórum definiu os termos *diet* e *light*, que são erroneamente utilizados como sinônimos pela maior parte da população.

Segundo o fórum, o termo *light* é usado para definir alimentos cuja composição sofreu redução de no mínimo 25% em relação a pelo menos um dos seguintes nutrientes (açúcares, gordura saturada, gorduras totais, colesterol, sódio etc.), quando comparados com o produto convencional.

Já o termo *diet* pode ser usado para caracterizar alimentos que apresentam a exclusão de algum nutriente encontrado na versão convencional, sendo produzidos para indivíduos com exigências nutricionais específicas e ou que sofrem de doenças como nefropatas (restrição proteica) e diabéticos.

Nessa classe podem ser incluídos alimentos indicados em dietas com restrição de diversos tipos de nutrientes, como carboidratos, gorduras, proteínas e sódio, ou ainda alimentos empregados exclusivamente para controle de peso ou para controle da ingestão de açúcar.

É importante esclarecer três pontos em relação aos produtos *diet*:

1. Produtos *diet* não são necessariamente para emagrecimento.

2. Produtos *diet* não são necessariamente isentos de açúcar.

3. Produtos *diet* não são necessariamente isentos de calorias.

Alimentos funcionais e nutracêuticos

Alimentos funcionais são aqueles que, consumidos na alimentação cotidiana, além de nutrirem, produzem efeitos benéficos à saúde, auxiliando a redução do risco de diversas doenças. Em outras palavras, pode-se dizer que

> *São alimentos ou ingredientes que, além das funções nutricionais básicas, quando consumidos como parte da dieta usual, produzem benefícios à saúde, devendo ser seguros para consumo sem supervisão médica.*
>
> Rebeca Carlota de Angelis.
> Novos Conceitos em Nutrição.
> Reflexões a respeito do elo dieta e saúde.
> Arq. Gastroenteral, 38:268-71, 2001.

Contudo, não podem ser classificados como medicamento. Um bom exemplo de alimento funcional é o bacalhau, um alimento rico em ácidos graxos ômega-3, que podem reduzir o risco de doenças cardíacas.

Nutracêuticos, por sua vez, são alimentos ou componentes de alimentos que, quando isolados e usados em quantidade acima daquela normalmente ingerida nas refeições, apresentam propriedades terapêuticas, que incluem a prevenção e/ou o tratamento de doenças. Um exemplo seria o suplemento de carnitina, utilizado no tratamento da deficiência genética de carnitina. A função da carnitina é servir como veículo para a transferência de lipídios para a betaoxidação e sua deficiência acarreta hepatite, aumento da gordura muscular e sintomas neurológicos, os quais são corrigidos com a suplementação adequada de carnitina.

Resumidamente, podemos diferenciar alimentos funcionais de nutracêuticos em dois aspectos:

1. Os alimentos funcionais estão envolvidos apenas com a redução do risco de doenças, enquanto os nutracêuticos auxiliam a prevenção e o tratamento delas.
2. Com relação ao consumo desses alimentos, os funcionais são ingeridos em sua forma original, enquanto os nutracêuticos incluem suplementos dietéticos e outros tipos de alimentos.

Fibra solúvel e insolúvel

As fibras são substâncias cuja principal característica é a resistência às enzimas digestivas que hidrolisam os alimentos, não sendo absorvíveis em nível intestinal. Algumas fibras, entretanto, podem ser digeridas pelas bactérias existentes no cólon, levando à formação de gases.

De maneira geral, as fibras devem fazer parte da alimentação diária de todos, pois reduzem o risco de muitas doenças relacionadas com o sistema digestório, como câncer de cólon, hemorroidas e prisão de ventre, entre outras. Quanto mais calórica for a alimentação, maior será a necessidade de fibras para o organismo.

O papel das fibras em dietas emagrecedoras é muito importante, pois normalmente alimentos ricos em fibras promovem maior saciedade, já que apresentam maior volume em função da água que absorvem. Além disso, em se tratando de pacientes diabéticos, o benefício da ingestão de alimentos ricos em fibras é ainda maior, uma vez que contribui para uma elevação menos intensa da glicemia após as refeições. Assim poderíamos, grosso modo, comparar a ação das fibras ao uso dos inibidores da alfaglicosidase.

A forma mais usual de classificação das fibras é em relação a sua solubilidade, sendo definidas como solúveis e insolúveis, e cada uma das quais desempenhará um papel diferente na digestão.

As fibras solúveis impedem a elevação da glicemia de modo mais intenso em relação às insolúveis e também contribuem para a redução do colesterol, ao inibir sua absorção e aumentar sua excreção fecal. São representadas por substâncias viscosas, como a goma, mucilagens e pectina, que são encontradas na maçã, pera, grãos como ervilha, feijão, soja, lentilha, aveia, cevada e centeio, além de algumas sementes, como linhaça, castanhas e nozes.

As fibras insolúveis, por sua vez, são muito importantes para melhorar a velocidade do trânsito gastrointestinal, prevenindo e/ou aliviando os casos de constipação intestinal. Elas passam pelo intestino de forma inalterada e são formadoras de volume, contribuindo de maneira efetiva para a redução de peso, pois proporcionarão maior sensação de saciedade.

As fibras insolúveis são formadas por celulose, hemicelulose e, por vezes, lignina. É a lignina que confere às fibras uma consistência rígida e firme. Essas substâncias são encontradas principalmente nos farelos dos cereais, no trigo, no milho, no arroz integral, nos cereais integrais, como granola, e em alguns legumes, como tomate, abóbora e pepino.

Recomenda-se que em adultos a dieta contenha pelo menos 20 gramas de fibras por dia, provenientes do consumo variado de frutas, vegetais e cereais, divididos preferencialmente em cinco porções. Apesar de seus grandes benefícios para a saúde, as fibras não devem ser consumidas em quantidades superiores às recomendadas, sob pena de redução da absorção de ferro, zinco e outros importantes minerais. Devemos ainda destacar o fato de que os cereais perdem até 95% de suas fibras durante o processo de refinação.

> **IMPLICAÇÕES NA PRÁTICA FARMACÊUTICA.** A farmácia deve dispor de uma área com ampla disponibilidade de produtos *diet*, *light* e nutracêuticos. O farmacêutico deverá estar capacitado para oferecer orientações gerais quanto ao uso desses produtos, complementando as orientações do médico e do nutricionista. Dados recentemente levantados em nosso estudo sobre cuidados farmacêuticos ao paciente portador de diabetes mellitus tipo 2 mostraram que o conhecimento dos pacientes em relação à dieta adequada ao tratamento do diabetes era insatisfatório e que 98% dos pacientes nunca receberam o atendimento de um nutricionista.

Medicamentos Antiobesidade como Adjuvantes na Terapia de Restrição Calórica no Paciente Diabético

12

Roberto B. Bazotte

Arnaldo Zubioli

O emprego de medicamentos para auxiliar o emagrecimento do paciente diabético tipo 2 só deve ocorrer quando a terapia nutricional e a atividade física não alcançam os resultados desejáveis.

Entretanto, não se deve cometer o erro de pensar que o medicamento antiobesidade irá por si só resolver o problema. Pelo contrário, a terapia com fármacos antiobesidade tem por objetivo oferecer apoio na reeducação alimentar do paciente. No paciente diabético, se não houver contraindicação, o fármaco antiobesidade poderá ser usado quando o paciente atingir a categoria de sobrepeso.

De maneira geral, muitos pacientes diabéticos com excesso de peso necessitam da utilização de medicamentos antiobesidade associados à orientação nutricional e à atividade física. Entretanto, devem ser evitados os tratamentos sem comprovação científica ou que possam causar riscos à saúde.

No Brasil, dispomos de três classes de fármacos efetivos para o tratamento da obesidade: anorexígenos, sacietógenos e inibidores da absorção de gorduras. Além destas, embora sem indicação formal como fármacos antiobesidade, os inibidores seletivos da recaptação da serotonina, a fluoxetina (20 a 60mg/dia) e a sertralina (50 a 150mg/dia), ao atuarem aumentando a saciedade e diminuindo a compulsão alimentar, podem beneficiar obesos que apresentem depressão ou bulimia nervosa.

Uma visão geral dos fármacos empregados no tratamento da obesidade encontra-se no esquema a seguir:

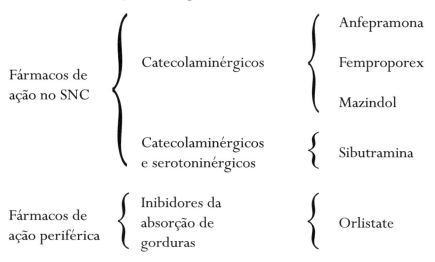

As principais características desses fármacos serão detalhadas a seguir.

ANOREXÍGENOS (CATECOLAMINÉRGICOS)

Os fármacos anorexígenos, também denominados catecolaminérgicos, atuam mediante a diminuição da sensação de fome via mecanismo noradrenérgico central. Esses fármacos também apresentam ação termogênica. Fazem parte dessa classe os seguintes princípios ativos:

- Anfepramona ou dietilpropriona, utilizado na dose de 40 a 120mg/dia.
- Femproporex, utilizado na dose de 20 a 50mg/dia.
- Mazindol, utilizado na dose de 1 a 3mg/dia.

Esses fármacos desenvolvem tolerância facilmente, levando à perda progressiva do efeito anorexígeno. Por isso, o tratamento deve ser iniciado com a dose diária mínima, elevando-a gradualmente. Por exemplo, no caso do mazindol, deve-se iniciar com 1mg e elevar progressivamente para 3mg, o que proporcionará o prolongamento do efeito anorexígeno.

A reeducação alimentar deve ocorrer antes que a tolerância se instale significativamente, pois não faz sentido tentar a substituição por outro anorexígeno dessa mesma classe farmacológica.

Os fármacos anorexígenos catecolaminérgicos podem causar vários efeitos indesejados, como taquicardia, boca seca, sudorese, elevação da pressão arterial, insônia e ansiedade; embora seja rara, pode ocorrer hipertensão pulmonar.

Tendo em vista os efeitos adversos relacionados, podemos antever que essa classe de fármacos deve ser empregada com muita cautela em diabéticos, havendo contraindicação para aqueles que apresentam doença cardiovascular estabelecida.

SACIETÓGENOS (CATECOLAMINÉRGICOS E SEROTONINÉRGICOS)

Os fármacos sacietógenos de ação catecolaminérgica e serotoninérgica promovem saciedade ao proporcionarem sensação de plenitude mediante a inibição da recaptação pré-sináptica de serotonina e noradrenalina. O efeito sacietógeno é mediado por receptores serotoninérgicos 5-HT2A/2C e adrenérgicos β_1 no SNC, mas também é promovido aumento da termogênese mediado pela noradrenalina periférica através de receptores adrenérgicos β_3. Em doses elevadas pode provocar aumento na liberação de serotonina e noradrenalina e bloqueio da recaptação de dopamina. Por isso, não são recomendadas doses maiores que 15mg.

Sibutramina

A sibutramina, na dose de 10 a 15mg, é indicada no tratamento da obesidade e de outras condições clínicas em que está indicada a redução do peso (por exemplo, em mulheres obesas portadoras de síndrome dos ovários policísticos). Além disso, reduz a resistência à insulina e as concentrações séricas das transaminases hepáticas, melhorando quadros de esteatose hepática não alcoólica em obesos.

Diferentemente dos anorexígenos catecolaminérgicos, os fármacos catecolaminérgicos e serotoninérgicos não acarretam riscos de dependência psíquica. No entanto, diversos efeitos adversos podem ser observados, a maioria dos quais diminui de intensidade e frequência com o tempo, sem necessidade de suspensão do tratamento.

Os efeitos adversos mais comuns são boca seca, constipação intestinal, insônia, cefaleia, taquicardia e elevação da pressão arterial.

Recomenda-se a monitoração da pressão arterial em pacientes que fazem uso desse tipo de medicamento. Além disso, embora a elevação da pressão arterial seja um efeito comum, poderá ocorrer eventualmente queda da pressão arterial em hipertensos em caso de redução de peso.

Outros efeitos colaterais menos comuns incluiriam: alteração do paladar, astenia, dores (cabeça, costas, pescoço, abdominal, torácica e músculos), artralgia, cãibras, síndrome gripal, rinite, faringite, tosse, laringite, bronquite, dispneia, reação alérgica, erupção cutânea, prurido, *Herpes simplex*, acne, sudorese, febre, aumento do apetite, distúrbios gastrointestinais comuns ou ainda gastroenterite e gastrite, edema periférico ou generalizado, vertigem, nervosismo, labilidade emocional, ansiedade, depressão, ideias suicidas, parestesias, sonolência, redução do desempenho psicomotor, estimulação do SNC, agitação, distúrbios auditivos, otalgia, ambliopia, dismenorreia, infecção ou retenção das vias urinárias, monilíase vaginal, metrorragia, distúrbios menstruais, impotência e ejaculação anormal.

Farmacocineticamente, a utilização de sibutramina e de seus metabólitos é similar em indivíduos obesos e não obesos de ambos os sexos. Por sua rápida absorção, alcança níveis plasmáticos máximos entre 1 e 2 horas após uma única dose oral de 20mg. No sangue, apresenta alta afinidade por proteínas plasmáticas (97%) e sofre um significativo metabolismo hepático de primeira passagem no sistema citocromo P450, principalmente pela isoenzima 3A4.

Por ser uma amina terciária, a sibutramina sofre rápida desmetilação, originando o metabólito 1 (M1), que é uma amina secundária com atividade farmacológica semelhante à sibutramina. A seguir, por desmetilação do M1, forma-se o metabólito 2 (M2), uma amina primária que também apresenta atividade farmacológica semelhante à sibutramina. Os metabólitos farmacologicamente ativos M1 e M2 se ligam às proteínas plasmáticas (94%), atingindo sua máxima concentração em 3 horas, sendo a meia-vida de eliminação de 14 horas para M1, 16 horas para M2 e 1,1 hora para a sibutramina.

Após sua biotransformação hepática, os metabólitos são eliminados, preferencialmente pela urina. Em caso de insuficiência hepática leve ou moderada foi observada elevação de até 24% na biodisponibilidade de M1 e M2. Esta diferença não parece ter implicações clínicas, porém não se recomenda a administração de sibutramina* a pacientes com insuficiência hepática grave. Além disso, seu uso está contraindicado em pacientes que apresentem uma ou mais das seguintes situações:

- Idade inferior a 18 ou acima de 65 anos.
- Disfunção hepática ou renal grave.
- Histórico de anorexia ou bulimia nervosa.
- Gravidez ou amamentação.
- Hipertensão não controlada.
- Doenças cardiovasculares, insuficiência cardíaca congestiva e arritmias.

Recomenda-se maior cautela no uso da sibutramina em pacientes com hipertensão controlada farmacologicamente, portadores de glaucoma de ângulo fechado, epilépticos (em caso de convulsões, suspender imediatamente o uso), mulheres com risco de gravidez (o uso de sibutramina deve ser precedido de medidas contraceptivas) e indivíduos que operam maquinários e veículos (embora não haja evidências de que afete os desempenhos psicomotor e cognitivo). Além disso, recomenda-se precaução em caso de uso concomitante de fármacos que possa elevar a pressão arterial ou a frequência cardíaca, como efedrina, fenilefrina e nafazolina (presente em antigripais), entre outros.

O uso concomitante de sibutramina com inibidores da MAO está contraindicado, pois pode ocorrer síndrome serotoninérgica. Se for necessária a administração de sibutramina a pacientes que fazem uso de inibidores da MAO, ou vice-versa, deverá haver um intervalo mínimo de 5 semanas entre a interrupção de um e o início de outro.

Outros fármacos que podem favorecer o aparecimento de síndrome serotoninérgica quando associados à sibutramina são: fluoxetina, triptofano,

---

*Nota do autor: no final de janeiro de 2010, a Agência Europeia de Medicamentos recomendou a suspensão da venda e prescrição da sibutramina. No Brasil, a Agência Nacional de Vigilância em Medicamentos (ANVISA) através da RDC 13/2010 passou a sibutramina para lista B2 dos medicamentos sujeitos a controle especial (tarja preta e vendidas com receituário azul) a partir de março de 2010.

succinato de sumatriptano, di-hidroergotamina, dextrometorfano, meperidina, pentazocina, fentanila e lítio.

> **Síndrome serotoninérgica.** Consiste em um quadro clínico complexo que pode variar desde o aparecimento de sintomas brandos até o estado de coma e morte. Caracteriza-se por uma tríade de sintomas envolvendo instabilidade autonômica, alterações neurológicas e alterações mentais. A seguir, encontram-se os principais sintomas envolvidos nessa síndrome:
> - Instabilidade autonômica: diaforese, diarreia, hipertermia, taquicardia, instabilidade da pressão arterial, taquipneia, midríase, rubor, cãibras abdominais, sialorreia e calafrios.
> - Alterações neurológicas: tremores, vertigem, hiper-reflexia, mioclonia, convulsões, rigidez muscular, reflexo de Babisnki, opistótonos, ataxia e coma.
> - Alterações mentais: agitação, convulsões, alteração de consciência, letargia, insônia, alucinações e hiperatividade, entre outros.

A sibutramina também é contraindicada em associação com os anorexígenos ou quaisquer outros agentes que tenham ação central, incluindo o etanol.

Outra possibilidade a ser considerada refere-se a inibição do metabolismo da sibutramina pelo cetoconazol e a eritromicina, o que foi demonstrado em estudos *in vitro*.

FÁRMACOS QUE INIBEM A ABSORÇÃO DE GORDURAS

Os fármacos inibidores da absorção de gorduras atuam, de maneira geral, favorecendo maior eliminação de gorduras pelas fezes, como, por exemplo, o orlistate.

O orlistate, um derivado semissintético da lipstatina, é considerado o análogo mais estável e parcialmente hidrolisado da lipstatina, que por sua vez é produzida por um fungo denominado *Streptomyces toxytricini*.

Sua ação se dá por meio de uma potente inibição específica e irreversível das lipases gastrointestinais, exercendo sua atividade terapêutica exclusivamente na luz do estômago e intestino delgado mediante uma ligação covalente com a porção serina do sítio ativo das lipases gástrica e pancreática, sendo muito pequena sua ação sobre a atividade da amilase, tripsina e fosfolipase.

Como a enzima inativada não hidrolisa o triacilglicerol proveniente da dieta em ácidos graxos livres e monoglicerídeos absorvíveis, e visto que o triacilglicerol não digerido não é absorvido, haverá maior eliminação fecal de gorduras (cerca de 30% do total de lipídios ingeridos), ocorrendo assim um déficit calórico favorável à perda de peso.

Orlistate

> Como a ação do orlistate ocorre no trato gastrointestinal, sua concentração sérica é mínima, sendo inferior a 5ng/mL após uma dose oral de 360mg. Mesmo após tratamento prolongado com doses terapêuticas, a concentração sérica continua extremamente baixa (< 10ng/mL), o que é consistente com uma absorção desprezível.

O orlistate liga-se em mais de 99% às proteínas plasmáticas *in vitro* e o metabolismo ocorre predominantemente na parede gastrointestinal, com a formação de dois metabólitos principais, M1 e M3, com atividade inibidora da lipase extremamente fraca em relação ao orlistate.

A principal via de eliminação do orlistate não absorvido são as fezes (cerca de 97%), sendo 83% eliminados na forma inalterada. Já as excreções renal e biliar têm menor participação na eliminação do orlistate. O tempo para atingir a excreção total fecal e urinária é de 3 a 5 dias.

O orlistate está indicado para o tratamento da obesidade ou de condições clínicas em que é recomendada a redução do peso. A dose terapêutica fica entre 120 e 360mg/dia, divididos em até três tomadas. Doses maiores não são indicadas, pois não resultam em melhor resposta.

O orlistate pode ser associado a qualquer fármaco antiobesidade de ação central (anorexígeno ou sacietógeno), observando-se maior redução de peso em relação ao uso isolado dessas substâncias.

O orlistate também é eficaz em diabéticos tipo 2 com sobrepeso ou obesidade e em dislipidêmicos diabéticos ou não. Em pacientes dislipidêmicos diminui o triacilglicerol e o LDL-c no sangue, reduzindo o risco de doenças cardiovasculares. Já em diabéticos, seu benefício está diretamente ligado à perda de peso, o que diminui a resistência à insulina e melhora o controle do diabetes.

Apesar de seus efeitos benéficos no tratamento da obesidade, seu uso está contraindicado em pacientes com doenças intestinais ativas, colestase, gravidez e amamentação. Ainda não há estudos clínicos que aprovem seu uso nas insuficiências hepática e renal ou em crianças.

O orlistate pode acarretar efeitos colaterais predominantemente de natureza gastrointestinal, relacionados com a inibição da absorção de parte da gordura ingerida, sendo comum a diarreia acompanhada de esteatorreia, flatulência e distensão abdominal. Esses efeitos podem ser amenizados se houver redução da ingestão de gorduras. Outros efeitos menos comuns são: elevação das transaminases hepáticas e da fosfatase alcalina e, mais raramente, hepatite, hipersensibilidade e erupções bolhosas.

O orlistate pode diminuir a concentração sérica de ciclosporinas e amiodarona e reduzir o tempo de protrombina em pacientes tratados com anticoagulantes. Além disso, em caso de perda de peso, será maior o risco de hipoglicemia induzida por insulina ou secretagogos de insulina. Entretanto, o orlistate não afeta a farmacocinética de fármacos frequentemente utilizados por obesos, como os anti-hipertensivos e antidiabéticos orais.

Além disso, poderá haver redução da absorção de algumas vitaminas lipossolúveis, sendo apropriada a suplementação destas durante o tratamento.

Diabetes Mellitus e Atividade Física 13

Roberto B. Bazotte

O sedentarismo contribui muito para a ocorrência de intolerância à glicose e o surgimento do diabetes mellitus tipo 2. Portanto, em linhas gerais, a prática regular de exercícios físicos tem por objetivo a prevenção do diabetes mellitus tipo 2 ao manter o peso corporal normal e melhorar a sensibilidade à insulina.

Em pacientes diabéticos (tipo 1 ou tipo 2 e todos os demais), a menos que exista uma situação de contraindicação, o exercício físico deve ser feito com regularidade, mesmo que não seja necessária a perda de peso. Isso porque o exercício físico oferece uma série de benefícios à saúde, entre as quais se destacam:

- Menor risco cardiovascular ao elevar o HDL-c e reduzir colesterol total, LDL-c, triacilglicerol e pressão arterial.
- Redução de peso corpóreo e da obesidade visceral.
- Aumento da sensibilidade à insulina com redução das doses de insulina e antidiabéticos orais.
- Melhora da autoestima e do humor, sensação de bem-estar e redução da ansiedade.
- Aumento da massa muscular mesmo na vigência de restrição calórica.

No entanto, em função da natureza heterogênea do diabetes mellitus, não existe uma atividade física padrão que seja válida para todos os pacientes. Dessa maneira, a atividade física deve ser individualizada e monitorada, sempre levando em conta uma série de fatores, como o tipo de diabetes, medicação utilizada, idade, estilo de vida, disponibilidade de tempo, condição cardiovascular etc.

Se a atividade física, juntamente com a terapia nutricional, não alcançar os alvos propostos (glicemia, peso, perfil lipídico e pressão arterial), a farmacoterapia (antidiabéticos, fármacos antiobesidade, hipolipemiantes e/ou anti-hipertensivos) deve ser instituída. No entanto, esta deve sempre ser adotada em adição e nunca em substituição à atividade física regular e à terapia nutricional.

Em se tratando de pacientes sedentários em uso de insulina ou secretagogo de insulina, a introdução de um programa de atividade física tornará necessários ajustes das doses dos medicamentos. Portanto, a introdução da atividade física para o paciente já em tratamento medicamentoso deve ser feita com muita cautela e sob cuidadoso acompanhamento médico.

CONTRAINDICAÇÕES DA ATIVIDADE FÍSICA EM PACIENTES PORTADORES DE DIABETES

Embora a atividade física em geral beneficie seus praticantes, em diabéticos com controle metabólico inadequado (glicemia > 300mg/dL), os exercícios intensos podem acarretar hiperglicemia, já que a liberação de hormônios contrarreguladores durante o exercício não é contrabalanceada por uma reposição de insulina satisfatória.

Exercícios físicos podem ser contraindicados em pacientes que já apresentam complicações crônicas avançadas, como retinopatia proliferativa e doença cardiovascular avançada.

CUIDADOS ESPECIAIS AO REALIZAR OS EXERCÍCIOS

Um programa de exercícios físicos só deve ser iniciado após cuidadosa avaliação médica e definição do tipo de exercício mais adequado às necessidades do paciente diabético. Por exemplo, um paciente que apresente "pé diabético" poderá ser mais beneficiado se praticar natação ou andar de bicicleta do que com a caminhada ou corrida. Portanto, os programas de exercícios devem ser sempre individualizados. Apesar disso, para a maioria dos pacientes a caminhada regular de 1 hora diariamente é o exercício mais praticado e o que, em geral, apresenta menos contraindicações.

Os pacientes que fazem uso de insulina devem se cercar de alguns cuidados quando da prática de exercícios físicos, principalmente porque o exercício aumenta a sensibilidade tecidual à insulina e este efeito permanece por várias horas, podendo levar a episódios de hipoglicemia não só durante, mas também após o término do exercício. Desse modo, não se indica a aplicação de insulina em áreas que serão muito utilizadas durante o exercício (por exemplo, aplicar insulina na coxa de um indivíduo que irá jogar futebol). Outro cuidado consiste em evitar a prática de exercícios nos horários de "pico" da insulina administrada. Esses horários devem ser reservados para as refeições. O mesmo procedimento deve ser estendido para secretagogos de insulina.

Pacientes diabéticos não devem se expor a riscos desnecessários, ou seja, devem ter especial precaução ao praticar natação ou esportes radicais (alpinismo, mergulho em profundidade etc.). Esta recomendação se baseia no fato de que, se houver hipoglicemia durante a prática desses exercícios, a vida pode ser colocada em risco. Uma importante medida é sempre informar o grupo que compartilha da mesma atividade física sobre a condição de paciente diabético, além de carregar consigo uma "identificação de diabético" e um *kit* de primeiros socorros para hipoglicemia.

ORIENTAÇÕES ÚTEIS PARA A REALIZAÇÃO DE EXERCÍCIOS FÍSICOS

- Alimentar-se até 2 horas ou comer algo "leve" antes do exercício, como, por exemplo, uma fruta.
- Manter sempre o mesmo horário para a prática de exercícios físicos.
- Manter regularidade na prática dos exercícios de pelo menos três vezes por semana.
- Evitar a prática de exercícios físicos intensos e esporádicos, pois estes causam mais males do que benefícios.

- Dar preferência aos exercícios aeróbicos, como caminhada, corrida, natação, ginástica aeróbica de baixo impacto, hidroginástica, ciclismo, dança etc.
- Usar calçados ou tênis confortáveis e adequados à prática de exercícios físicos e, com frequência, fazer avaliação dos pés.
- Ingerir líquidos antes, durante e após o exercício, evitando o risco de desidratação.
- Dispor de um carboidrato de absorção rápida, e caso surjam sintomas de hipoglicemia durante o exercício, interrompê-lo imediatamente e ingerir carboidratos.
- Os suplementos de proteínas ou aminoácidos não devem ser utilizados, exceto sob orientação médica, pois favorecem o desenvolvimento ou o agravamento da nefropatia.
- A prática regular de exercícios físicos inicialmente pode não proporcionar perda de peso, já que ela favorece o ganho de massa magra, podendo o indivíduo manter ou até aumentar seu peso. Porém, se houver aumento da medida da cintura, é provável que a ingestão calórica esteja sendo maior que o incremento do gasto calórico com o exercício, o que deverá ser corrigido.
- É importante lembrar que a prática de exercícios físicos deve estar sempre aliada a um bom programa de reeducação alimentar e que, quando se deseja perder peso, a ingestão calórica deverá sempre ser menor que o gasto calórico.

> **IMPLICAÇÕES NA PRÁTICA FARMACÊUTICA.** O paciente diabético costuma pensar que não pode fazer exercício físico sob pena de sofrer hipoglicemia, ou ainda abandonar o programa de atividade física porque não perdeu peso. Estas e outras questões, embora estejam mais ao alcance do médico ou do profissional de educação física, podem ser complementadas pelo farmacêutico, em particular aspectos que envolvam a interação de medicamento antidiabético com atividade física.

Diabetes Mellitus e Dislipidemias 14

Roberto B. Bazotte

Gisleine Elisa Cavalcante da Silva

O perfil lipídico é composto por colesterol total (CT), lipoproteínas de alta densidade (HDL-c), lipoproteínas de baixa densidade (LDL-c), lipoproteínas de muito baixa densidade (VLDL-c) e triacilglicerol (TG).

Entende-se por dislipidemias o aumento da concentração sérica de CT, denominada hipercolesterolemia, e/ou de TG, a hipertrigliceridemia. Além disso, pode ser caracterizada por elevação na concentração sérica de LDL-c e/ou redução de HDL-c. Os valores de referência em adultos encontram-se na Tabela 14.1.

Tabela 14.1 Valores de referência (mg/dL) para o diagnóstico de dislipidemias em adultos

Lipídios	Categorias (mg/dL)					
	Ótimo	Desejável	Limítrofe	Alto	Muito alto	Baixo
CT	< 200		200-239	≥ 240		
LDL-c	< 100*	100-129	130-159	160-189	≥ 190	
HDL-c				> 60		< 40
TG	< 150		150-200	201-499	≥ 500	

* A IV Diretriz Brasileira sobre Dislipidemias e Prevenção da Aterosclerose (2007) recomenda que para pacientes com alto risco de desenvolver doença cardovascular o valor ótimo de LDL-c deve ser menor que 70mg/dL. Incluem-se nessa categoria os pacientes diabéticos.

A importância do diagnóstico e tratamento das dislipidemias no paciente diabético deve-se ao fato de que, mesmo tendo perfil lipídico normal, esses pacientes apresentam risco mais elevado de doença cardiovascular (DCV), o que predispõe a infarto do miocárdio e AVC. Portanto, pacientes diabéticos, particularmente diabéticos tipo 2, devem realizar um rigoroso controle dos lipídios sanguíneos com o objetivo de evitar as dislipidemias e, consequentemente, o favorecimento da DCV.

CLASSIFICAÇÃO DAS DISLIPIDEMIAS

Laboratorialmente, as dislipidemias se dividem em quatro grupos: hipercolesterolemia isolada (elevação do CT e/ou LDL-c), hipertrigliceridemia isolada (aumento dos TG), hiperlipidemia mista (aumento do CT e dos TG) e redução isolada de HDL-c.

Além disso, de acordo com sua etiologia, as dislipidemias são classificadas em primárias, oriundas de causas genéticas, e secundárias, aquelas causadas por outras doenças, medicamentos ou estilo de vida.

As formas primárias geralmente apresentam história familiar e podem decorrer de alteração monogênica, que são as formas mais graves, mas felizmente a maioria delas se caracteriza por distúrbios poligênicos que interagem com fatores ambientais.

As formas secundárias apresentam mecanismos poucos conhecidos, mas devem ser investigadas em virtude da possibilidade de normalização dos lipídios com o tratamento da causa básica. A Tabela 14.2 correlaciona as prin-

Tabela 14.2 Condições que favorecem as dislipidemias secundárias e suas respectivas alterações no perfil lipídico

Dislipidemias secundárias	
Condição	Alterações laboratoriais
Diabetes mellitus tipo 2	↑TG, ↓HDL-C
Síndrome nefrótica, isotretinoína, ciclosporinas	↑CT, ↑TG
Uremia	↑CT, ↑TG, ↓HDL-C
Hipotireoidismo	↑CT e ocasional ↑TG
Doença hepática obstrutiva, contraceptivos, corticoides	↑CT
Alcoolismo, betabloqueadores	↑TG

cipais condições que favorecem o desenvolvimento das dislipidemias secundárias com as alterações ocorridas nos lipídios. Em se tratando de diabetes mellitus, o tratamento da doença pode contribuir para a melhora do perfil lipídico.

ASSOCIAÇÃO ENTRE DISLIPIDEMIAS E ATEROSCLEROSE

Estudos epidemiológicos demonstram relação direta entre o aumento de LDL-c e morbimortalidade por DCV. Porém, modificações na dieta e no estilo de vida e medicamentos para redução de LDL-c, particularmente as estatinas, são efetivos na prevenção de eventos coronarianos em indivíduos com risco (prevenção primária) ou naqueles com DCV estabelecida (prevenção secundária).

Apesar de menos estudada, a hipertrigliceridemia também tem sido apontada como fator de risco para DCV, sugerindo que lipoproteínas ricas em TG tenham participação na aterogênese.

Indivíduos hipercolesterolêmicos apresentam risco maior de DCV. No entanto, parte dos pacientes que desenvolvem DCV apresenta LDL-c e CT na faixa limítrofe ou, não raramente, abaixo desse nível, enquanto indivíduos com CT elevado podem nunca desenvolver DCV. Assim, a decisão de quando iniciar a intervenção farmacológica e quais os valores de colesterolemia desejados dependem basicamente do risco individual.

Em 2004, após a publicação de estudos clínicos prospectivos com grande número de pacientes, utilizando estatinas para redução de DCV, acrescentou-se uma nova categoria constituída de pacientes de "risco muito alto" para eventos cardiovasculares fatais, que inclui portadores de DCV associada a outros fatores de risco, como o diabetes mellitus. Para esse grupo seria indicada uma redução sérica de LDL-c para valores abaixo de 70mg/dL.

ASPECTOS GERAIS DA ESTRATÉGIA TERAPÊUTICA DAS DISLIPIDEMIAS PARA O PACIENTE PORTADOR DE DIABETES

Em linhas gerais, o objetivo do tratamento da dislipidemia no paciente diabético é semelhante ao do não diabético, ou seja, diminuição das concentrações séricas de lipoproteínas aterogênicas, reduzindo a deposição lipídica na parede arterial, e prevenção da pancreatite em pacientes com hipertrigliceridemia severa.

A primeira estratégia terapêutica para o tratamento é a mudança de estilo de vida, com introdução de orientação nutricional e atividade física, que poderá, caso necessário, ser complementada com o tratamento medicamentoso.

Embora muitos fármacos disponíveis reduzam o CT e o LDL-c sérico, os agentes com maior efeito farmacológico e maior evidência de benefícios clínicos são as estatinas, sendo consequentemente os fármacos mais empregados nas dislipidemias. Por outro lado, os fármacos com maior efeito redutor da hipertrigliceridemia são os fibratos.

Além disso, estudos recentes têm demonstrado a importância do valor de HDL-c normal ou elevado como fator redutor de risco de DCV. Porém, existem poucos medicamentos capazes de elevá-lo de maneira significativa, sendo o ácido nicotínico o que tem apresentado os melhores resultados.

Apesar de se conhecer o perfil de segurança desses fármacos, os pacientes devem ser acompanhados para que sejam evitados efeitos adversos e interações medicamentosas.

O emprego de monoterapia para tratamento das dislipidemias é geralmente eficaz quando se emprega corretamente o fármaco hipolipemiante. Entretanto, pacientes com hipercolesterolemia severa podem não responder adequadamente ao tratamento com um único fármaco. Nesses casos, a terapia combinada de fármacos com diferentes mecanismos de ação pode maximizar os efeitos redutores de colesterol e, ao mesmo tempo, minimizar o potencial risco de DCV.

Uma visão geral do metabolismo das lipoproteínas e dos principais pontos de ação de fármacos que exercem efeito favorável nas dislipidemias encontra-se na Figura 14.1.

FARMACOTERAPIA DAS DISLIPIDEMIAS

Como já mencionado, existem duas principais classes de fármacos disponíveis no tratamento das dislipidemias: as estatinas e os fibratos. Além destes, há a ezetimiba, a colestiramina e o ácido nicotínico. Poderíamos incluir neste capítulo o orlistate. Entretanto, pelo fato de apresentar um efeito antiobesidade mais proeminente, esse fármaco é abordado no Capítulo 12.

Diabetes Mellitus e Dislipidemias 137

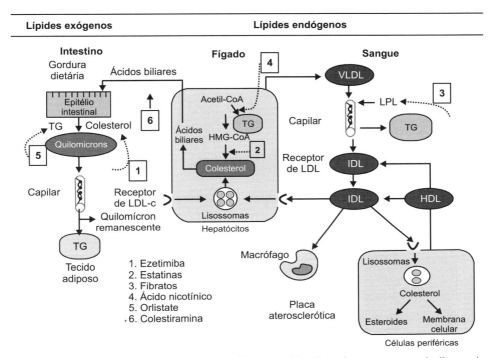

Figura 14.1 Principais locais de ação de fármacos hipolipemiantes no metabolismo de lipoproteínas. (HMG-CoA: hidroximetilglutaril coenzima A; HDL-c: lipoproteína de alta densidade; LDL-c: lipoproteína de baixa densidade; VLDL: lipoproteína de muito baixa densidade; IDL: lipoproteína de densidade intermediária; TG: triacilglicerol; LPL: lipoproteína lipase.)

Passamos agora a abordar os aspectos mais relevantes desses fármacos e ao final apresentaremos, na forma de tabela, um resumo contendo todos os medicamentos hipolipemiantes disponíveis no Brasil com suas principais características, doses e formas farmacêuticas.

Estatinas

Mediante a inibição da HMG-CoA redutase, as estatinas promovem a redução das concentrações séricas de CT, LDL-c e, em menor grau, de TG. Consequentemente, haverá redução na morbimortalidade causada por DCV, provavelmente em função de seu efeito antiaterogênico e de sua atividade redutora de lipídios.

Atualmente, encontram-se disponíveis no Brasil as seguintes estatinas:

- Atorvastatina.
- Fluvastatina.
- Lovastatina.
- Pravastatina.
- Rosuvastatina.
- Sinvastatina.

Todas as estatinas têm semelhança estrutural com a 3-hidróxi-3-metilglutaril-CoA (HMG-CoA), e por apresentarem estrutura química, bem como propriedades farmacocinéticas e farmacodinâmicas semelhantes, serão abordadas de maneira conjunta.

Contudo, apesar da similaridade em suas estruturas químicas (Figura 14.2) e mecanismo de ação, as estatinas diferem quanto à potência farmacológica.

A principal ação das estatinas acontece no fígado, onde atuam em uma etapa limitante da síntese hepática do colesterol, como inibidores específicos, reversíveis, competitivos e dose-dependente da HMG-CoA redutase, enzima responsável pela conversão da HMG-CoA a mevalonato, um precursor do colesterol.

A afinidade das estatinas pela HMG-CoA redutase é 10 mil vezes maior que a do substrato endógeno e a inibição proporcionada decorre do fato de as estatinas conterem na molécula um componente de estrutura análoga à HMG-CoA, o substrato natural da enzima.

A redução da síntese hepática de colesterol desencadeia um aumento compensatório na expressão de receptores hepáticos de LDL-c, responsáveis pela remoção hepática dessa lipoproteína, e intensifica também a remoção de precursores de LDL-c, ou seja, de IDL-c e VLDL-c (Figura 14.1).

A síntese hepática de apoB-100 também é inibida em alguns indivíduos como resultado da inibição da síntese de colesterol, o que leva à síntese diminuída de VLDL-c e à subsequente redução da produção de LDL-c. De fato, as estatinas diminuem o VLDL-c na maioria dos pacientes, com frequência até 25%, e provavelmente não apenas em razão da produção diminuída de VLDL-c, mas também como resultado da elevação da remoção hepática. Além disso, reduzem o triacilglicerol plasmático em até 28%.

Com relação à farmacocinética das estatinas, observa-se que a biodisponibilidade desses fármacos é comprometida pela substancial extração de primeira passagem no fígado.

A fluvastatina é metabolizada no fígado via CYP2C9, diferentemente das demais, que o são via CYP3A4. Como outros fármacos são raramente metabolizados pela via CYP2C9, há pouca probabilidade de interações da fluvastatina com outros medicamentos.

Por outro lado, inúmeros fármacos têm afinidade pela CYP3A4, tornando possíveis interações, como a que ocorre com a ciclosporina e a eritromicina (inibidor da CYP3A4, que promove elevação sérica das estatinas). Além disso, as estatinas elevam a concentração sérica de digoxina e de estrógenos e progestógenos presentes em contraceptivos.

Com exceção da pravastatina, cuja ligação com a albumina no sangue é baixa (45%), as demais estatinas têm ligação superior a 95% e são eliminadas preponderantemente pela via biliar, podendo ser utilizadas em doses normais para o tratamento das dislipidemias em pacientes com insuficiência renal ou síndrome nefrótica. No entanto, são contraindicadas em casos de hepatopatias crônicas, colestase, quando ocorre aumento das transaminases, entre outras alterações hepáticas. Além disso, as estatinas podem causar lesão fetal, sendo contraindicadas em gestantes ou em mulheres que planejam engravidar.

O uso terapêutico das estatinas está indicado basicamente na hipercolesterolemia isolada e na hiperlipidemia mista com LDL-c elevado e hipertrigliceridemia moderada, sendo eficazes em reduzir de modo dose-dependente o LDL-c sérico de 15% a 55%. Porém, deve-se definir a dose ideal de cada paciente.

Assim, o tratamento com estatinas se inicia, geralmente, com doses baixas, aumentando progressivamente e monitorando a resposta lipídica até atingir, caso necessário, a dose máxima recomendada para cada composto. Para a sinvastatina, por exemplo, as doses podem variar de 5 a 80mg/dia, mas geralmente o tratamento se inicia com 20mg/dia.

A Tabela 14.3 indica as doses mínimas e máximas para cada estatina e seus respectivos efeitos sobre a redução nos valores de LDL-c.

Os ajustes de doses devem ser realizados a cada 4 a 8 semanas, tendo por base as alterações séricas do perfil lipídico, em função da dose administrada.

Tabela 14.3 Doses das estatinas e efeitos sobre o LDL-c

Estatinas	Doses	Δ LDL-c
Atorvastatina	10 a 80mg	− 37% a 55%
Fluvastatina	20 a 80mg	− 15% a 37%
Lovastatina	10 a 80mg	− 21% a 41%
Pravastatina	20 a 40mg	− 20% a 33%
Rosuvastatina	10 a 40mg	− 43% a 55%
Sinvastatina	20 a 80mg	− 27% a 42%

Fonte: IV Diretriz Brasileira sobre Dislipidemias e Prevenção da Aterosclerose, 2007.

A diminuição de LDL-c é acompanhada de pequena redução de VLDL-c. De grande importância é o fato de que a HDL-c sérica eleva-se de 8% a 10%. Esses agentes são também eficazes em diabéticos.

As estatinas têm boa margem de segurança e tolerabilidade, com baixa (< 2%) incidência de efeitos adversos. No entanto, em pequena proporção de pacientes (< 1%), observa-se elevação sérica das transaminases hepáticas, a qual é reversível com a suspensão da estatina.

Assim, testes de função hepática são recomendáveis antes e durante o tratamento. Se ocorrer aumento de AST e ALT, três vezes acima do limite superior, recomenda-se suspensão do tratamento.

Além disso, embora raro, poderá ocorrer miopatia com ou sem rabdomiólise. Esse efeito adverso tem maior chance de se manifestar quando a estatina é combinada com fibratos, particularmente em pacientes com disfunção renal. Outros fármacos que aumentam o risco de miopatia quando associados às estatinas são: ciclosporinas, eritromicina, niacina e antifúngicos azólicos.

A ocorrência ou suspeita de miopatia, definida como o aparecimento de fraqueza e/ou dores musculares, cãibras noturnas associadas à elevação acima de dez vezes o limite superior da creatina fosfocinase (CPK), constitui condição de suspensão da administração de estatinas.

Efeitos adversos observados com alguma frequência incluem: alopecia, astenia, artralgia, cãibras musculares, miosite, cefaleia, insônia, depressão, ansiedade, parestesia, tremor, perda de memória, perda da libido, disfunção erétil, ginecomastia, progressão de catarata, anorexia, náuseas, vômitos, constipação intestinal, flatulência, diarreia, dor abdominal, dispepsia, edema angioneurótico, erupção cutânea (*rash*), prurido, hepatite, icterícia colestática, hepatoma, pancreatite, hipoglicemia, hiperglicemia, neuropatia periférica e infecção do trato respiratório superior. Entretanto, deve ser considerado que parte desses efeitos não apresenta uma clara relação causa/efeito com o uso de estatinas. Além disso, uma síndrome de hipersensibilidade aparente inclui algum dos seguintes achados: anafilaxia, angioedema, síndrome do tipo lúpus eritematoso, polimialgia reumática, vasculite, trombocitopenia, eosinofilia, aumento da velocidade de hemossedimentação (VHS), artrite, mialgia, urticária, fotossensibilidade, febre, vermelhidão, dispnéia e mal-estar.

Efeitos antiaterogênicos das estatinas

As estatinas parecem modificar a parede arterial, resultando em proteção contra o crescimento da placa aterosclerótica e/ou precipitação de eventos agudos. Os efeitos das estatinas na restauração da atividade endotelial, potencial antioxidante ou efeito antiproliferativo sobre células musculares lisas têm sido investigados, e sua relevância clínica tem sido estabelecida. Estudos clínicos de prevenção primária e secundária demonstraram que as estatinas reduzem significativamente eventos cardiovasculares, e este benefício tem sido convencionalmente atribuído à redução da LDL-c. Entretanto, análises mais detalhadas dos grandes estudos sugerem que as estatinas têm efeito cardioprotetor direto pois, além de promoverem a estabilização e a regressão da placa aterosclerótica, promovem melhora da perfusão miocárdica e da função endotelial.

> **IMPLICAÇÕES NA PRÁTICA FARMACÊUTICA.** O paciente diabético costuma pensar que o tratamento com estatinas se resume a "uma única caixa de comprimidos" que eliminaria seu excesso de colesterol de maneira semelhante ao que faz um antibiótico em relação a um agente infeccioso. É preciso conscientizar o paciente de que, em geral, o tratamento com estatinas é de caráter contínuo e ajustes de doses poderão ser necessários. Em resumo, o paciente diabético precisa deixar de ter uma visão glicocêntrica da doença e manter-se atento a outros aspectos, entre os quais o acompanhamento rigoroso do perfil lipídico precisa ser incluído. Esse aspecto torna-se ainda mais relevante se considerarmos que pacientes diabéticos apresentam risco elevado de infarto do miocárdio e AVC mesmo com perfil lipídico normal. Cumpre salientar que no trabalho que realizamos recentemente (descrito mais detalhadamente no Capítulo 17), obtivemos uma significativa melhora do perfil lipídico de grande parte dos pacientes simplesmente orientando-os a reintroduzir no tratamento as estatinas que haviam sido prescritas pelo médico.

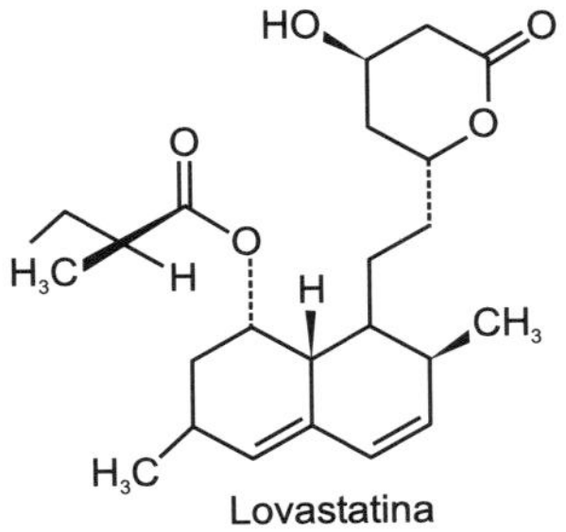

142 Diabetes Mellitus e Dislipidemias

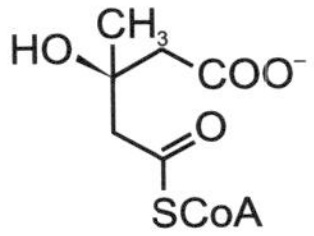

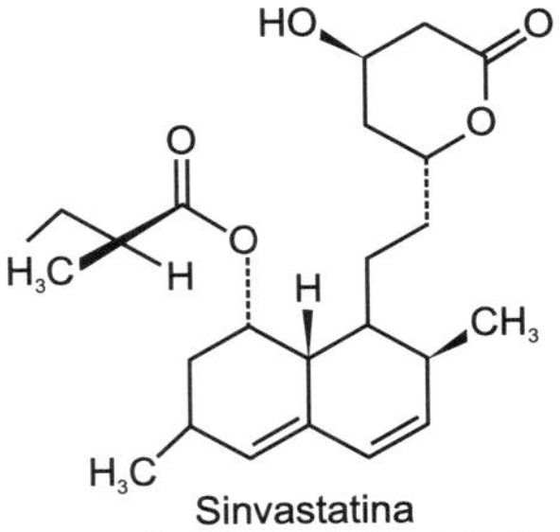

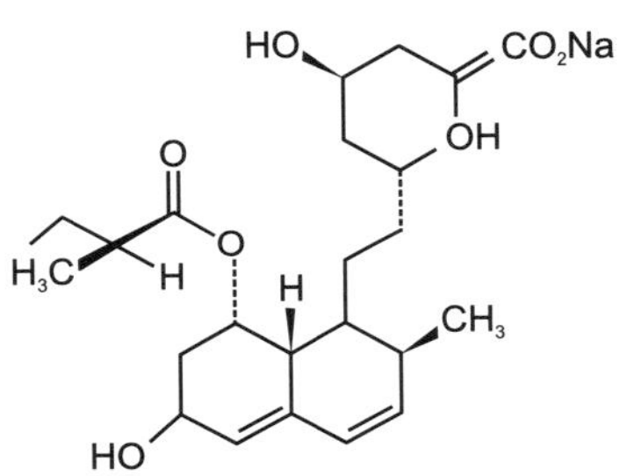

Figura 14.2 Estrutura química da HMG-CoA (acima – centro) e estruturas químicas das estatinas disponíveis no Brasil.

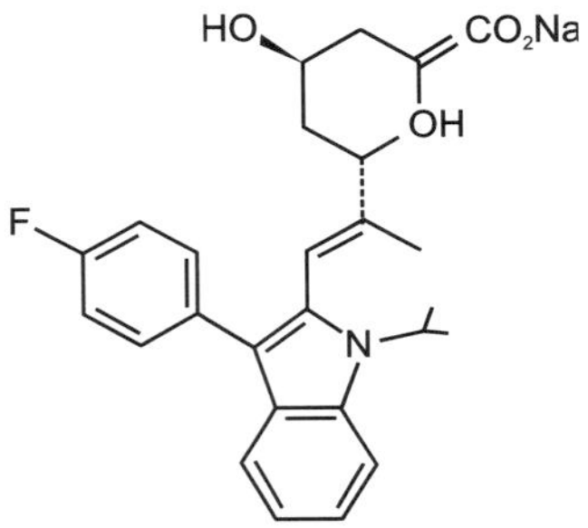

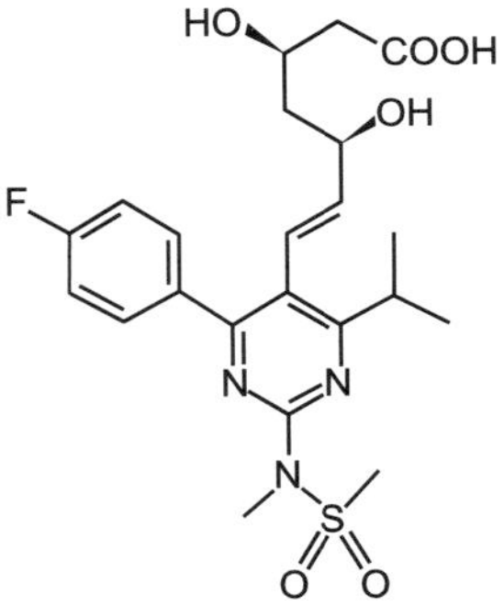

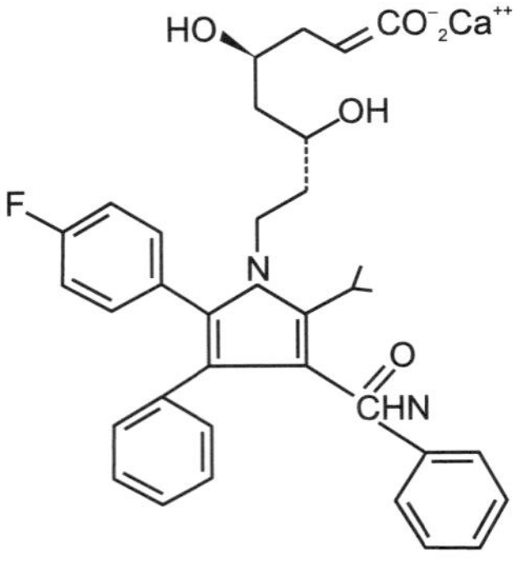

Ezetimiba

A ezetimiba é um fármaco empregado na redução da colesterolemia. Na dose rotineiramente recomendada, isto é, 10mg ao dia, inibe a absorção do colesterol proveniente da dieta em cerca de 50%, na borda em escova dos enterócitos no jejuno.

A diminuição do aporte de colesterol aos quilomícrons faz com que os quilomícrons remanescentes (partículas aterogênicas) disponibilizem menor quantidade de colesterol ao fígado, o que resulta em redução do colesterol livre no hepatócito. Este fato desencadeia dois importantes processos: (1) indução da atividade da HMG-CoA redutase com aumento da síntese de colesterol e (2) aumento do número de receptores de LDL-c no fígado.

O primeiro processo é desfavorável à redução do colesterol sérico, porém prevalece o segundo processo, que é responsável pela redução de 15% a 20% de LDL-c e, consequentemente, do colesterol sérico.

O aumento na síntese de colesterol induzido pela ezetimiba pode ser compensado por sua associação com uma estatina. Por outro lado, a ezetimiba pode inibir o aumento compensatório da absorção de colesterol induzido pelas estatinas. Assim, a adição da ezetimiba a uma estatina promove redução adicional do LDL-c da ordem de 20%. Além disso, a utilização da ezetimiba em sua dose usual com doses diárias máximas de estatina (por exemplo, 80mg de sinvastatina) pode alcançar reduções de LDL-c da ordem de até 60%.

O uso terapêutico de ezetimiba constitui uma importante opção para pacientes nos quais uma redução de 15% a 20% de LDL-c é considerada satisfatória, ou ainda em pacientes para os quais o emprego de estatina é contraindicado. Sem dúvida, porém, sua indicação de maior alcance é em pacientes nos quais a estatina isoladamente não reduz satisfatoriamente o LDL-c.

O uso de ezetimiba também reduz, discretamente, as concentrações séricas dos TG (cerca de 5%) e eleva as de HDL-c (em 1% a 2%).

O uso isolado de ezetimiba pode causar reações adversas, como cefaleia, dor abdominal e diarreia, e quando associada a uma estatina, podem ocorrer fadiga, constipação intestinal, flatulência, náuseas e dor muscular.

Por outro lado, seu uso é contraindicado em pacientes com insuficiência hepática moderada e grave e durante a amamentação. Além disso, sua segurança durante a gestação não se encontra estabelecida.

Do ponto de vista farmacocinético observamos que, após a ingestão de ezetimiba, esta poderá ser absorvida de forma inalterada ou como glicuronídeo de ezetimiba, após sofrer glicuronização no epitélio intestinal. No sangue, a ezetimiba e o glicuronídeo de ezetimiba se ligam a proteínas em 99,7% e 88% a 92%, respectivamente. Cerca de 70% da dose ingerida é excretada nas fezes e 10% na urina na forma de glicuronídeo.

A absorção e a eliminação são semelhantes em adultos e crianças a partir de 10 anos de idade. Em pacientes com mais de 65 anos de idade, a concentração sérica atingida é duas vezes a de jovens e adultos. Entretanto, não se faz necessário ajuste de dose.

Colestiramina

A colestiramina é uma resina de troca iônica que atua sobre os ácidos biliares, impedindo sua reabsorção e interrompendo seu ciclo êntero-hepático e, consequentemente, reduz o colesterol. É a única resina de troca disponível no Brasil.

A redução proporcionada pela colestiramina nos valores séricos de LDL-c é em torno de 20%. Este efeito pode ser potencializado quando utilizada concomitantemente com estatinas.

Estudos clínicos indicam que sua utilização diminui o risco de infarto do miocárdio.

A colestiramina tem como vantagem o fato de poder ser utilizada por crianças e mulheres no período reprodutivo que não utilizam métodos anticoncepcionais.

A dose de colestiramina pode variar de 4 a 24g ao dia, porém doses superiores a 16g ao dia são pouco toleradas em virtude dos efeitos adversos que podem apresentar.

Os principais efeitos adversos advindos do uso de colestiramina são os gastrointestinais – náuseas, obstipação intestinal, meteorismo e plenitude gástrica – além do risco de exacerbação de hemorroidas preexistentes. Eventualmente, pode causar prejuízo na absorção de vitaminas lipossolúveis (A, D, K, E) e ácido fólico. Além disso, eventualmente pode causar aumento do triacilglicerol em consequência do estímulo à síntese hepática de VLDL-c e, portanto, seu uso deve ser evitado na hipertrigliceridemia.

O uso concomitante de outros medicamentos ao uso de colestiramina deve ser feito respeitando-se o intervalo de 1 hora antes ou 4 horas após a administração de colestiramina.

Fibratos

Os fibratos são substâncias derivadas do ácido fíbrico úteis na redução da hipertrigliceridemia. Estima-se que a utilização de fibratos proporcione uma queda média nos valores de triacilglicerol de aproximadamente 30%, o que é muito favorável, especialmente porque essa redução evita o aparecimento de pancreatite e de xantoma eruptivo.

O clofibrato, cujo principal efeito é a redução do VLDL-c sérico, foi o primeiro de sua classe a ser utilizado. No entanto, o risco de formação de cálculos biliares e sua relativa ineficiência em reduzir o LDL-c sérico restringiam seu emprego terapêutico, e ele foi retirado do mercado em 2005. No entanto, a partir do clofibrato foram desenvolvidos e introduzidos na prática médica seus análogos: bezafibrato, etofibrato, fenofibrato, ciprofibrato e genfibrozila, os quais apresentam menor efeito litogênico, mantendo a acentuada redução de VLDL-c, ao mesmo tempo que podem reduzir o LDL-c e aumentar o HDL-c séricos.

Os efeitos dos fibratos nas lipoproteínas séricas diferem bastante, conforme o perfil inicial de dislipidemias, as influências ambientais e o tipo de fármaco empregado.

A genfibrozila reduz a trigliceridemia em até 60%, havendo ainda aumento de até 30% de HDL-c e nenhuma alteração de LDL-c.

Os agentes de segunda geração (fenofibrato, bezafibrato e ciprofibrato) reduzem o VLDL-c sérico em grau similar à genfibrozila e também reduzem o LDL-c em torno de 15% a 20%.

O fenofibrato tem efeito uricosúrico, o que pode ser útil em pacientes que apresentam gota simultaneamente à hipertrigliceridemia.

O mecanismo de ação dos fibratos se faz pela estimulação dos receptores nucleares denominados "receptores ativados por proliferadores de peroxissoma", mais conhecidos como PPAR.

Existem três tipos de PPAR: alfa, gama e beta-delta. Os fibratos atuam nos PPAR-alfa, que são expressos principalmente em tecidos com altas taxas de betaoxidação, como fígado, tecido adiposo marrom, rim, coração e músculo esquelético.

Ao ativarem receptores PPAR-alfa, considerados o principal regulador do metabolismo lipídico, os fibratos diminuem a síntese e aumentam a oxidação de lipídios e também aumentam a expressão gênica da lipoproteína lipase (Figura 14.1), particularmente no músculo e no tecido adiposo, e consequentemente diminuem as lipoproteínas séricas ricas em triacilglicerol, como os VLDL-c.

Adicionalmente, pode ocorrer aumento de HDL-c sérico via indução da expressão gênica das apolipoproteínas hepáticas A_1 e A_2. Portanto, os fibratos diminuem as lipoproteínas séricas ricas em triacilglicerol, como o VLDL-c, e elevam conversão de IDL-c em LDL-c. A ativação de PPAR-alfa talvez explique o fato de os fibratos melhorarem a tolerância à glicose em diabéticos e potencializarem os efeitos antidiabéticos das sulfonilureias.

As estruturas químicas dos fibratos estão apresentadas na Figura 14.3.

A Tabela 14.4 apresenta os fibratos disponíveis no Brasil e seus respectivos efeitos sobre as concentrações séricas de HDL-c e TG.

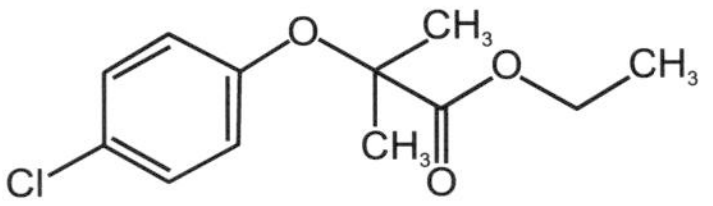

Clofibrato

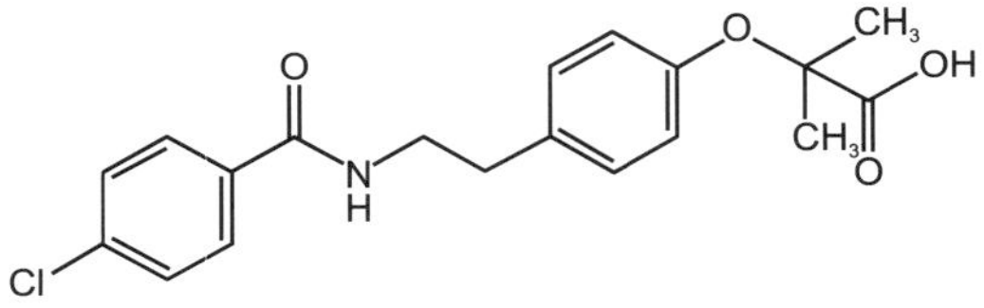

Bezafibrato

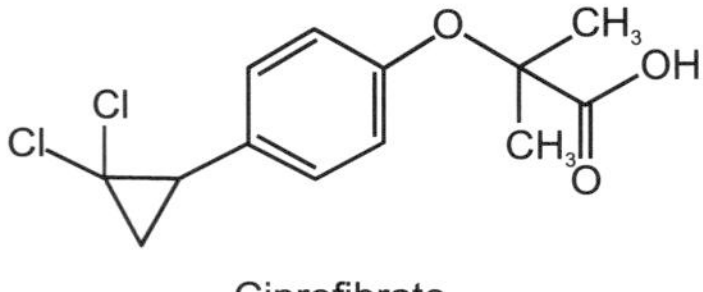

Ciprofibrato

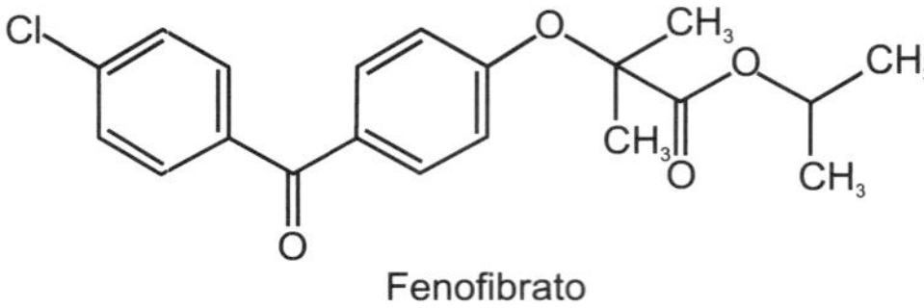

Fenofibrato

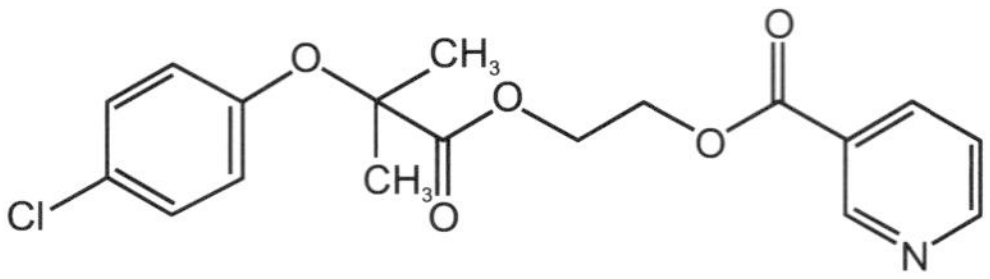

Etofibrato

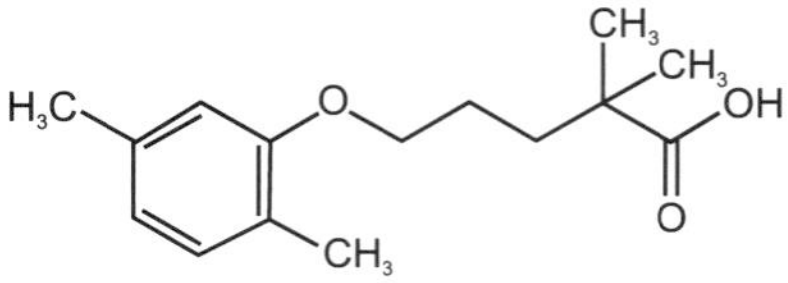

Genfibrozila

Figura 14.3 Estruturas químicas dos fibratos.

Tabela 14.4 Doses dos fibratos disponíveis e efeito sobre HDL-c e triacilglicerol

Fibratos	Doses (mg/dia)	Δ HDL-c	Δ Triacilglicerol
Bezafibrato	400 a 600	+ 5% a 30%	–15% a 55%
Ciprofibrato	100	+ 5% a 30%	–15% a 45%
Etofibrato	500	+ 5% a 30%	–10% a 30%
Fenofibrato	250	+ 5% a 30%	–10% a 30%
Genfibrozila	600 a 1.200	+ 5% a 30%	–20% a 60%

Fonte: IV Diretriz Brasileira sobre Dislipidemias e Prevenção da Aterosclerose, 2007.

A absorção dos fibratos é rápida, com absorção de mais de 90% da dose. Quando ingeridos durante a refeição, alcançam pico plasmático entre 1 e 4 horas. São amplamente distribuídos nos tecidos, e suas concentrações no fígado, nos rins e nos intestinos excedem a concentração sérica. São excretados predominantemente como conjugados de glicuronídeo, sendo 69% da dose oral excretada na urina e aparecendo em menores quantidades nas fezes.

A excreção desses agentes está prejudicada em caso de insuficiência renal, disfunção hepática e afecções da vesícula biliar. Nessas condições, portanto, o uso de fibratos apresenta contraindicação relativa. Apesar disso, a genfibrozila poderá ser usada com cautela em pacientes com insuficiência renal, pois tem sua excreção menos comprometida. Os fibratos são também contraindicados em crianças, lactantes e grávidas.

O uso de fibratos costuma ser bem tolerado. No entanto, efeitos adversos podem ocorrer em 5% a 10% dos pacientes, sendo os gastrointestinais os mais comuns, porém frequentemente não são suficientes para causar suspensão do fármaco. Além disso, os fibratos elevam o risco de formação de cálculos biliares.

Outros efeitos adversos raramente relatados incluem: exantema, urticária, perda de cabelo, mialgias, fadiga, cefaleia, impotência e anemia. Foram relatados pequenos aumentos de transaminases hepáticas e redução da fosfatase alcalina.

O clofibrato e o bezafibrato podem potencializar a ação de anticoagulantes orais, em parte transferindo-os de seus locais de ligação na albumina. Assim, o exame do tempo de protrombina e uma possível redução na dose do anticoagulante seriam apropriados quando iniciado o tratamento com fibratos.

Uma síndrome de miosite similar à gripe pode ocorrer em até 5% dos pacientes tratados com genfibrozila em combinação com estatina, sobretudo quando são usadas doses mais altas de estatina. Os pacientes que recebem essa combinação devem estar cientes dessa possibilidade e submeter-se à avaliação da CPK sérica a cada 6 semanas, até que um padrão estável seja atingido.

Ácido nicotínico

O ácido nicotínico (niacina) cuja estrutura química encontra-se na Figura 14.4 em doses acima da qual atua como vitamina do complexo B, apresenta efeito favorável nas dislipidemias, prevenindo o desenvolvimento e a progressão de DCV.

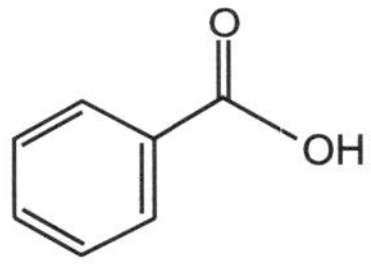

Figura 14.4 Estrutura química do ácido nicotínico.

O mecanismo de ação do ácido nicotínico se dá pela inibição da lipólise no tecido adiposo e pelo impedimento da utilização de ácidos graxos livres para a síntese de triacilglicerol no fígado. O aumento da depuração de VLDL-c também pode ocorrer, possivelmente pelo aumento de atividade da lipoproteína lipase. A diminuição de LDL-c pode ser atribuída à produção diminuída de VLDL-c e ao aumento da depuração hepática de precursores de LDL-c.

Ao ser administrado pela via oral, atinge concentração sérica máxima entre 30 e 60 minutos, e sua curta meia-vida, em torno de 60 minutos, torna necessário que as administrações sejam feitas duas ou três vezes ao dia ou que se utilizem formas farmacêuticas de liberação retardada que levam de 6 a 8 horas para absorção da dose.

Quando administrado em altas doses, é eliminado inalterado por depuração renal. Em doses menores, é captado pelo fígado; neste caso, apenas seu principal metabólito, o ácido nicotinúrico, é encontrado na urina.

O uso de ácido nicotínico é especialmente útil em casos de hiperlipidemia mista combinada com reduzidas concentrações séricas de HDL-c.

O ácido nicotínico promove redução de CT e LDL-c da ordem de 20% a 30% dentro de 3 a 6 semanas. Com relação ao VLDL-c e ao TG, a redução fica em torno de 35% a 50% no período de 4 a 7 dias.

O ácido nicotínico também eleva o HDL-c em 30% a 40% em diversos tipos de dislipidemias, podendo ser utilizado como terapia primária ou como terapia auxiliar.

A utilização de ácido nicotínico em altas doses (3 a 6g/dia) promove rápida redução de VLDL-c e LDL-c e aumento de HDL-c sérico. Pode ocorrer queda da trigliceridemia em 1 a 4 dias. A redução de LDL-c é mais lenta, geralmente após 3 a 5 semanas de tratamento, e fica em torno de 5% a 25%. A elevação de HDL-c é muito variável. Os pacientes que apresentam, no início do tratamento, HDL-c menor que 30mg/dL podem apresentar elevações de 5 a 10mg/dL, embora aumentos mais acentuados sejam observados ocasionalmente. Os pacientes com valores relativamente normais de HDL-c têm aumentos mais intensos (20 a 30mg/dL).

Outro aspecto relevante é o fato de que, de todos os fármacos usados no tratamento das dislipidemias, apenas o ácido nicotínico é capaz de reduzir a lipoproteína sérica.

Em caso de necessidade de aumento do HDL-c, o ácido nicotínico constitui o agente de primeira escolha, pois é considerado o fármaco mais potente em promover a elevação dessa lipoproteína. Além disso, promove redução dos TG equivalente aos fibratos e mais intensa do que as estatinas. Apesar disso, é considerado a segunda ou terceira opção no tratamento das dislipidemias em função dos efeitos adversos que pode desencadear.

Entre os efeitos adversos que o ácido nicotínico produz, o mais comum é o aparecimento de um intenso rubor associado a prurido, geralmente na face e na parte superior do corpo, que pode ocorrer logo após a ingestão ou mais tardiamente. Muitos pacientes se queixam de palpitações durante os episódios de rubor. Se o paciente iniciar o tratamento com baixas doses (0,1g duas vezes ao dia) e elevá-la gradativamente a cada semana, o rubor pode ser mais bem tolerado. Outra alternativa para minimizar esse problema consiste na utilização de formas farmacêuticas de liberação prolongada. Além disso, após 1 a 2 semanas de uso persistente, a frequência e a intensidade do rubor diminuem em 70% a 80% dos pacientes, no entanto, o esquecimento de uma ou mais doses pode resultar em reaparecimento ou piora do rubor.

A ingestão de uma dose equivalente ou maior que 325mg de ácido acetilsalicílico, uma vez ao dia, pode aliviar os sintomas de rubor e prurido causados pelo ácido nicotínico em alguns pacientes. Portanto, é possível que esse efeito seja mediado por prostaglandinas. Por outro lado, o problema é agravado quando o ácido nicotínico é ingerido com bebidas quentes ou contendo álcool.

Problemas gastrointestinais, como dispepsia, vômitos e diarreia, também são comuns, mas esses efeitos diminuem se a ingestão do ácido nicotínico for acompanhada de uma refeição.

Como o ácido nicotínico pode precipitar o aparecimento de úlcera péptica, a existência pregressa dessa doença contraindica seu uso.

A pele seca é outro efeito adverso comum da terapia prolongada, enquanto a acantose *nigricans* e a hiperpigmentação são raramente precipitadas pelo tratamento com ácido nicotínico.

O mais grave efeito adverso do ácido nicotínico são as alterações hepáticas, que costumam aparecer com a ingestão diária de 2g ou mais ou em pacientes que usam formulações de liberação retardada. Os aumentos de AST e ALT séricas são as alterações mais comuns da função hepática, mas pode ocorrer icterícia e, mais raramente, insuficiência hepática.

A queda acentuada de lipoproteínas séricas pode prenunciar uma doença hepática grave. Porém, quando ocorrem pequenas alterações da função hepática, a redução da dose geralmente resulta na normalização dos resultados dos testes sem a necessidade de suspensão do ácido nicotínico. Uma orientação útil para o ajuste da dose de ácido nicotínico ou a suspensão de seu uso consiste na elevação de AST e ALT séricas três vezes acima do valor normal.

Hiperglicemia de jejum ou menor tolerância à glicose ocorrem com frequência em indivíduos com predisposição para o desenvolvimento de diabetes mellitus tipo 2. Assim, o relato de intolerância prévia à glicose ou história familiar de diabetes de primeiro grau é uma contraindicação relativa para o uso de ácido nicotínico. Portanto, em pacientes diabéticos, a dose do fármaco antidiabético poderá sofrer elevação.

O ácido nicotínico não deve ser administrado durante a gravidez. Além disso, como também pode elevar o ácido úrico sérico e precipitar gota em indivíduos suscetíveis, história pregressa de gota é outra forte contraindicação para seu uso.

Outros raros efeitos adversos incluem perda de visão, a qual é reversível, arritmias, fibrilação atrial e hipotensão ortostática.

Em função dos efeitos adversos anteriormente descritos, é recomendável avaliação dos valores séricos de glicose, AST, ALT e ácido úrico a cada 3 a 6 meses, mesmo após alcançado perfil lipídico estável.

Quando usado em combinação com outros fármacos, seus efeitos terapêuticos podem ser maximizados. No entanto, o uso combinado com estatina aumenta o risco de miosite e de rabdomiólise.

CONSIDERAÇÕES FINAIS

Com relação à farmacoterapia das dislipidemias, há duas condições patológicas particulares em que o controle da dislipidemia deve ser feito com maior rigor, são elas: o diabetes mellitus, mesmo quando o perfil lipídico é normal, e a síndrome metabólica (SM).

A SM é uma entidade clínica heterogênea associada à obesidade abdominal e à resistência à insulina e que está relacionado com maior risco de morte cardiovascular.

A Federação Internacional de Diabetes (IDF) enfatiza a importância da obesidade visceral como preditor de doenças cardiovasculares, considerando como obesidade visceral os valores de cintura acima de 94cm para homens e 80cm para mulheres.

Serão considerados portadores de SM, segundo a IDF, quando apresentarem, além de obesidade visceral, dois ou mais de quaisquer dos seguintes fatores de risco: trigliceridemia ≥ 150mg/dL ou em tratamento; HDL-c ≤ 40mg/dL para os homens e ≤ 50mg/dL para as mulheres ou em tratamento; PA sistólica ≥ 130 × 85mmHg ou em tratamento; glicemia de jejum ≥ 100mg/dL ou diabetes mellitus previamente diagnosticado.

Por meio da utilização desses critérios, dados obtidos de sete estudos europeus (4.600 homens e 5.500 mulheres com idade superior a 30 anos) demonstraram prevalência de SM de 38% entre os homens e de 36% entre as mulheres. Além disso, o seguimento prospectivo, que durou 8,9 anos, revelou aumento de morte por DCV de 45% nos homens e 73% nas mulheres. Esses dados justificam uma interferência, o mais precoce possível, visando normalizar as lipoproteínas alteradas, associada à correção dos demais componentes da SM.

Na farmacoterapia das dislipidemias, a prescrição deve ser precedida de avaliação minuciosa de suas indicações, sendo necessário acompanhamento dos efeitos e da tolerabilidade. Na prática, a escolha do fármaco estará sempre condicionada ao tipo de alteração lipídica: hipercolesterolemia ou hipertrigliceridemia isolada, ou hiperlipidemia mista. Enquanto as estatinas têm papel central no tratamento das hipercolesterolemias, quando o LDL-c encontra-se elevado, os fibratos, por sua vez, são a melhor opção na hipertrigliceridemia.

A monoterapia será sempre a escolha inicial, mas frequentemente haverá necessidade de combinação de fármacos para atingir as metas. A associação de estatinas e ezetimiba pode ser recomendada em pacientes nos quais a estatina isoladamente não reduz de maneira satisfatória o LDL-c sérico. A combinação de estatinas e fibratos, por sua vez, pode auxiliar pacientes com dislipidemias mistas associadas a baixo HDL-c. No entanto, essa combinação está associada a maior frequência de miopatia e toxicidade hepática. Por outro lado, a associação de estatina e ácido nicotínico, com esse mesmo objetivo, tem a vantagem de apresentar menor risco de miopatia. Assim, uma cuidadosa avaliação dos riscos/benefícios deve sempre ser levada em conta.

Outro fármaco empregado no tratamento das dislipidemias é o orlistate, um medicamento usado no tratamento da obesidade que atua inibindo as lipases e reduzindo a absorção intestinal de gorduras (Capítulo 12). Na dose de 360mg/dL, dividida em três tomadas, o orlistate proporciona uma redução expressiva de LDL-c, além da esperada redução da trigliceridemia.

Finalizando, em virtude do grande benefício potencial, existem muitos estudos recentes que visam desenvolver novas formas de tratamento das dislipidemias, como a terapia gênica. No entanto, até o momento, o tratamento medicamentoso combinado com mudanças de hábitos de vida representa a maneira mais efetiva de correção das dislipidemias e consequente redução da morbimortalidade cardiovascular.

Tabela 14.5 Medicamentos hipolipemiantes disponíveis no Brasil

Estatinas

Princípio ativo	Nome comercial*	Fabricante	Forma farmacêutica	Dose (mg)
Atorvastatina	Citalor®	Pfizer	comprimidos	10, 20, 40 e 80
	Lipitor®	Pfizer	comprimidos revestidos	10, 20, 40 e 80
Lovastatina	Lovasterol®	Herald's do Brasil	comprimidos	20 e 40
	Genérico		comprimidos	10, 20 e 40
Pravastatina	Mevalotin®	Sankyo	comprimidos	10, 20 e 40
	Pravacol®	Bristol-Myers Squibb	comprimidos	10 e 20
	Lenitral®	Laboris	comprimidos	10, 20 e 40
	Genérico	Ranbaxy	comprimidos	10 e 20
Sinvastatina	Zocor®	Merck Sharp & Dohme	comprimidos	5, 10, 20, 40, 80
	Mevilip®	Laboris	comprimidos revestidos	10, 20, 40, 80
	Sinvascor®	Baldacci	comprimidos revestidos	10, 20 e 40
	Vaslip®	Biolab	comprimidos revestidos	10, 20 e 40
	Genérico		comprimidos	5, 10, 20, 40, 80
Fluvastatina	Lescol® XL	Novartis	comprimidos retard	80
	Lescol®	Novartis	cápsulas	20 e 40
Rosuvastatina	Crestor®	AstraZeneca	comprimidos	10 e 20
	Vivacor®	Biosintética	comprimidos	10 e 20

continua

154 Diabetes Mellitus e Dislipidemias

Tabela 14.5 Medicamentos hipolipemiantes disponíveis no Brasil (*continuação*)

Fibratos					
Princípio ativo	**Nome comercial***	**Fabricante**	**Forma farmacêutica**	**Dose (mg)**
Bezafibrato	Cedur®	Roche	comprimidos	200
	Cedur Retard®	Roche	comprimidos revestidos	400
	Genérico	Sigma Pharma	comprimidos	200
Ciprofibrato	Oroxadin®	Sanofi	comprimidos	100
	Lipless®	Biolab	comprimidos	100
Etofibrato	Tricerol®	Pfizer	cápsulas retard	500
Fenofibrato	Lipanon®	Farmasa	cápsulas retard	250
	Lipidil®	Farmalab Chiesi	cápsulas	200
Genfibrozila	Lopid®	Pfizer	comprimidos	600 e 900
	Genérico		comprimidos	600 e 900
Outros				
Ácido nicotínico	Metri®	Libbs	comprimidos revestidos	250, 500, 750 e 1.000
	Acinic®	Biolab Sanus	comprimidos retard	500 e 750
Ezetimiba	Zetia®	Schering Plough	comprimidos	10
	Ezetrol®	Merck Sharp & Dohme	comprimidos	10
Colestiramina	Questran®	Bristol Myers Squibb	pó (envelopes)	4 g

continua

Diabetes Mellitus e Dislipidemias **155**

Tabela 14.5 Medicamentos hipolipemiantes disponíveis no Brasil (*continuação*)

Associações				
Princípio ativo	**Nome comercial***	**Fabricante**	**Forma farmacêutica**	**Dose (mg)**
Atorvastatina + anlodipina	Caduet®	Pfizer	comprimidos revestidos	10/5, 20/5, 10/10, 20/10
Sinvastatina + ezetimiba	Zetsim®	Schering Plough	comprimidos	10/10, 20/10, 40/10, 80/10
	Vytorin®	Merck Sharp & Dohme	comprimidos	10/10, 20/10, 40/10, 80/10
Sinvastatina + AAS	Prevencor®	Medley	comprimidos	10/100, 20/100, 40/100
Sinvatatina + valsartana	Diocomb SI*	Novartis	comprimidos revestidos	10/80, 20/160

*Os nomes comerciais citados nesta tabela são apenas exemplos dentre outras opções comerciais também disponíveis no mercado nacional, principalmente no que diz respeito às estatinas, que apresentam maior oferta de opções comerciais.

Situações Especiais em Diabetes Mellitus 15

Roberto B. Bazotte
Márcia A. Carrara

Durante o processo de tratamento do diabetes mellitus podem estar presentes condições que mereçam maior atenção dos profissionais de saúde, os quais deverão estar aptos a prestar auxílio correto ao paciente. Por outro lado, o paciente também deverá ser treinado a identificá-las, evitando assim os possíveis agravos. Essas condições, que denominaremos "situações especiais em diabetes mellitus", serão detalhadas a seguir.

HIPOGLICEMIA

A hipoglicemia é mais frequente em pacientes diabéticos que fazem uso de insulina, mas também pode ocorrer nos que usam secretagogos de insulina.

Em geral, a hipoglicemia no diabético é decorrente de fatores como omissão da refeição, dose excessiva de insulina ou de seus secretagogos, exercícios intensos etc.

O diagnóstico é confirmado quando a medida da glicemia apresenta um valor inferior a 60mg/dL, geralmente acompanhado de sintomas de natureza adrenérgica e/ou neuroglicopênica.

Os sintomas de natureza adrenérgica incluem taquicardia, sudorese, boca seca, visão turva e tremores, enquanto os de natureza neuroglicopênica consistem em alterações do comportamento, fome, nervosismo, dificuldade de atenção e, em casos mais graves, convulsão, perda da consciência e coma.

Quando os episódios de hipoglicemia se repetem com frequência, o paciente pode perder a capacidade de perceber que está em hipoglicemia, elevando o risco de lesões cerebrais e morte.

O objetivo do tratamento é restabelecer a glicemia, o que é fácil de ser alcançado quando o paciente se encontra consciente e cooperativo. Neste caso, a ingestão de pequenas quantidades de carboidratos de rápida absorção, como suco de frutas, açúcar, tabletes ou solução de glicose, costuma ser seguida de rápido alívio dos sintomas.

No paciente inconsciente ou não cooperativo, deverá ser feita a administração de glucagon intramuscular (1mg) ou glicose endovenosa (em nível hospitalar).

No caso de hipoglicemia induzida por sulfonilureias, particularmente a clorpropamida, os episódios podem ser prolongados e o paciente deve ser observado por pelo menos 12 a 24 horas.

> **IMPLICAÇÕES NA PRÁTICA FARMACÊUTICA.** O controle rigoroso da glicemia deve ser um alvo a ser alcançado por todo paciente diabético. No entanto, uma grande barreira é representada pelo risco de hipoglicemia. Portanto, o farmacêutico deve estar preparado para orientar os pacientes a evitarem esse tipo de ocorrência, além de tomar medidas que aliviem os sintomas apresentados. Em geral, os casos de hipoglicemia leve são solucionados pelo próprio paciente mediante ingestão de alimentos. Entretanto, nos casos de hipoglicemia severa (caracterizada pela incapacidade do paciente de tomar medidas para corrigir a glicemia), o paciente deve ser encaminhado para receber ajuda especializada. O farmacêutico também poderá instruir pessoas que convivem com o paciente a prestarem os primeiros socorros até que ajuda profissional seja viabilizada. Além disso, a farmácia deverá disponibilizar ampolas de glucagon (Glucagen®) para aplicação intramuscular, ampolas de glicose e tabletes ou formas líquidas de ingestão de glicose.

PÉ DIABÉTICO

O pé diabético constitui-se uma das mais importantes complicações do diabetes mellitus, sendo responsável por uma parcela bastante significativa de internações hospitalares prolongadas em decorrência do diabetes e dos casos de morbidade e mortalidade relacionados à hiperglicemia.

Os pacientes diabéticos apresentam risco 15 a 46 vezes maior dessa complicação em relação a não diabéticos. Adicionalmente, tabagismo, dislipidemias e hipertensão arterial são fatores agravantes. Esses fatores, associados a trauma, irritação da pele, uso de calçados impróprios, corte inadequado das unhas ou queimadura com água quente durante o banho, contribuem para o aumento da frequência do pé diabético e, consequentemente, do risco de amputação.

O pé diabético é caracterizado por lesões geralmente causadas por neuropatia periférica e/ou doença vascular periférica e/ou deformidades que, quando associadas às infecções podem evoluir para amputações de membros inferiores. No entanto, esse risco pode ser reduzido com a detecção precoce e a instituição de tratamento adequado, além, obviamente, de um efetivo controle da glicemia e do conhecimento do paciente quanto aos cuidados que deve ter com os pés.

IMPLICAÇÕES NA PRÁTICA FARMACÊUTICA. Orientações ao paciente
1. Ao tomar banho, cuidado com a temperatura da água, pois a perda de sensibilidade dos pés ao calor pode favorecer a ocorrência de queimaduras.
2. Outra importante medida consiste em manter o sabonete seco, uma vez que sabonetes embebidos em saboneteiras cheias de água constituem uma fonte de proliferação de bactérias.
3. Um bom momento para realizar o autocuidado preventivo e/ou terapêutico com os pés é logo após o banho, a começar pelo ato de enxugar cuidadosamente entre os dedos, uma vez que a umidade favorece o desenvolvimento de micoses.
4. Após enxugar os pés, realizar cuidadosa avaliação visual dos pés, verificando se existe a presença de calos e úlceras e, se constatada, procurar orientação médica, considerando haver grande possibilidade dessas lesões evoluírem para amputação. Este exame poderá ser feito com a ajuda de um espelho colocado no chão ou ainda com a ajuda de um familiar.
5. Outra importante medida é o toque com os dedos ou objeto pontiagudo que não apresente risco de causar ferimento. Se forem detectadas áreas onde não existe sensibilidade tátil, essas regiões deverão receber atenção especial, pois são as áreas de maior risco de lesões.
6. Alguns pacientes apresentam a pele dos pés ressecada, o que favorece o aparecimento de "rachaduras", nas quais o acesso de agentes patogênicos, como bactérias e fungos, é facilitado. Esse problema pode ser amenizado pelo uso frequente de um creme hidratante.

7. Outras medidas que devem ser observadas no sentido de evitar o aparecimento das lesões: não andar descalço; tomar cuidado ao cortar as unhas, evitando pequenos cortes; evitar a formação de unhas encravadas e, na existência delas, procurar um profissional habilitado para solucionar este problema, ou seja, um podólogo; usar meias de algodão ao calçar sapatos fechados, evitando a umidade excessiva nos pés; utilizar sapatos confortáveis, evitando que estes venham a causar calosidades, bolhas ou qualquer outro tipo de lesão.

INFECÇÕES

O paciente diabético pode apresentar maior propensão ao desenvolvimento de infecções bacterianas, fúngicas e virais. No entanto, essa propensão não parece estar relacionada ao diabetes em si, e sim ao controle glicêmico inadequado.

Podem ocorrer infecções do trato respiratório (principalmente tuberculoses e pneumonias de origem bacteriana), do aparelho urinário (bacteriúria, cistite, pielite, pielonefrite e abscesso renal), abdominais (associadas a diarreia), de pele, mucosas, periodontais e das extremidades dos pés (neste caso, pode-se associar a necrose e gangrena).

Outras modalidades de infecções presentes no paciente diabético são: candidíase oral e esofagiana, mucormicose rinocerebral (acarretada por diversas espécies de fungos da família *Mucoracea*), otite externa maligna (em que a *P. aeruginosa* é o principal agente), colecistite enfisematosa (infecção rara do trato biliar associada ao diabetes em 30% a 35% dos casos), pielonefrite enfisematosa e gangrena de Fournier.

A maior propensão à infecção parece estar mais relacionada à menor imunidade celular, com alterações nos polimorfonucleares quanto a aderência, quimiotaxia, fagocitose, metabolismo e capacidade bactericida.

IMPLICAÇÕES NA PRÁTICA FARMACÊUTICA. O risco de infecções está diretamente relacionado ao mau controle glicêmico, ao mesmo tempo que favorece a elevação da glicemia. Portanto, o problema deverá ser atacado nestas duas linhas de frente, e caberá ao farmacêutico apoiar a equipe multiprofissional, contribuindo para a efetivação de medidas com o objetivo de controlar a glicemia, além de oferecer a adequada orientação quanto à utilização do agente antibacteriano, antifúngico ou antiviral.

BEXIGA NEUROGÊNICA

A bexiga neurogênica consiste na perda da função normal da bexiga provocada pela lesão de uma parte do sistema nervoso que afeta a micção.

No paciente diabético tem como causa uma perda da inervação (neuropatia periférica), que leva a redução da capacidade de reconhecimento de que a bexiga está enchendo e perda da capacidade de esvaziamento da bexiga, ou seja, a perda da contratilidade.

O paciente tem aumento do intervalo de micção, sensação de esvaziamento incompleto da bexiga, jato urinário fraco, sensação contínua de enchimento vesical e, muitas vezes, infecções urinárias de repetição, pois o diabetes acaba reduzindo a imunidade do paciente o que, associada ao resíduo urinário elevado, favorece a infecção.

> **IMPLICAÇÕES NA PRÁTICA FARMACÊUTICA.** O farmacêutico pode contribuir para evitar ou postergar o surgimento dessa complicação, bem como contribuir para o não agravamento da bexiga neurogênica, ao auxiliar o paciente a obter um bom controle glicêmico de longo prazo.

CETOACIDOSE DIABÉTICA

A cetoacidose diabética é uma complicação aguda bastante frequente em portadores de diabetes mellitus tipo 1. No entanto, é extremamente rara em diabéticos tipo 2.

As causas mais frequentes de cetoacidose são infecções e uso inadequado ou mesmo omissão das injeções de insulina.

A cetoacidose diabética se caracteriza por hiperglicemia, acidose metabólica, desidratação e cetose. Os sintomas são: aumento excessivo do volume urinário, sede excessiva, fome, mal-estar, náuseas, vômitos, respiração acelerada e dores abdominais.

Em cerca de 30% dos pacientes, a cetoacidose diabética é a forma de apresentação clínica inicial do diabetes mellitus tipo 1, sendo rara no tipo 2.

Se diagnosticada e tratada de modo rápido e correto, a cetoacidose diabética tem bom prognóstico, sendo prontamente revertida na maioria das vezes. Entretanto, se não tratada adequadamente, pode levar ao coma e à morte.

A mortalidade por cetoacidose diabética sofreu uma queda significativa ao longo dos anos, representando atualmente menos de 5% dos casos em centros especializados. A mortalidade é maior nos extremos etários, podendo chegar a até 50% em pacientes com mais de 80 anos de idade.

> **IMPLICAÇÕES NA PRÁTICA FARMACÊUTICA.** Tão importante quanto um tratamento hospitalar é a prevenção da cetoacidose diabética, pois trata-se de uma complicação que pode ser prevenida pela orientação adequada do paciente. Todo diabético deve fazer a glicemia capilar regularmente e ser orientado a detectar cetonas na urina ou no sangue em caso de hiperglicemia persistente, especialmente em vigência de infecções intercorrentes. Nesses casos, o paciente deve corrigir a hiperglicemia com a administração suplementar de insulina, aumentar a ingesta hídrica e monitorar cuidadosamente a glicemia capilar no período subsequente. Caso haja manutenção da cetonemia/cetonúria e da hiperglicemia, o paciente deve contatar seu médico.

SÍNDROME HIPEROSMOLAR

A síndrome hiperosmolar é uma complicação aguda muito frequente em portadores de diabetes mellitus tipo 2. No entanto, é extremamente rara em diabéticos tipo 1.

A síndrome hiperosmolar se caracteriza por glicemias extremamente elevadas, maiores que 600mg/dL, sendo comum encontrar valores entre 1.000 e 2.000mg/dL, acrescidos de hiperosmolaridade plasmática (> 340mOsm/kg), desidratação profunda e ausência de cetose.

Essa situação ocorre quando o paciente possui uma quantidade mínima de insulina suficiente para impedir a formação de corpos cetônicos, mas insuficiente para manter a glicemia, que se eleva progressivamente.

Os fatores que favorecem a instalação da síndrome hiperosmolar são caracterizados por: quadros agudos de infecções (particularmente do trato urinário e septicemia), gangrena diabética, queimaduras, hemorragias gastrointestinais, AVC, infarto do miocárdio, pancreatite e presença de doenças crônicas (cardiopatia, nefropatia, hipertensão, demência, alcoolismo, perda da sensação de sede).

Outros fatores que favorecem a síndrome hiperosmolar incluem alguns procedimentos terapêuticos (diálise peritoneal, hemodiálise, alimentação hiperosmolar, estresse cirúrgico) e uso de medicamentos (corticoides, diuréticos, difenil-hidantoína, bloqueadores alfa-adrenérgicos, diazóxido e agentes imunossupressores).

A síndrome hiperosmolar é mais comum em idosos e pode ocorrer em pacientes ainda não diagnosticados como diabéticos.

Tipicamente, os pacientes apresentam sede excessiva, confusão mental ou coma, o que faz com que aqueles que se encontram nesse estado apresentem alta taxa de mortalidade. Por isso, o fator precipitante dessa condição (por exemplo, uma infecção), deve ser detectado e corrigido o mais rápido possível, ao mesmo tempo que medidas para normalizar a glicemia, reidratar e repor os eletrólitos devem ser implementadas.

> **IMPLICAÇÕES NA PRÁTICA FARMACÊUTICA.** Cabe ao farmacêutico atuante no laboratório de análises clínicas realizar os exames de detecção e acompanhamento da recuperação do paciente com síndrome hiperosmolar. A rapidez na realização dos exames e a precisão nos resultados são muito importantes para o sucesso do tratamento. Contudo, o tratamento consiste não apenas em normalizar a glicemia, mas em reidratar o paciente e repor os eletrólitos perdidos.

HIPOTENSÃO ORTOSTÁTICA

Definida como queda de 20mmHg ou mais da pressão arterial sistólica e/ou de 10mmHg ou mais quando se assume a posição ortostática, pode estar associada ou não a sintomas. Ocorre em aproximadamente 30% dos idosos, sendo causa de quedas e suas consequências.

Embora não seja exclusiva do diabético, a hipotensão ortostática constitui uma das inúmeras manifestações clínicas da neuropatia diabética.

Pode ser tratada com fludrocortisona ou clonidina, existindo ainda a possibilidade de se obterem respostas satisfatórias com a eritropoetina e a cafeína.

> **IMPLICAÇÕES NA PRÁTICA FARMACÊUTICA.** O farmacêutico deverá orientar os pacientes que apresentam hipotensão postural a: evitar mudanças posturais bruscas, usar meias e calças compressivas e elevar a cabeceira do leito (30cm). Além disso, cabe ao farmacêutico verificar se o paciente usa alguma medicação que agrava a hipotensão, como antidepressivos tricíclicos, fenotiazínicos etc. Alguns pacientes têm a hipotensão agravada quando fazem grandes refeições, e se este problema for detectado, pode ser amenizado com o fracionamento das refeições.

DISFUNÇÃO ERÉTIL

A disfunção erétil consiste na incapacidade masculina de obter ou manter ereção suficiente para penetração vaginal e relação sexual satisfatória.

De ocorrência frequente no homem diabético, usualmente se manifesta como dificuldade ou ausência de uma ereção sustentada.

Na maioria dos casos não é acompanhada de perda da libido ou capacidade de ejaculação, embora a ejaculação retrógrada possa ocorrer.

Tem como causas básicas a neuropatia autonômica e a doença vascular periférica, mais especificamente a perda de neurônios que fazem a vasodilatação, associada a menor capacidade de fluxo sanguíneos para os corpos cavernosos.

A prescrição de inibidores da fosfodiesterase tipo 5 (sidenafil, vardanafil, tadalafil), injeção intrapeniana de agentes vasodilatadores (papaverina, fentolamina, prostaglandinas) ou uso de próteses penianas só deve ser feita quando forem descartados fatores de natureza psicológica e outros fatores não ligados ao diabetes.

> **IMPLICAÇÕES NA PRÁTICA FARMACÊUTICA.** Considerando que 35% a 70% dos diabéticos podem apresentar disfunção erétil, este é um ponto muito importante na abordagem e no acompanhamento desses pacientes nas farmácias. O farmacêutico deve estar preparado para lidar com esse tipo de ocorrência e adotar medidas que aliviem o mal-estar causado pelo problema. É essencial que a farmácia conte com um local apropriado para abordar essa questão, ou seja, uma sala onde o farmacêutico e o paciente possam ter privacidade.

DÉFICIT COGNITIVO

A cognição está relacionada com a capacidade de aprendizado, memória, resolução de problemas, habilidades motoras e outras funções cerebrais superiores que nos diferenciam das demais espécies.

Todo paciente diabético em hipoglicemia pode encontrar-se em uma condição na qual as funções cognitivas estão transitoriamente reduzidas. Portanto, diabéticos que fazem uso de antidiabéticos que podem causar hipoglicemia devem estar atentos ao dirigir veículos ou operar máquinas.

O déficit cognitivo, que quase sempre está transitoriamente presente durante o episódio de hipoglicemia, pode tornar-se permanente. A propensão ao déficit cognitivo está relacionada com a intensidade, a duração e ou a frequência do episódio de hipoglicemia.

Além da hipoglicemia, alguns estudos recentes demonstraram que a hiperglicemia crônica, a precocidade com que o diabetes surge (particularmente em crianças com menos de 5 anos) e a instabilidade da glicemia (hipoglicemias seguidas de hiperglicemias) também favorecem o estabelecimento do déficit cognitivo.

CONSTIPAÇÃO INTESTINAL E DIARREIA DIABÉTICA

As duas condições são frequentes no diabético e podem ocorrer simultânea ou alternadamente.

A constipação intestinal tem como causa provável a perda da inervação entérica (neuropatia diabética), enquanto a diarreia pode ser causada por agentes bacterianos, que encontrariam uma imunidade mais baixa associada a uma perda da integridade da mucosa gástrica decorrente da doença.

Com relação à diarreia, medicamentos como difenoxilato, loperamida e clonidina apresentam algum grau de efetividade. Uma parcela dos pacientes responde ao tratamento com antibióticos de amplo espectro, como tetraciclina, existindo ainda a opção de injeções de octreotida (análogo da somatostatina) em casos resistentes aos tratamentos anteriores.

IMPLICAÇÕES NA PRÁTICA FARMACÊUTICA. Orientações quanto ao tratamento da diarreia e constipação intestinal podem ser dadas pelo farmacêutico, incluindo a indicação de medicamentos sem prescrição. No caso da diarreia, devem ser fornecidas orientações complementares: tomar líquidos em grande quantidade para evitar a desidratação; incluir alimentos ricos em fibra ou suplementos de fibras que possam ajudar a absorver o excesso de água nos intestinos etc. Outro aspecto importante refere-se ao estabelecimento de limites quanto à atuação do farmacêutico, pois medidas paliativas podem agravar o quadro clínico. Por exemplo, caso a diarreia seja causada por infecção bacteriana, e havendo algum grau de desidratação e perda de eletrólitos, é alto o risco de agravamento da doença. Portanto, em caso de suspeita de uma condição mais complexa, encaminhe o paciente para um tratamento mais rigoroso.

Questões Frequentemente Levantadas pelos Pacientes com Relação ao Diabetes Mellitus e Seu Tratamento

16

Roberto B. Bazotte

Educar é mostrar a vida a quem ainda não a viu.
(Rubem Alves)

A ideia de escrever um capítulo abordando as dúvidas relacionadas com o diabetes surgiu de nossa convivência ao longo dos anos com pacientes e familiares, estudantes de graduação e pós-graduação, profissionais da área de saúde ou pessoas comuns e refletem situações vivenciadas no dia a dia.

Entretanto, gostaríamos de enfatizar que **as respostas a cada questão não levam em conta as características exclusivas de cada paciente. Portanto, a resposta a essas questões não substituem as orientações médicas.**

Neste capítulo, selecionamos as questões que mais se repetem, utilizando em parte delas a linguagem coloquial do paciente. Além disso, para fins didáticos, tentamos classificar essas questões em cinco categorias:

1. Conceitos e preconceitos.
2. Educação.
3. Dieta e exercícios.
4. Farmacoterapia.
5. Tratamentos alternativos.

CONCEITOS E PRECONCEITOS

1. **O médico disse que tenho diabetes e devo iniciar o tratamento imediatamente. Ele também disse que o diabetes não tem cura. Faz sentido tratar de uma doença que não tem cura?**
   Resposta: faz sentido sim, pois o controle equivale à cura, uma vez que a normalização da glicemia impede o desenvolvimento das complicações crônicas (doenças dos rins, olhos, circulação, gangrena etc.) associadas ao diabetes.

2. **Depois que fiquei diabético, percebi que esta doença está aumentando muito. Como tem vírus para um monte de doenças, não poderia existir um vírus causador do diabetes?**
   Resposta: no diabetes tipo 1, em geral, ocorre um ataque de anticorpos contra as células beta (que produzem e liberam insulina). O estímulo para a produção desses anticorpos poderia advir de viroses comuns, mas mesmo assim ainda seria necessária predisposição genética. No entanto, esta "percepção que você está tendo" tem fundamento. Isso porque temos no Brasil mais de 8 milhões de diabéticos, e este número deverá duplicar antes de 2025, em razão do crescimento da população, do aumento da longevidade, de dietas inapropriadas, da obesidade, do sedentarismo e da incidência crescente do diabetes mellitus tipo 2 em adolescentes e crianças por conta do aumento do número de obesos nessa faixa etária.

3. **Após receber o diagnóstico de diabetes e procurar informações sobre a doença, fiquei horrorizado com o que li: (a) temos mais de 8 milhões de diabéticos e este número deve dobrar até 2025; (b) o diabetes é a quarta causa de morte no Brasil; (c) pessoas diabéticas têm risco mais elevado de infarto, derrame, cegueira e gangrena. Isso é verdade?**
   Resposta: sim, é verdade. No entanto, se no coletivo o quadro é assustador, em termos individuais a boa notícia é que se você assumir o controle da doença, adotando estilo de vida e uso de medicação de acordo com a orientação médica e da equipe multiprofissional, você viverá tanto quanto um não diabético e sem as complicações que acompanham a doença.

4. **Sou diabética desde os 7 anos de idade e pergunto como poderei realizar meu sonho de ser bailarina tendo essa doença que cria tantas limitações em minha vida?**

   Resposta: temos muitos exemplos de pessoas às quais o diabetes mellitus não impediu que alcançassem sucesso em diferentes áreas. Poderíamos tomar como exemplo o campeão mundial de boxe Joe Frazier, os cantores Elvis Presley, Milton Nascimento e Sergio Reis, o inventor Thomas Edison, o escritor Ernest Hemingway, o papa João Paulo II e as atrizes Elizabeth Taylor e Sharon Stone.

5. **Meus pais estão querendo adquirir uma bomba de infusão de insulina, mas sou vaidosa demais para colocar em meu corpo esse aparelho. Qual a sua opinião?**

   Resposta: a saúde deve vir antes da vaidade pessoal. Não se esqueça de que fazendo um bom controle glicêmico agora você estará proporcionando a si mesma um futuro sem as complicações da doença.

   Comentário do autor: Nicole Johnson fazia uso de bomba de insulina quando foi eleita *miss* Virginia e depois *miss* Estados Unidos aos 24 anos de idade (http://www.nicolejohnson.com/). Em todo o mundo, estima-se que 300 mil pessoas façam uso de bombas de insulina que, até o momento, é provavelmente o sistema mais eficiente de controle da glicemia no paciente diabético.

6. **Comer muito açúcar (doces) pode causar diabetes?**

   Resposta: não existe nenhuma prova de que comer muito açúcar pode causar diabetes, mas não se esqueça de que o excesso de ingestão de açúcar (doces) favorece o ganho de peso, o que por sua vez predispõe ao diabetes (tipo 2).

7. **Agora que fiquei diabético, nunca mais vou poder comer doces?**

   Resposta: ser portador de diabetes não significa que você nunca mais poderá apreciar seus alimentos e sobremesas favoritas. Apenas a partir de agora, sob a orientação de um nutricionista, você deve seguir um plano nutricional personalizado.

   Comentário do autor: o nutricionista é um importante membro da equipe multidisciplinar no tratamento do diabetes. Porém, em estudo recente, verificamos que menos de 5% dos pacientes diabéticos que entrevistamos recebiam alguma orientação nutricional. Outro aspecto importante é a escolha do nutricionista. Peça para o médico que cuida de seu diabetes indicar o nutricionista.

8. **Quando perdi meu marido, minha filha, que na época tinha 8 anos de idade, ficou deprimida durante uns 6 meses. Foi durante esse período que surgiu o diabetes mellitus tipo 1. Poderia o diabetes ser desencadeado por esse acontecimento?**
Resposta: os estudos já concluídos que investigaram essa suspeita não comprovaram nenhuma relação entre o sentimento de luto e o desencadeamento do diabetes mellitus tipo 1.

9. **O ano passado foi muito difícil para mim. No período em que estava me divorciando perdi meu emprego e ainda por cima tive uma infecção no ouvido esquerdo que quase me deixou surdo. Para completar, um exame de sangue indicou que estava com infecção e outro que estava diabético. Mas, felizmente, todos esses problemas de saúde e pessoais foram superados, inclusive a glicemia de jejum caiu de 135 para 97. Poderia o diabetes ter sido desencadeado pelo estresse pelo qual eu estava passando?**
Resposta: situações de estresse psíquico (divórcio, perda do emprego) e orgânico (infecção) fazem com que os hormônios contrarreguladores (cortisol, glucagon, hormônio do crescimento e adrenalina) se elevem na corrente sanguínea. Como esses hormônios executam ações opostas à insulina, sua elevação dificulta o controle da glicemia pela insulina. Após o fim do estresse psíquico e orgânico, é provável que esses hormônios tenham se estabilizado e a insulina voltou a "funcionar plenamente". No entanto, seria interessante, a partir de agora, você procurar orientação médica para um acompanhamento mais cuidadoso de sua glicemia de jejum.

10. **Minha filha está namorando um jovem diabético tipo 1. Devo alertá-la de que o rapaz em breve ficará cego e que sua vida será muito curta?**
Resposta: o paciente diabético tipo 1 tratado adequadamente pode ter uma vida saudável e viver tanto quanto uma pessoa não diabética. A

ideia de morte prematura e perda da visão ainda é resquício de um passado em que essa situação era relativamente comum por não haver um tratamento adequado. Portanto, sua preocupação não deve ser com o fato de o rapaz ser diabético, e sim com a possibilidade de ele não estar fazendo um tratamento adequado.

11. **Fui diagnosticado como diabético. Gostaria de saber em quantos anos minha vida ficará reduzida por causa dessa doença?**

    Resposta: existe mais de um tipo de diabetes mas, independente de qual diabetes você esteja apresentando, temos certeza de que se você alcançar as metas de tratamento, principalmente um bom controle glicêmico, sua vida será tão longa quanto a de um não diabético.

    Comentário do autor: o farmacêutico deverá ter uma percepção clara do estado psicológico do paciente, trazendo "conforto" onde existe "aflição" e "aflição" onde existe "acomodação". A atitude tem de ser "na dose certa", para não comprometer a adesão ao tratamento e a fidelização do paciente à farmácia.

12. **Fui diagnosticado como diabético tipo 2. Felizmente, meu diabetes é suave, pois não sinto nenhuma dor ou mal-estar.**

    Resposta: o diabetes mellitus tipo 2 é suave quanto aos sintomas, mas não é suave com relação às complicações que ocorrem se não houver controle rigoroso da glicemia, da pressão arterial, do peso corporal e do perfil lipídico. Ter uma doença que não incomoda é uma grande vantagem. Entretanto, por outro lado, quando temos uma doença que inicialmente não afeta nossa qualidade de vida (o mesmo vale para a hipertensão), tendemos ao comodismo e a uma maior resistência às mudanças de hábito, favorecendo o surgimento das complicações crônicas da doença. Portanto, procure seguir as orientações de seu médico e dos demais membros da equipe multiprofissional. Além disso, estaremos à sua disposição, principalmente no que se refere às orientações quanto ao uso de medicamentos.

13. **Fui diagnosticado como diabético tipo 2 e logo depois de perder 10 quilos, seguindo tratamento médico (dieta e exercícios), a doença "de-**

sapareceu". Continuo mantendo o peso e a atividade física. Existe possibilidade de a doença retornar?

Resposta: o programa de dieta e exercício normalizou sua glicemia, mas não curou seu diabetes. Mesmo mantendo o peso e a atividade física, você deve retornar ao médico para realizar exames regulares, porque a tendência, com o passar dos anos, é de ser necessária a introdução de medicamentos para manter a glicemia.

14. **Semana passada ao chegar em casa "apurado", corri para o banheiro, mas o local estava ocupado. Então corri para o quintal e urinei na grama. No dia seguinte percebi que o local em que urinei estava cheio de formigas. Isso tem alguma coisa a ver com diabetes?**

    Resposta: no passado, quando não existiam os exames laboratoriais, o sabor adocicado da urina ou a propriedade desta de atrair insetos eram usados como indicativos de que uma pessoa estava diabética. Hoje, esses métodos estão ultrapassados. Contudo, aconselho-o a procurar um médico e relatar o ocorrido. Ele muito provavelmente solicitará um exame de sangue (glicemia). Sugerimos que, antes de ir ao médico, você faça uma glicemia capilar (serviço oferecido por nossa farmácia) e leve o resultado obtido para oferecer subsídios ao diagnóstico médico.

15. **Para que ficar furando o dedo se posso medir a glicose na urina?**

    Resposta: a glicose só aparece na urina quando ultrapassa 180mg/dL, enquanto a glicemia capilar pode informar com razoável precisão o valor no momento da medida. Outra limitação da medida da glicose na urina é que ela indica apenas que em dado momento a glicemia ultrapassou 180mg/dL, sem informar o momento ou o período em que isso ocorreu. Por isso, a medida da glicemia capilar oferece informações mais precisas para o controle da glicemia.

16. **Para que ficar furando o dedo se meu exame de hemoglobina glicada deu 6,5%?**

    Resposta: a hemoglobina glicada fornece informações da média da glicemia dos últimos 3 meses. Se você alcançou valores de 6,5%, parabéns! Isso indica que em termos médios sua glicemia está dentro dos valores desejáveis. Porém, esse valor poderia ser a média de períodos de hiperglicemia intercalados de períodos de hipoglicemia e na prática, mesmo com o valor da hemoglobina glicada estando bom, seu controle da glicemia estaria ruim. Para descartar essa última possibilidade, apenas a realização regular da glicemia capilar (obviamente com a necessidade de furar o dedo) poderá oferecer os ajustes necessários para o dia a dia.

17. **Qual dos exames é o melhor: glicemia de jejum, hemoglobina glicada ou glicemia capilar?**
    Resposta: em primeiro lugar, o mais importante é seguir, na medida do possível, todas as recomendações com relação ao tratamento pois, se isso não ocorrer, todos os três exames indicarão mau controle glicêmico. Com relação à sua questão, o melhor seria fazer todos, uma vez que cada um cobre parte das deficiências dos outros. Por exemplo, a hemoglobina glicada oferece uma visão geral da glicemia dos últimos 3 meses, mas não informa como está a glicemia em dado momento. A glicemia capilar oferece informações sobre a glicemia no momento da coleta do sangue, mas não nos dá a visão geral oferecida pela hemoglobina glicada e, finalmente, a glicemia de jejum nos oferece informações mais precisas que a glicemia capilar, mas existem dificuldades em executá-la rotineiramente. Como este é um problema comum à hemoglobina glicada, o ideal é coletar o sangue para fazer a glicemia de jejum e aproveitar a coleta para fazer a hemoglobina glicada e, se possível, o lipidograma.

18. **Após muitos anos convivendo com o diabetes, já não preciso mais fazer o "teste do dedo" porque agora sou capaz de perceber quando estou com hiperglicemia ou hipoglicemia. Quando estou com hiperglicemia, os dedos de minhas mãos "formigam", e quando estou com hipoglicemia eles "transpiram".**
    Resposta: esse seu método de detectar as variações da glicemia é muito grosseiro quanto à precisão que a medida da glicemia capilar lhe oferece. Como a glicemia pode subir ou cair sem sinais óbvios de alarme, avaliar a glicemia pelos sintomas é tão perigoso quanto caminhar no escuro em local desconhecido sem uma lanterna. Portanto,

continue a fazer o exame da glicemia capilar rotineiramente porque este exame detectará a ocorrência de hiperglicemia e hipoglicemia de maneira precisa.

19. **Tem uma rede de farmácia vendendo glicosímetros a preços incrivelmente baixos. Devo trocar meu glicosímetro?**

    Resposta: a resposta a sua pergunta não é tão simples. Primeiro precisamos saber que tipo de glicosímetro você possui e o que está em promoção. Um aspecto importante dessa decisão será a diferença de preço das tiras reagentes de seu atual glicosímetro e do novo glicosímetro.

    Comentário do autor: existem várias marcas e o equipamento está em constante mudança, oferecendo cada vez mais recursos e medidas mais precisas da glicemia. O farmacêutico deve estar familiarizado com a(as) marca(s) disponível(is) em sua farmácia. Além das informações que acompanham o equipamento, as empresas fabricantes oferecem treinamento. Evidentemente, o profissional que prestar orientações satisfatórias quanto ao uso do equipamento estará em vantagem em relação àquele que apenas vende o equipamento.

20. **Fiz o teste da glicemia capilar e deu "220". A pessoa que fez o teste disse que estou diabético. O que devo fazer?**

    Resposta: o teste da glicemia capilar é um instrumento de detecção e não de diagnóstico. Você deve agendar uma consulta médica o mais breve possível e levar essa informação. Apenas o médico, depois de avaliar os exames laboratoriais, poderá dar um diagnóstico definitivo.

    Comentário do autor: no final do Capítulo 2 encontram-se as orientações elaboradas pelo Ministério da Saúde quanto aos procedimentos a serem adotados em relação aos valores da glicemia capilar. Com relação à situação vivenciada pelo paciente nesta questão, precisamos estar atentos para que este relevante serviço que pode ser prestado pelo farmacêutico não seja desmoralizado pela conduta inadequada de uma minoria.

21. **"Meu diabetes" é daquele "fraquinho", que não precisa de insulina, e agora já sei quando "minha diabetes" está alta. Sinto uma sede muito intensa. Então bebo bastante cerveja, urino bastante, a sede passa e me sinto melhor.**
    Resposta: essa sede exagerada pode indicar uma desidratação, e por trás dessa desidratação pode estar uma glicemia muito elevada. Se a glicemia estiver elevada, as complicações do diabetes irão surgir muito em breve. Além disso, existe o risco de uma condição, chamada síndrome hiperosmolar, que coloca sua vida em risco. Procure um médico com a máxima urgência e relate esses sintomas.
    > **Comentário do autor:** bebidas alcoólicas são falsos reidratantes, pois o álcool inibe a secreção do hormônio antidiurético, favorecendo a diurese e, consequentemente, a desidratação.

22. **Fui diagnosticado como diabético, mas já estou dando um jeito na situação. Todos os domingos almoço na casa dos pais de minha esposa e depois do almoço meu sogro, que também é diabético, sempre me dá um comprimido de metformina e tomamos juntos.**
    Resposta: o diabetes é uma doença complexa que não pode ser tratada por conta própria. Procure com a máxima urgência um médico que possa acompanhá-lo no tratamento, que deve ser iniciado o mais rápido possível. A partir deste procedimento estaremos à disposição para ajudá-lo a realizar um tratamento adequado.
    > **Comentário do autor:** trata-se de uma situação em que o paciente iniciou o tratamento por conta própria. Temos observado que o tratamento por conta própria pode envolver medicamentos convencionais, como neste caso, ou produtos (principalmente plantas) com reputação de terem propriedades antidiabéticas. Em ambos os casos, o farmacêutico deve se empenhar para que o paciente dê início ao tratamento convencional.

23. **Meu médico disse que vou ter de iniciar o uso de insulina. Não estou entendendo. Afinal, sou diabético não insulino-dependente.**
    Resposta: antigamente utilizavam-se as denominações insulino-dependente para o diabetes mellitus tipo 1 e não insulino-dependente para o

diabetes mellitus tipo 2, mas essas terminologias foram abandonadas exatamente para evitar esse tipo de dúvida. Como uma parcela dos pacientes diabéticos tipo 2 pode necessitar de insulina, chamar essa modalidade de diabetes de não insulino-dependente só causa confusão. Em resumo, você é portador de diabetes mellitus tipo 2 e faz parte daquele grupo de pacientes tipo 2 que necessitarão de insulina para alcançarem valores normais de glicemia.

24. **Meu médico disse que preciso usar insulina mesmo tendo diabetes não insulino-dependente. Para provar que ele está errado fiquei 1 mês sem tomar insulina e nada aconteceu. Bem diferente de meu vizinho, que ficou só 1 dia sem usar insulina e foi parar no hospital.**
Resposta: seu vizinho provavelmente tem diabetes tipo 1, no qual a deficiência de insulina é severa, e ele precisa usar insulina sem interrupção para sobreviver. Em seu caso, a deficiência de insulina é menos severa e você não precisa usar insulina para sobreviver, mas precisa usar insulina para ter um bom controle glicêmico, o que irá protegê-lo das complicações de um grande número de doenças relacionadas com a falta de insulina (cegueira, falência renal, doenças do coração, impotência sexual etc.).

25. **No começo eram dieta e exercícios. Depois, o médico indicou um comprimido e em seguida passou para dois. Depois veio um segundo medicamento, depois um terceiro, e agora o médico disse que devo começar a usar insulina. Por que o médico não diz logo que estou chegando ao fim?**
Resposta: uma parcela dos pacientes diabéticos tipo 2 apresenta uma lenta e progressiva perda das células pancreáticas que produzem insulina. À medida que essas células vão diminuindo, a produção de insulina também se reduz, e com isso ocorre a necessidade de injeção de insulina. Porém, a associação da insulina com morte é equivocada. Insulina é vida! E se você fizer a reposição desse hormônio de maneira a normalizar a glicemia, suas perspectivas de vida serão semelhantes às de um indivíduo não diabético. Lembre-se: o problema não está em precisar do uso de insulina, mas sim em precisar de insulina e não utilizá-la.

26. **Sou diabético tipo 2 e meu médico me prescreveu insulina. Minha vizinha é diabética tipo 2 e o médico dela receitou comprimidos. Estou pensando em me consultar com o médico dela.**
    Resposta: existem diabéticos tipo 2 que necessitam de insulina e aqueles que não necessitam. Em seu caso, o mais provável é que você precise de insulina e ela não.

27. **Sou diabético tipo 2 e meu antigo médico me prescrevia comprimidos. Agora o novo médico disse que preciso de injeções de insulina. Estou pensando em voltar a me consultar com meu antigo médico.**
    Resposta: é provável que quando você estava com seu antigo médico ainda não houvesse necessidade de insulina, mas agora existe. Em outras palavras, o problema não está na mudança de médico, mas na evolução da doença para o uso de insulina, o que é bastante comum. Caso você não esteja seguro, leve os exames mais recentes ao antigo médico. Se as opiniões forem divergentes, faça um "desempate", consultando um especialista (médico endocrinologista).

    Comentário do autor: o paciente fica sempre do lado do médico que lhe apresenta um tratamento mais suave. Cabe ao farmacêutico, com equilíbrio, orientar o paciente e, se necessário, sugerir (se possível) que o paciente receba uma nova opinião médica.

28. **Ouvi dizer que a obesidade é a principal causa do diabetes. Lá em casa todos são obesos, incluindo o gato e o cachorro. Então por que não tem ninguém diabético em nossa casa?**
    Resposta: a obesidade aumenta o risco de diabetes mellitus, mas isso não significa que todo obeso ficará diabético. Todo obeso tem resistência à insulina, ou seja, a ação biológica da insulina se encontra diminuída, criando uma tendência ao aumento da glicemia. Entretanto, em grande parte dos obesos esse aumento da glicemia é compensado por um aumento na secreção de insulina. O diabetes mellitus surge em geral no obeso quando a resistência à insulina se associa a uma diminuição na secreção de insulina. Vale lembrar que mesmo não se tornando diabético, o obeso apresenta maior risco de uma série de doenças, com destaque para hipertensão, infarto do miocárdio e acidente vascular cerebral.

29. **Se o diabetes mellitus é causado por falta de insulina, e se a falta de insulina acarreta mobilização da gordura armazenada no tecido adiposo (lipólise), então por que a maioria dos diabéticos é obesa?**

    Resposta: seu raciocínio é correto para os diabéticos tipo 1. Nestes, com a destruição das células beta pancreáticas produtoras de insulina, a deficiência deste hormônio é total, ocorrendo uma lipólise intensa, o que leva ao rápido emagrecimento. Porém, no diabético tipo 2 com excesso de peso, ocorre redução da atividade biológica da insulina com menor entrada de glicose nas células e aumento na produção hepática de glicose, causando hiperglicemia. Contudo, não falta insulina para manter o tecido adiposo. Portanto, se um paciente diabético obeso começar a usar insulina para baixar a glicemia e não fizer restrição calórica, a tendência é a obesidade se agravar.

30. **Minha mãe de 62 anos foi diagnosticada como diabética tipo 2 não faz nem 6 meses e já apareceram hipertensão, artérias obstruídas e cataratas, que são complicações crônicas da doença. Não estou entendendo...**

    Resposta: pelo fato de o diabetes mellitus tipo 2 ser assintomático, os pacientes tendem a contar o tempo de doença a partir do diagnóstico. Como você bem disse, sua mãe foi diagnosticada há cerca de 6 meses mas, pelas complicações já detectadas, o mais provável é que sua doença já existisse há muitos anos, ou talvez décadas. O mais importante é que nunca é tarde para começar a se tratar, embora quanto mais cedo o tratamento se inicie, maiores serão as chances de não surgirem os problemas que sua mãe começa a enfrentar.

31. **Sou diabético tipo 2 e até pouco tempo atrás tinha medo de me tornar impotente, mas percebi que esta preocupação tornou-se coisa do passado com a chegada da nova geração de medicamentos conhecidos como "Viagra". Qual é sua opinião?**

    Resposta: os medicamentos do tipo "Viagra" realmente reduzem as dificuldades de ereção e, quando utilizados sob criterioso acompanhamento médico, recuperam a capacidade de manter relações sexuais de muitos pacientes diabéticos. No entanto, é importante lembrar que mesmo os pacientes que inicialmente respondem bem "ao Viagra" podem perder essa capacidade com o passar dos anos, se o mau controle glicêmico continuar a acarretar a "perda de neurônios" envolvidos no processo de dilatação dos corpos cavernosos, os quais são responsáveis pela ereção. Portanto, se você é diabético e ainda não depende desse tipo de medicamento, o melhor a fazer é realizar um cuidadoso controle glicêmico, impedindo ou retardando o surgimento dessa complicação.

32. **Enquanto a maioria das pessoas "se mata para perder peso", em meu caso basta suspender ou reduzir a dose de insulina e meu peso diminui rapidamente sem nenhum esforço. Aliás, esta é uma das poucas vantagens que tenho por ser uma jovem portadora do diabetes mellitus tipo 1. Qual é sua opinião?**
Resposta: ficar sem usar insulina ou reduzir a dose prescrita pelo médico realmente favorece a rápida perda de peso, considerando que com a falta de insulina a lipólise (queima de gorduras) ocorre de maneira acelerada. Porém, esta é uma prática muito perigosa. Isso porque parte da gordura que está sendo mobilizada se transforma em corpos cetônicos, favorecendo a instalação de um quadro de acidose metabólica que pode rapidamente levar ao coma e à morte.

33. **Ouvi dizer que a metformina, um medicamento utilizado no tratamento do diabetes tipo 2, poderia também ser útil para o emagrecimento de não diabéticos. Isso é verdade?**
Resposta: essa afirmação ainda não foi confirmada cientificamente, e mesmo que seja, o efeito certamente será muito menos efetivo que o dos medicamentos convencionais usados para o tratamento da obesidade.

34. **Tenho tudo para ficar diabético: pai, mãe e tios diabéticos (fator genético), excesso de peso e vida sedentária. Por esta razão tenho muito medo de fazer qualquer tipo de exame, mesmo a glicemia capilar. Qual é sua opinião?**
Resposta: seu comportamento é como o de um avestruz que encontrou um buraco onde enfiou a cabeça com medo de um veículo que vai

em sua direção e irá atropelá-lo. Se você ficar diabético (tipo 2, que é assintomático), poderá viver ainda alguns anos sem "ser molestado", já que a doença é em si assintomática, mas as complicações certamente virão e sua qualidade de vida e a expectativa de vida certamente diminuirão.

35. **O diabetes foi se instalando em minha vida aos poucos. Primeiro fiquei na condição de pré-diabético e a partir de então, mediante pequenos aumentos da glicemia ano a ano, acabo de me enquadrar na condição de diabético. Mas muitos anos antes de ficar diabético já nutria uma profunda antipatia por esta doença e agora que estou diabético só tenho uma coisa a dizer: eu odeio diabetes! O que devo fazer?**
    Resposta: o diabetes mellitus tipo 2 é como uma pessoa de quem você não gosta muito, mas que foi se instalando aos poucos em sua casa e, agora que se instalou definitivamente, a situação é a seguinte: (1) você terá de conviver com ela para o resto da vida; (2) ela exige atenção, e se você não fizer isto, ela "irá deserdá-lo de sua saúde". Nesse caso, a melhor alternativa é dar "atenção a essa pessoa" e encontrar um novo caminho para a felicidade diante dessa nova situação.

36. **Finalmente estou convencido de que não tenho levado a sério o tratamento dessa doença e, como primeira medida, vou trocar de médico. Aliás, para um bem melhor e de quem todos estão dizendo que é o melhor médico para tratar de diabetes da cidade e da região. Mas pode ficar tranquilo, não vou mudar de farmácia porque gosto muito do atendimento que tenho recebido de sua pessoa.**
    Resposta: em primeiro lugar, agradecemos a preferência pela procura de nossos serviços, que pretendemos melhorar cada vez mais, estimulados por seus elogios, críticas e sugestões. Porém, gostaríamos de informá-lo que não surtirá efeito a mudança de médico sem as necessárias mudanças de estilo de vida que lhe foram solicitadas.

37. **Se meu organismo precisa de uma única substância, chamada insulina, por que é que existem tantos tipos de insulina sendo comercializados e com diferentes preços?**

Resposta: as insulinas diferem quanto ao início de ação, à concentração alcançada na corrente sanguínea (que definirá a intensidade do efeito redutor da glicemia) e à duração da ação. Por exemplo, a insulina Lispro (ultrarrápida) inicia sua ação 15 minutos após a administração e torna possível a aplicação próximo ao horário da refeição. O mesmo não acontece com a insulina NPH, que começa a reduzir a glicemia cerca de 2 horas após a administração.

38. **Afinal, quem é o responsável pelo tratamento de meu diabetes: o médico ou a equipe multiprofissional da qual o médico faz parte, ou alguma outra organização da área da saúde?**
    Resposta: o responsável por seu tratamento é você mesmo. Caberá ao médico e a equipe multiprofissional oferecer as orientações e alterações do tratamento de acordo com os resultados obtidos com o tratamento e/ou a evolução da doença. Mas, em última instância, o sucesso do tratamento dependerá basicamente de sua disposição em adotar as medidas sugeridas.

39. **Meu marido, que é diabético tipo 2, teve um infarto com apenas 47 anos de idade. Foi necessário colocar ponte de safena. Como isso pode ter ocorrido se ele avaliava o colesterol todos anos e os valores estavam dentro da faixa de normalidade?**
    Resposta: pacientes diabéticos apresentam risco mais elevado de infarto em relação a pacientes não diabéticos, mesmo que o perfil lipídico (colesterol e frações) esteja na faixa normal. Além disso, existem estudos que sugerem que pacientes diabéticos que infartaram têm risco aumentado de um segundo infarto. Mas, em vez de ficar preocupada, procure intensificar o controle da glicemia, da pressão arterial e do perfil lipídico.
    Comentário do autor: temos observado que em geral, quando o marido é diabético, a mulher cuida ou pelo menos se preocupa com sua doença. Infelizmente, em linhas gerais, o inverso não é verdadeiro, ou seja, quando a mulher é diabética, o marido não se preocupa com o tratamento da esposa e é resistente a qualquer mudança no preparo dos alimentos. Precisamos, por meio do processo educacional, lutar para reverter "essa visão machista do diabetes".

EDUCAÇÃO

40. **O médico disse que tenho diabetes e devo iniciar o tratamento imediatamente, e inclusive já prescreveu remédios para eu começar a tomar. O que é diabetes? Esta doença tem cura? Vou ficar cego?**

    Comentário do autor: o paciente chega à farmácia "cheio de dúvidas e preocupações". Não é possível dar uma resposta pronta e simples. Torna-se necessário iniciar um processo de educação. Este processo começa explicando ao paciente o que é diabetes e os dois tipos principais (tipo 1 e 2) em que a maioria dos pacientes se enquadrará. O farmacêutico poderá fazer uso deste livro, sempre utilizando as porções que vão ao encontro das dúvidas e preocupações do paciente. É importante destacar que cada paciente diabético que chega à farmácia "cheio de perguntas" abre-se à oportunidade de iniciar um processo de interação farmacêutico-paciente de longo prazo, criando oportunidades de realização profissional.

41. **Iniciei um programa de cuidados farmacêuticos em nossa farmácia, mas o número de pacientes é muito pequeno em relação a nossa capacidade de atendimento. Como fazer para aumentar o número de pacientes?**

    Comentário do autor: uma sugestão é você não se restringir apenas ao "diabetes", ampliando sua faixa de atendimento para outras doenças relacionadas ao diabetes mellitus tipo 2. Comece com a hipertensão e, se ainda houver capacidade de atendimento, inclua obesos e dislipidêmicos. A vantagem de integrar diabetes mellitus tipo 2/hipertensão/dislipidemia/obesidade prende-se ao fato de que estas doenças estão fortemente interligadas.

42. **Convidei um paciente diabético tipo 2 para participar de um programa de cuidados ao paciente diabético que nossa farmácia está oferecendo e ele me respondeu: "não preciso de orientação nenhuma, pois estou tomando o remédio na hora certa." Diante desse tipo de resposta, o que devo fazer?**

    Comentário do autor: o paciente foi sincero, e o que ele disse reflete sua visão em relação à doença e a seu tratamento. Seu desafio é encontrar caminhos para estabelecer um diálogo e trabalhar no sentido de mudar a visão do paciente sobre a doença. Você não tem a obrigação de "mudar a cabeça do paciente", mas é seu dever se empenhar em educá-lo com relação a dieta, exercícios, uso de medicamentos e conhecimento da doença, evitando assim que ele seja convencido pelas complicações crônicas advindas do tratamento inadequado.

43. **Ouvi dizer que sua farmácia oferece um serviço diferenciado de cuidados ao paciente diabético. Gostaria de receber orientações com relação a essa doença, mas já vou adiantando: não vou tomar nenhum remédio, fazer dieta ou exercícios.**

    Resposta: como o senhor bem disse, "nossa farmácia oferece um serviço diferenciado de cuidados ao paciente diabético". Entretanto, não atuamos "no ramo de milagres", que é o que o senhor vai precisar para controlar sua doença sem fazer um mínimo de modificações em seu estilo de vida.

    Comentário do autor: a resposta aparenta ser sarcástica e até ofensiva, mas isso dependerá da expressão facial e do tom de voz do educador. Cabe ao farmacêutico apresentar a resposta "na dose certa", alcançando um equilíbrio entre não ofender o paciente e, ao mesmo tempo, deixar claro que não está para brincadeiras.

44. **Quais são os sintomas de diabetes?**

    Resposta: apenas no diabetes mellitus tipo 1, em que ocorre destruição maciça das células beta por um processo autoimune, os sintomas são bastante claros: aumento do volume urinário, sede excessiva e perda de peso, podendo haver aumento do apetite. No entanto, o diabetes mellitus tipo 1 representa apenas de 5% a 10% dos pacientes diagnosticados. No diabetes mellitus tipo 2 e no gestacional (que surge, em geral, a partir da 24ª semana de gestação) não ocorrem sintomas ou os sintomas são vagos (sensação de cansaço, fraqueza muscular, sede excessiva etc.). Devo salientar que, embora o diabetes mellitus tipo 2 e o gestacional costumem ser assintomáticos, a falta de controle da glicemia traz consequências desastrosas para a saúde do(a) paciente.

45. Diabetes mellitus e diabetes insipidus são nomes parecidos. O que estas doenças têm de diferente e o que elas têm em comum?

Resposta: a palavra diabetes quer dizer, em grego, "passar através de um sifão", e a origem desses termos está relacionada com o fato de que na Antiguidade já se observava que pacientes diabéticos (tipo 1) apresentavam volumes de ingestão de água e urinário bastante elevados, ou seja, o organismo se comportava como um "sifão". Este é o ponto em comum entre o diabetes mellitus e o insipidus, ou seja, um grande volume de ingestão de água e micção aumentada. Contudo, as diferenças terminam aí. O diabetes mellitus é acarretado por falta de insulina, enquanto o insipidus está relacionado com a deficiência do hormônio antidiurético. Outra importante diferença está no sabor da urina. No diabetes mellitus (a palavra mellitus vem do latim, significando mel), a urina tem sabor adocicado, enquanto no diabetes insipidus (a palavra também vem do latim, significando sem sabor), a urina está bastante diluída.

46. Minha prima está com diabetes do "tipo Modi". O que é isso?

Resposta: MODY (tudo maiúsculo e com y no final) é uma abreviação de *"maturity-onset diabetes of young"*. Trata-se se uma forma de diabetes que surge em crianças e adolescentes não obesos e que tem características que lembram mais o diabetes mellitus tipo 2, inclusive por responder bem aos antidiabéticos orais. Estima-se que cerca de 5% dos indivíduos classificados como portadores de diabetes mellitus tipo 2 e 10% daqueles considerados como tipo 1 sejam, na verdade, portadores do diabetes tipo MODY. Este tipo de diabetes tem como principal desencadeante fatores genéticos.

47. Meu cunhado está com "diabetes LADA". O que é isso?

Resposta: LADA é uma abreviação de *"latent autoimmune diabetes's adult"*. Trata-se se uma forma de diabetes 1 de natureza autoimune desencadeada por fatores genéticos, com início tardio (35 a 60 anos de idade). O diabetes tipo LADA tem progressão lenta para insulino-dependência e cetose. Estima-se que de 2% a 12% dos indivíduos classificados como diabéticos tipo 2 são na verdade portadores do diabetes tipo LADA.

48. Meu tataravô foi diagnosticado como diabético aos 99 anos. Isso é normal?

Resposta: no caso do diabetes tipo 2, um dos principais fatores para seu surgimento é o envelhecimento. Por isso, a presença do diabetes em idosos é maior em relação a pessoas jovens ou de meia-idade.

49. O que é síndrome metabólica? Qual sua relação com o diabetes?

Resposta: síndrome metabólica é um conjunto de alterações que favorecem o surgimento do diabetes mellitus ou doença cardiovascular. Você tem síndrome metabólica quando apresenta pelo menos três das seguintes características: glicemia de jejum ≥ 110mg/dL, cintura > 102cm (homens) ou > 80cm (mulheres), HDL-c < 40mg/dL (homens) ou < 50mg/dL (mulheres), triacilglicerol ≥ 150mg/dL e pressão arterial ≥ 130/85.

> **Comentário do autor:** o farmacêutico poderá organizar uma ficha na qual deverá inserir com regularidade dados de peso, altura, medida da cintura e resultados de exames laboratoriais. Esses dados podem auxiliar a detecção de uma tendência (por exemplo, a medida da cintura do paciente mostrou um avanço de 5cm em relação à medida de 2 anos atrás). Neste caso, o paciente deve ser alertado e estimulado a adotar as medidas cabíveis.

50. Tive síndrome do ovário policístico, que respondeu bem ao tratamento com metformina. O médico disse que apresento risco maior de ter diabetes. Isso é verdade?

Resposta: a síndrome do ovário policístico pode ser causada por diminuição da ação biológica da insulina, o que pode favorecer o desenvolvimento do diabetes mellitus tipo 2 no futuro. Mas, em vez de ficar se preocupando, procure viver uma vida saudável, cuidando de seu peso, praticando exercícios e visitando o médico regularmente.

51. Se o diabetes tipo 2 é assintomático, como posso saber se o tratamento está funcionando?

Resposta: essa é a razão pela qual o retorno ao médico e a realização dos exames laboratoriais devem acontecer com a máxima frequência, pois a decisão médica de aumentar ou diminuir a dose, retirar ou substituir ou acrescentar um novo medicamento e a introdução de ajustes na terapêutica não farmacológica dependerão dos resultados dos exames laboratoriais.

52. **Fui diagnosticado como pré-diabético. Quando o diabetes irá aparecer?**
Resposta: você tem maior chance de tornar-se diabético nos próximos anos, mas a boa notícia é que, se você passar a fazer atividade física e reduzir o peso, os riscos de surgimento da doença se reduzirão, ainda sendo possível reverter a condição de pré-diabético para a normalidade.

53. **Meu filho teve diabetes e começou a usar insulina imediatamente, mas de uma hora para outra o diabetes desapareceu. O médico disse que a doença está na fase "raneimum". O que é isso?**
Resposta: "*honeymoon*", que em inglês significa lua de mel, é um período que pode durar até 1 ano, quando os sintomas de diabetes mellitus tipo 1 desaparecem transitoriamente. No entanto, depois desse período de "lua de mel", a doença retorna de maneira definitiva.

54. **Minha glicemia tem dado alta pela manhã e o médico disse que é o "fenômeno do amanhecer". O que é isso?**
Resposta: próximo ao horário em que acordamos, são liberados hormônios com ações opostas às da insulina, principalmente o cortisol, que pode acarretar elevações da glicemia antes do café da manhã, embora pensemos que a glicemia poderia baixar pelo fato de termos passado a noite em jejum. O médico certamente irá propor mudanças em seu tratamento: pode solicitar que você injete a insulina mais próximo do horário de dormir, pode reduzir o lanchinho noturno, enfim, vamos aguardar a orientação que ele irá oferecer-lhe.

55. **Na ótica que fica perto de minha casa, aqui em Curitiba, tem sempre uma moça na porta oferecendo consulta médica "com preço bem acessível". Ela me deu um cartãozinho do "médico que atende na ótica". Devo me consultar com esse oftalmologista?**
Resposta: em primeiro lugar, é preciso verificar se esse profissional é realmente um médico oftalmologista. Os médicos oftalmologistas aten-

dem em consultórios e não em óticas. Você deve primeiro confirmar se ele é médico oftalmologista, pois é provável que nem seja médico. Isso porque, por ser diabética, você tem maior propensão à retinopatia, que pode levar à cegueira. Portanto, nunca deixe de se consultar com o oftalmologista, que é o profissional habilitado para detectar e tratar as doenças dos olhos relacionadas com o diabetes.

56. **Tenho diabetes e hoje, depois do almoço, minha visão ficou turva. O que poderia estar acontecendo?**

    Resposta: a hiperglicemia ou uma normalização da glicemia após um longo período de hiperglicemia pode desencadear visão turva. Nesses dois casos, a visão voltará ao normal rapidamente. Porém, se a visão não retornar ao normal rapidamente, a melhor alternativa é procurar um oftalmologista, o qual investigará a possibilidade de estar ocorrendo catarata ou retinopatia diabética, que são complicações crônicas da doença.

57. **Tenho um tio (irmão de meu pai) que é diabético tipo 1. Isso significa que tenho risco de tornar-me diabético tipo 1?**

    Resposta: o diabetes mellitus tipo 1 tem um componente hereditário. Por exemplo, no caso de dois gêmeos idênticos, se o primeiro é diabético tipo 1, as chances de o segundo ser diabético são de cerca de 50%. Evidentemente, seu risco está abaixo de 50%, mas é maior que o da população geral. Contudo, se você tem mais de 40 anos de idade, as chances de você se tornar diabético tipo 1 estão bastante reduzidas.

58. **Tenho um tio (irmão de meu pai) que é diabético tipo 2. Isso significa que tenho risco de tornar-me diabético tipo 2?**

    Resposta: o diabetes mellitus tipo 2 tem um componente hereditário. Por exemplo, no caso de dois gêmeos idênticos, se o primeiro é diabético tipo 2, as chances de o segundo ser diabético são de 95% a 100%. Evidentemente, seu risco está abaixo desse percentual, porém, é maior que o da população geral. Neste caso, entretanto, "genética não é destino", uma vez que o estilo de vida tem um peso significativo no desencadeamento da doença. Um estudo recente demonstrou que o risco de diabetes mellitus tipo 2 é reduzido em 58% com a introdução de mudanças no estilo de vida relacionadas principalmente com a dieta e a prática regular de exercícios físicos. Portanto, você pode impedir ou postergar o aparecimento do diabetes se evitar o sedentarismo e o excesso de peso.

59. **Minha glicemia de jejum e minha hemoglobina glicada alcançaram os valores normais com a introdução da medicação em complemento à dieta e à atividade física. Além disso, a cada 6 meses faço novamente esses exames, e nos últimos 3 anos os valores continuam normais e estáveis. Devo fazer mais alguma coisa em relação ao tratamento?**

    Resposta: em primeiro lugar, parabéns por ter alcançado os alvos estabelecidos de controle da glicemia que impede o surgimento das complicações ligadas aos "pequenos vasos" (neuropatia, retinopatia e nefropatia). No entanto, o tratamento deve levar em conta o fato de que as complicações ligadas aos "grandes vasos", com destaque para as doenças cardiovasculares, são responsáveis pela maioria dos óbitos no diabetes tipo 2. Assim, para evitá-las, é importante não só o controle da glicemia, mas também de outras doenças muito comuns em diabéticos do tipo 2. Portanto, você deve manter sob rigoroso controle a pressão arterial (< 130 × 80mmHg); os lipídios: LDL-c (< 70mg/dL, preferencialmente), HDL-c (> 50mg/dL) e triacilglicerol (< 150mg/dL); o peso corporal, abandonar o tabagismo (caso tenha o hábito de fumar); e verificar com seu médico a necessidade de utilizar agentes antiplaquetários, que previnem as doenças cardiovasculares.

    Comentário do autor: verificamos ser comum pacientes receberem prescrição de antiplaquetários (Aspirina® 100mg) e hipolipemiantes (principalmente estatinas), mas não os utilizarem por pensarem não ser necessário.

60. **Os exames de glicemia de jejum "deram 245". Sei que estou diabético. Nem será preciso levar os exames ao médico. Que remédio você me indicaria? Já vou adiantando que não gosto de tomar injeções.**

Resposta: sua solicitação não faz muito sentido. Existem pacientes diabéticos que normalizam a glicemia apenas com dieta e exercícios; outros, além da dieta e dos exercícios, necessitarão de antidiabéticos orais; outros necessitarão combinar os antidiabéticos orais com insulina. Além disso, para um mesmo paciente a dose do medicamento pode ser elevada, reduzida, substituída ou associada a um ou vários outros medicamentos. Em resumo, o tratamento do diabetes mellitus tem caráter individual e nada poderá ser feito enquanto o médico não definir seu esquema terapêutico, a partir do qual poderemos cooperar para que você alcance os alvos estabelecidos.

61. **Meu marido só pensa em ganhar dinheiro. Vive correndo como "um cachorro louco" e não se preocupa com seu diabetes. Com relação a sua doença, só tenho certeza de uma coisa: ele não se cuida direito. O que posso fazer para melhorar a situação?**
    Resposta: seu marido encontra-se em uma fase de grande envolvimento com a vida profissional, o que dificulta a adesão ao tratamento. Ele precisa de um "cuidador", ou seja, uma pessoa que irá ajudá-lo a utilizar a medicação nos horários corretos, fazer uma alimentação saudável, estabelecer um programa de atividade física regular e realizar consultas médicas com a máxima regularidade. A pessoa mais indicada para assumir essa função, se possível, é a esposa. Como seu marido não vem à nossa farmácia para adquirir medicamentos ou conversar conosco, nos colocamos a sua disposição para oferecer todas as informações necessárias ao bom controle da doença, cabendo à senhora implantá-las na rotina de seu marido.

62. **Estou com diabetes gestacional. Existe algum risco de o diabetes permanecer após o término da gestação?**
    Resposta: sim, esse risco existe, e estima-se que 10% das gestantes permanecerão diabéticas após a gestação. Por isso, é importante que você procure avaliar sua condição logo após o parto. Além disso, como você tem 50% de chances de se tornar diabética nos próximos anos, sugerimos que você retorne ao médico anualmente e procure adotar hábitos de vida saudáveis, evitando principalmente o sedentarismo e o excesso de peso.

63. Quais são os sintomas de hiperglicemia?

Resposta: em geral, hiperglicemia não acarreta sintomas. Eventualmente, podem ocorrer aumento do volume de urina eliminado, sensação de sede e sinais de desidratação. Contudo, é importante enfatizar que, embora a hiperglicemia não incomode, ela é a principal responsável pelas complicações crônicas da doença em nervos, vasos, rins e olhos.

64. Quais são os sintomas de hipoglicemia?

Resposta: quando a glicemia cai rapidamente, ocorre uma grande liberação de adrenalina (hormônio que aumenta a glicemia). A adrenalina pode causar boca seca, visão turva, sudorese, tremores e taquicardia. No entanto, quando a glicemia cai lentamente, são mais comuns alterações comportamentais: nervosismo, fome, dificuldade de atenção e, em casos mais graves, convulsão e coma. Porém, é importante enfatizar que há situações em que o paciente não percebe que está em hipoglicemia e precisa de alguém para ajudá-lo a sair dessa condição.

65. O que faz mais mal: hiperglicemia ou hipoglicemia?

Resposta: o ideal é não ter nenhuma das duas mas, em curto prazo, a hipoglicemia é mais perigosa, uma vez que ocorre um déficit agudo de oferta de glicose ao cérebro, que utiliza a glicose como fonte de energia. Portanto, hipoglicemias severas acarretam morte de neurônios e, em casos mais graves, a morte do paciente. Por outro lado, a hiperglicemia apresenta menores riscos se for transitória. No entanto, hiperglicemias por períodos de tempo prolongado levarão às principais complicações crônicas do diabetes mellitus (retinopatia, nefropatia e neuropatia).

66. Se o meu filho tiver hipoglicemia, como devo proceder?

Resposta: se ele estiver consciente (de preferência conformado pela glicemia capilar), ofereça uma colher de açúcar em água ou um copo de refrigerante (não dietético) ou três balas. Se ele estiver semiconsciente ou inconsciente, evite a opção anterior (ingestão de carboidratos), pois existe o risco de o alimento ser aspirado para os pulmões. Neste caso, a melhor opção é injetar glucagon (Glucagen®) via subcutânea ou intramuscular. Outra opção consiste em colocar um pouco de glicose na mucosa das bochechas, na tentativa de que absorva alguma glicose. Finalizando, se não houver melhora imediata, encaminhar o mais rápido possível para atendimento hospitalar, pois a administração endovenosa da glicose só deve ser realizada em ambiente hospitalar.

67. **Tenho dois filhos diabéticos: um de 2 e um de 14 anos de idade. Por que é bem mais difícil controlar a glicemia do de 2 anos?**
Resposta: o de 2 anos está em uma fase mais acelerada do crescimento, o que faz com que os ajustes de doses em função do peso sejam mais frequentes. Além disso, a criança de 2 anos apresenta um padrão de refeições e de atividade física bem mais irregular em relação ao adolescente. Porém, à medida que a criança vai alcançando uma idade mais adulta, esses problemas tendem a se reduzir.

68. **Sou aposentada e sinto falta de ter alguém com quem possa compartilhar meus sentimentos em relação à doença. Você teria alguém para me indicar, de preferência de minha idade?**
Comentário do autor: esta pergunta pode ser rara, mas o desejo da paciente de ter outras pessoas além dos profissionais de saúde para compartilhar seus sentimentos é bastante comum. O farmacêutico deve dispor de uma "caderneta" contendo endereços e telefones de associações de diabéticos e de outras doenças crônicas. Quando falamos de endereços, estamos também abrindo a possibilidade de contatos via Internet. A "caderneta" pode também incluir a relação de endereços de médicos que oferecem um atendimento de melhor qualidade. Em resumo, o farmacêutico deve se organizar para ser uma fonte de informações confiáveis ao paciente.

69. **Fui convidada para participar de uma palestra organizada por um grupo de apoio a pacientes diabéticos. Vale a pena ir?**
Resposta: compartilhar com outras pessoas suas dificuldades e expectativas com relação à doença irá ajudá-la a entender que não está só. Além disso, a convivência com o grupo de apoio lhe trará maior disposição para enfrentar os desafios de sua doença. Procure se integrar

nas atividades do grupo e ajudar as pessoas que estão com dificuldades com relação à doença. Em pouco tempo você descobrirá que ajudar os outros é a melhor maneira de ajudar a si própria e ensinar aos outros é a melhor forma de aprender.

70. **Se eu usar alguma identificação especial para chamar atenção de que sou diabético, isso poderia me ajudar?**
    Resposta: sem dúvida. O primeiro passo é que as pessoas que convivem com você (família, trabalho, igreja, clube social etc.) saibam que você é diabético. Esconder a doença não traz nenhuma vantagem, principalmente se você perder a consciência. Neste caso, essa informação será muito importante para o atendente do serviço de saúde para o qual você for encaminhado. Além dessa medida, a identificação é muito importante, em especial quando você se encontra em um local em que as pessoas não o conhecem (em viagens principalmente). Os especialistas recomendam que pacientes diabéticos utilizem alguma forma de identificação (em pulseiras, colares, braceletes ou cartões) que seja facilmente encontrada e lida. O aviso deve conter, em letras legíveis, o tipo de diabetes, o medicamento em uso, alguma forma de identificação (nome, RG) e algum número de telefone para contato de emergência (familiar ou médico).

71. **Sou profissional da área de saúde e entendo bem mais de diabetes do que minha mãe, que é esteticista, mas percebo que ela tem maior sucesso em implementar mudanças positivas no tratamento do diabetes de meu irmão. O que está me faltando?**
    Resposta: não basta orientar. É preciso que o paciente se sinta motivado a implementar as mudanças que o processo educacional lhe proporciona. Talvez seu problema esteja na dificuldade em transmitir motivação. Se este for o problema, tente melhorar, pois a comunicação com o paciente é uma habilidade necessária a todos os profissionais da saúde. E lembre-se, o importante não é o que você sabe. O importante é o que você consegue transmitir ao paciente daquilo que você sabe, e mais importante ainda são as mudanças que o paciente faz em função daquilo que aprendeu. Em resumo, o processo educacional só tem valor quando promove mudanças efetivas na vida do paciente.

DIETA E EXERCÍCIOS

72. **Depois do diagnóstico do diabetes mellitus tipo 2, iniciei um processo de reeducação alimentar e atividade física que me fizeram perder 20kg em 12 meses. Quando estava começando a me cansar desse novo estilo de vida, veio a boa notícia: minha glicemia de jejum e a hemoglobina glicada alcançaram a normalidade. Esses resultados vieram em boa hora, pois agora que estou curado do diabetes posso voltar a ter a vida que tinha antes.**

    Resposta: a perda de peso e a introdução de um programa de atividade física foram suficientes para normalizar a glicemia. Porém, se você voltar a ter o estilo de vida de quando estava com a glicemia elevada, esta condição voltará rapidamente. Em resumo, neste momento você está com o diabetes controlado, mas não curado.

73. **Como o exercício físico "queima glicose", por que não substituir o uso da insulina por atividade física, aproveitando o fato de que sempre gostei de jogar futsal?**

    Resposta: durante o exercício, há aumento do consumo de glicose pelo organismo, e para compensar este gasto são liberados hormônios contrarreguladores (glucagon, adrenalina, cortisol, GH), que elevam a glicemia. Portanto, se o paciente diabético apresentar uma reposição de insulina abaixo do necessário, não haverá queda da glicemia, mas, ao contrário, um agravamento da hiperglicemia.

74. **O que é melhor para mim: produto *diet* ou *light*?**

    Resposta: não existe uma linha muito clara de separação entre *light* e *diet*. Em geral, *diet* é um produto para dieta. Portanto, para alguém que está precisando ganhar peso, qualquer produto altamente calórico poderia ser considerado *diet*. Por outro lado, um alimento é considerado *light* quando apresenta redução de no mínimo 25% em determinado nutriente (açúcares, proteínas, gorduras etc.) ou calorias em relação ao alimento convencional. Portanto, sua pergunta é bastante genérica e só começará a fazer sentido quando você definir o que está precisando controlar: peso, glicemia, pressão arterial etc.

75. **Qual a diferença entre refrigerante zero, refrigerante *diet* e refrigerante *light*?**

    Resposta: os termos "zero", "*diet*" e "*light*" têm mais a finalidade de atrair o consumidor do que trazer informações nutricionais. A solução está em verificar na garrafa ou na lata qual é a composição oferecida pelo fabricante. Em geral, esses produtos oferecem baixo teor calórico e redução de açúcares em relação ao refrigerante convencional da mesma marca. No entanto, a resposta final e mais segura será obtida apenas quando você ler as informações oferecidas pelo fabricante. Porém, se você tiver dúvidas, traga-nos o refrigerante ou o rótulo e nós o ajudaremos a entender melhor o produto que está sendo adquirido.

76. **Comprei uma lata de pêssego *diet* importada da Argentina. Posso acreditar que é *diet*?**

    Resposta: no Brasil, as normas referentes aos produtos *diet* e *light* estão sob os cuidados da Agência Nacional de Vigilância Sanitária (ANVISA). Porém, como essas normas podem variar de país para país, o mais seguro é você ler as informações oferecidas pelo fabricante. Se você tiver dúvidas, traga-nos o produto ou o rótulo e o ajudaremos a esclarecer essa dúvida.

77. **Meu namorado me presenteou com um chocolate *diet*. Sendo eu diabética, posso comer à vontade esse tipo de chocolate?**

    Resposta: se o chocolate que você ganhou é *diet*, o primeiro passo é responder: *diet* para que situação? O segundo passo é verificar a composição do produto. Os chocolates *diets* em geral são destituídos de sacarose (açúcar), o que pode ser útil para o paciente diabético. Porém, para manter a consistência do chocolate, "o açúcar" é substituído por gordura (em geral saturada). A gordura saturada é altamente calórica e acarreta aumento do colesterol. Em resumo, se você não quer ganhar peso e deseja manter o bom controle de seu colesterol, você não deve "abusar" do consumo de chocolate *diet*.

78. **Minha nutricionista me orientou a substituir o iogurte tradicional pelo iogurte *light* do mesmo fabricante. O iogurte *light* é mais caro, mas**

tem o sabor muito parecido com o original. Assim, gostaria de saber se agora posso tomar iogurte *light* à vontade?

Resposta: um alimento é considerado *light* quando apresenta redução de, no mínimo, 25% em determinado nutriente (açúcares, proteínas, gorduras etc.) ou calorias em relação ao alimento convencional. Digamos que esse alimento é *light* porque tem 25% menos calorias. Neste caso, se você duplicar a ingestão só porque esse iogurte é *light*, as vantagens da substituição desaparecerão.

79. **Verifiquei que o aspartame é tão calórico quanto o açúcar. Então, qual a vantagem de utilizá-lo para "controlar o peso e o diabetes"?**
    Resposta: é isso mesmo: 1g de aspartame e 1g de açúcar (sacarose) geram a mesma quantidade de calorias no organismo (4kcal/g). Acontece que o aspartame é cerca de 200 vezes mais doce que a sacarose, e se você utilizar aspartame para adoçar o cafezinho ou qualquer outro alimento, a quantidade de açúcar (e de calorias) será 200 vezes menor.

80. **Recebi pela Internet um material informando que o consumo de adoçantes pode causar câncer. Você poderia me dizer se isso é verdade?**
    Resposta: não existe comprovação científica de que adoçantes possam causar câncer, e se isso ficar comprovado, o adoçante certamente será retirado do mercado. O consenso é de que os adoçantes disponíveis são seguros, desde que não se exceda o índice diário aceitável (IDA). Todo adoçante possui um IDA que não deve ser ultrapassado. Por exemplo, para o aspartame esse valor é de 40mg/kg. Caso exista a tendência de ultrapassar esse valor diário, o ideal é a diversificação dos adoçantes consumidos.

81. **Ouvi dizer que o açúcar mascavo é melhor que o açúcar refinado para o diabético porque tem mais cálcio e vitaminas. É verdade?**
    Resposta: o açúcar refinado é o açúcar mascavo que passou por um processo de "branqueamento". Porém, em termos de estrutura química e produção de calorias, eles são iguais. Portanto, o uso do açúcar mascavo fica submetido às mesmas regras que você já recebeu sobre o consumo de açúcar refinado. Quanto ao fato de o açúcar mascavo conter mais

cálcio e vitaminas, essa diferença tem pouco impacto na dieta pelo fato de que esses nutrientes podem ser obtidos em outros alimentos com menores teores calórico e glicêmico que o açúcar mascavo.

82. **O que é índice glicêmico e para que serve?**
    Resposta: quando ingerimos carboidratos, estes entram na corrente sanguínea a diferentes velocidades, e quanto mais rápido isso ocorre, maior será a elevação da glicemia e a demanda por insulina. Alimentos que afetam pouco a resposta de insulina no sangue são considerados de baixo valor glicêmico, e os que afetam muito, de alto valor glicêmico. Portanto, é interessante que o diabético prefira alimentos de menor índice glicêmico. O valor de referência é 100, tomando-se como base o pão branco. Outros exemplos de índice glicêmico: batata cozida (121), batata frita (107), trigo cozido (105), mel (104), farinha de trigo (99), sacarose (87), laranja (62), maçã (52).

83. **Logo depois que comecei a trabalhar, passei a ganhar em torno de 1kg por mês, de maneira que após 2 anos havia ganhado 24 quilos e ainda fiquei diabético. O médico instituiu uma dieta e um plano de atividade física que venho fazendo há 2 anos. Mas, durante todo esse período, não perdi sequer 1 grama. Estou com os exatos 100 quilos de quando iniciei o tratamento. Por esta razão estou pensando em parar. Afinal de contas, tanto sacrifício não está "valendo a pena".**
    Resposta: não é verdade que o plano de dieta e atividade física não está surtindo efeito. Faz 2 anos que você parou de ganhar peso, e se isso não tivesse acontecido você estaria agora com 124 quilos. Outro ponto positivo é que o exercício melhora a ação da insulina mesmo que não aconteça perda de peso. Em resumo, continue mantendo o plano estabelecido pelo médico e na próxima consulta veja com ele o que poderia ser feito para melhorar ainda mais esse plano de dieta e atividade física.

84. **Sou diabético tipo 2 e faço uso de antidiabéticos orais e insulina. Nos últimos anos ganhei muito peso, passando para a categoria de obeso. Mas agora decidi "criar vergonha na cara e começar um regimão", no qual pretendo perder no mínimo 30 quilos. Vocês podem me ajudar?**

Resposta: esse processo é bastante complexo e não temos condições de ajudá-lo, principalmente porque será necessário reduzir a dose do medicamento ao padrão de restrição calórica, e depois haverá novas reduções de doses para compensar a perda de peso. Se você não que colocar sua saúde em risco, nossa recomendação é que você não comece nenhum regime sem orientação médica.

85. **Fui informado de que óleo de canola não tem colesterol. Isso é verdade?**
Resposta: sim, o que também é válido para qualquer outro tipo de óleo vegetal (soja, milho, girassol etc.), uma vez que o colesterol não é encontrado no reino vegetal.

86. **Fui informado de que óleo vegetal não tem colesterol. Isso significa que posso comer alimentos contendo óleo vegetal sem me preocupar?**
Resposta: óleos vegetais não contêm colesterol, mas podem apresentar quantidades elevadas de gordura saturada (que estimulam a síntese de colesterol), principalmente os óleos provenientes de plantas tropicais (óleo de coco, óleo de dendê etc.). Outro aspecto relevante é que todo óleo vegetal é rico em calorias, e se houver interesse em controlar o peso, sua ingestão não deve ultrapassar os limites recomendados.

87. **Fui informado de que existem "substâncias" que podem ajudar no controle do diabetes em complemento ao tratamento convencional. Entre elas, percebi que existe uma ênfase para vitaminas, minerais e antioxidantes. Também encontrei artigos publicados apontando o potencial do cromo no tratamento da resistência à insulina. Qual é sua opinião?**
Resposta: existem bons estudos científicos, com resultados bastante animadores, avaliando o potencial terapêutico de vitaminas, minerais, antioxidantes e também do cromo. No entanto, uma coisa é a existência de estudos, outra é a introdução dessas alternativas no tratamento do diabetes mellitus tipo 2. O ideal é continuar fazendo o uso do tratamento convencional e torcer para que essas opções em

breve possam ser incorporadas ao arsenal terapêutico do tratamento do diabetes mellitus.

88. **Fui informado de que fibras solúveis e insolúveis fazem bem ao diabético, melhorando a digestão, tornando mais lenta a absorção de açúcares e melhorando a glicemia pós-prandial. Isso é verdade?**
Resposta: sim, é verdade, e esses benefícios em geral também se estendem às pessoas não diabéticas.

89. **Agora que fui diagnosticado como diabético tipo 2, gostaria de saber se posso continuar ingerindo bebidas alcoólicas?**
Resposta: a Associação Americana de Diabetes limita a ingestão diária de álcool em diabéticos a uma taça de vinho para as mulheres e no máximo duas taças para os homens. Porém, não se esqueça de que as restrições que existiam quando você não era diabético continuam valendo, ou seja, indivíduos com histórico ou propensão ao alcoolismo, doenças hepáticas, ingestão de medicamentos que interagem com o álcool, particularmente os de ação no SNC (ansiolíticos, antidepressivos, antipsicóticos, relaxantes musculares de ação central, inibidores do apetite etc.). Além disso, o paciente diabético deve considerar que bebidas alcoólicas: (a) favorecem o ganho de peso e a elevação do triacilglicerol; (b) quando ingeridas em jejum, aumentam o risco de hipoglicemia; (c) não devem ser ingeridas quando em uso de clorpropamida (antidiabético oral), pois podem ocorrer intenso rubor facial, hipotensão e mal-estar geral.

FARMACOTERAPIA

90. **Quando fui diagnosticado, estava com uma glicemia de jejum de 300mg/dL. Eu me sentia muito bem e meus problemas começaram apenas quando comecei a tomar o Daonil®. Passei a ter tremores, sudorese e um mal-estar geral. Fui informado de que estava com hipoglicemia, mas a glicemia capilar deu 100mg/dL. O que está acontecendo?**
Resposta: ocorre que suas células nervosas (os neurônios) estavam adaptadas a uma glicemia de "300", uma condição que, se persistisse por muito tempo, lhe traria uma série de complicações. Ao iniciar o tratamento, já no primeiro comprimido de Daonil® (glibenclamida – secretagogo de

insulina da classe das sulfonilureias), sua glicemia caiu rapidamente e seu cérebro interpretou a queda de 300 para 100 como uma "intensa queda da glicemia". Você deve conviver com esses sintomas por mais algum tempo até que seu "cérebro se adapte novamente aos valores normais". O importante é que essa fase vai passar e você será beneficiado pela normalização da glicemia. Outra possibilidade seria a de o glicosímetro estar descalibrado. Por isso, sugerimos que você adquira as tiras reagentes em farmácias que contem com profissionais capacitados para orientá-lo quanto ao uso correto do aparelho e à coleta do sangue capilar e das glicofitas.

Comentário do autor: o paciente tinha uma "convivência bem tranquila com o diabetes". Com o início do tratamento começaram os problemas. A tendência do paciente é de abandonar o tratamento. Cabe ao farmacêutico cooperar com a equipe multiprofissional no difícil desafio de convencer o paciente a persistir no tratamento.

91. **Sou diabética tipo 2 e estou tomando um comprimido de metformina 500mg diariamente. No ano passado, a glicemia de jejum deu 350 e neste ano 420, mas o médico disse que está tudo bem. Qual é sua opinião?**
Resposta: a glicemia de jejum continua elevada. Sugerimos que você leve estes resultados a outro médico e peça uma segunda opinião.

Comentário do autor: o paciente quando sai do consultório médico já esqueceu 50% das orientações recebidas. A medida em que o tempo vai passando, entre o que o "médico disse" e a versão do paciente vai se estabelecendo uma distância cada vez maior. É preciso "filtrar" a versão do paciente. Porém, em caso de dúvida, sugerir uma segunda opinião.

92. **Controlo meu diabetes com comprimidos. Esta semana descobri que estou grávida. Devo comunicar ao médico que trata do meu diabetes sobre este fato?**
Resposta: sim, você deve comunicá-lo o mais breve possível. O antidiabético oral que você está utilizando poderá "fazer mal para o bebê" e ele provavelmente deverá substituí-lo por insulina, além de fazer outros ajustes no tratamento que proporcionarão o nascimento de uma criança saudável.

93. **Sou diabética. Posso tomar pílula anticoncepcional?**
    Resposta: com exceção do diabetes descompensado, não há contraindicação para os contraceptivos isolados (apenas progestogênio) ou combinados (estrogênio + progestogênio). Porém, você deverá definir com o médico o contraceptivo mais adequado e é possível que seja necessário o ajuste da dose de seu antidiabético, cujo efeito tende a reduzir com o uso concomitante de anticoncepcional.

    Comentário do autor: parte das complicações crônicas do diabetes e dos efeitos de longo prazo do uso de contraceptivos é comum: hipertensão, dislipidemias, doença cardiovascular etc. Além disso, o ganho de peso promovido pelo uso do contraceptivo hormonal pode dificultar o controle do diabetes. Por isso, a paciente deve utilizar contraceptivos pelo menor tempo possível, ou seja, no período em que está definindo "quando ter e quantos ter". Após esse período, a mulher deve optar por outro método contraceptivo que não envolva hormônios.

94. **Sou diabética tipo 1 e tenho observado que minha glicemia aumenta nos dias que antecedem a menstruação. Por que isso ocorre?**
    Resposta: as alterações hormonais que ocorrem nesse período, aliadas ao estresse da tensão pré-menstrual, contribuem para a elevação da glicemia. Converse com seu médico sobre esse problema e verifique com ele a necessidade de ajustar as doses de insulina durante esse período.

95. **De vez em quando me esqueço de "tomar o comprimido para o diabetes". Quando me lembro, "às vezes já se passaram até 6 horas do horário em que devia ter tomado". Posso tomar quando me lembrar?**
    Resposta: como existem diferentes tipos de antidiabéticos orais, atuando de maneiras diferentes, é difícil dar uma resposta. No entanto, o mais importante é não se esquecer de tomar o comprimido. Para que isso não ocorra peça ajuda a alguém que convive com você ou, se você quiser, poderemos organizar uma agenda com os horários diários de ingestão dos comprimidos.

96. **A glimepirida está em falta, mas eles têm a glibenclamida. Não é tudo a mesma coisa?**
    Resposta: não, não é tudo a mesma coisa. Embora sejam moléculas parecidas e atuem pelo mesmo mecanismo de ação, a glimepirida é mais potente e indicada uma vez ao dia e a glibenclamida duas vezes ao dia. Além disso, existem outras diferenças. Em resumo, a substituição não deve ser feita, exceto sob prescrição e orientação médica.

97. **Meu novo médico me receitou glimepirida. Devo continuar tomando glibenclamida, que havia sido receitada pelo médico anterior?**
    Resposta: o uso concomitante dessas sulfonilureias aumentará o risco de hipoglicemia e de efeitos adversos. Portanto, use apenas o medicamento prescrito pelo novo médico e lhe comunique assim que tiver oportunidade, a prescrição do médico anterior.
    Comentário do autor: este é um caso de redundância farmacológica que foi detectado por meio da pergunta feita pelo paciente. Porém, como na maioria das vezes o paciente não fará essa pergunta, a redundância farmacológica deverá ser detectada no ato da dispensação do medicamento.

98. **Ao iniciar o uso de metformina, comecei a sentir muita náusea: o que devo fazer?**
    Resposta: faça a ingestão do comprimido no meio ou no final da refeição. Se o problema persistir, converse com seu médico sobre a possibilidade de utilizar metformina de liberação prolongada, para a qual problemas gastrointestinais são menos frequentes.

99. **Como diabético, posso fazer o uso de corticoides?**
    Resposta: entre os efeitos dos corticoides estão a imunossupressão e a elevação da glicemia. Portanto, o uso de corticoides em diabéticos deve ser feito sob rigoroso acompanhamento médico. Em resumo, nunca faça uso de corticoides por conta própria.

100. Os medicamentos que sempre uso têm suas doses em miligramas ou microgramas. Por que a dose de insulina é em unidades?

Resposta: a insulina começou a ser utilizada no tratamento do diabetes em 1921, porém o radioimunoensaio para dosagem de insulina surgiu somente em 1959. Portanto, durante quase 40 anos utilizou-se insulina sem saber exatamente a quantidade que estava sendo administrada. Para contornar o problema as insulinas produzidas eram administradas em coelhos, definindo-se como uma unidade a quantidade de insulina capaz de reduzir a glicemia de um coelho em jejum para cerca de 40mg/dL. Hoje sabemos que uma unidade de insulina equivale a 40 microgramas do hormônio, mas, pelos motivos expostos anteriormente, o termo unidade continua a ser utilizado e é provável que seja mantido.

101. O que significa aquele U100 encontrado na caixa e no frasco de todas as insulinas?

Resposta: o U100 indica que há 100 unidades de insulina em 1mL. No passado havia insulinas U20, U40 e U80, o que gerava muita confusão. Atualmente, todas as insulinas são U100, um padrão adotado não apenas no Brasil, mas em todo o mundo.

102. Conheci um rapaz diabético tipo 1 que, logo que começou a tomar insulina, ficou cego. De que maneira a insulina pode causar cegueira?

Resposta: insulina não causa cegueira. Muito pelo contrário, seu uso adequado reduz consideravelmente o risco de perda da visão. O que provavelmente causou cegueira nesta pessoa foi o fato de ter iniciado o uso de insulina tardiamente.

103. Ganhei, junto com a insulina que comprei, uma "tabela com uns furinhos" para colocar em cima da coxa, facilitando a definição do local de aplicação, mas a "tabela" me impede de fazer a prega cutânea. Como posso resolver o problema?

Resposta: a tabela é só para facilitar a localização do ponto de aplicação. Obviamente, na hora de aplicar a insulina, você deve retirar a "tabela marcadora dos pontos e aplicação".

104. **Sou diabético tipo 2 e, depois de levar um tempão para me acostumar a tomar as injeções de insulina, surgiu um novo problema. Apesar de a glicemia estar bem controlada, estou ganhando peso e fui informado de que este é um efeito colateral da insulina. É verdade?**
Resposta: sim, pode ser verdade. A insulina é um hormônio anabólico que estimula a síntese de lipídios (triacilglicerois), carboidratos (glicogênio) e proteínas. Nesse caso, para impedir que o processo de ganho de peso continue, você deverá introduzir, sob orientação do médico e do nutricionista, um plano de reeducação alimentar.

105. **Desde que o médico introduziu uma dose de insulina NPH depois do jantar para melhor controle de minha glicemia noturna, comecei a acordar à noite com pesadelos, suando frio e com "batedeira" no coração. O que devo fazer?**
Resposta: você deve retornar ao médico, o qual determinará o que fazer para evitar que continue ocorrendo essa provável hipoglicemia noturna. Ele poderá reduzir sua dose de insulina noturna, substituí-la por uma insulina basal (Lantus® ou Detemir®) e/ou introduzir um lanche antes de você dormir. Procure verificar o horário em que você acorda à noite. Esta informação ajudará o médico a definir a mudança na estratégia de tratamento.

106. **No começo do frasco, a insulina é bem fraquinha. Depois, ela vai ficando cada vez mais forte, e no final do frasco "estou tendo até tremedeira". Por que isso acontece se agito o frasco diretinho "do jeito que a moça explicou"?**
Resposta: é preciso aplicar a insulina imediatamente após a homogeneização. Se logo após fazer a homogeneização o senhor decidir tomar um copo de água, ir fechar a janela ou executar qualquer outra atividade que não seja a de aplicar imediatamente a insulina, faça a homogeneização novamente.

107. **Quando aplico insulina, às vezes fico com a impressão de que ainda tem algumas "bolhinhas de ar". Estas "bolhinhas de ar" podem causar embolia (formação de coágulos) se entrarem no sangue?**
Resposta: não se preocupe. O volume de ar necessário para causar embolia é muito superior ao "daquelas bolhinha de ar" que você even-

tualmente poderia injetar. Mas, evidentemente, você deve se empenhar para se livrar de todas as bolhas de ar, dando "um leve toque na seringa". Muitas vezes, após a eliminação das bolhas, faz-se necessário corrigir o volume, repondo a insulina onde o volume era ocupado pelas bolhas.

108. Posso deixar a insulina fora da geladeira?

Resposta: a insulina deve ser armazenada entre 4 e 8°C e, fora da geladeira, não deve ficar acima de 30°C. No Brasil, com tanta variação de temperatura, o melhor é deixar a insulina na geladeira (fora do *freezer*) e, durante as viagens, levá-la em um recipiente com isolamento térmico. Em caso de viagem de avião, traga a insulina na bagagem de mão, porque em altas altitudes a temperatura no compartimento de bagagem pode ser muito baixa.

109. Posso deixar a insulina em qualquer lugar da geladeira?

Resposta: a insulina deve ser armazenada entre 4 e 8°C, sendo ideal o local onde são guardadas as verduras ou logo acima. Por outro lado, a porta da geladeira, que parece ser o local mais cômodo para se deixar a insulina, não é o ideal porque, com a abertura e fechamento da geladeira, a temperatura pode variar mais. Finalmente, a insulina nunca deve se deixada no congelador.

110. De uns dias para cá tenho observado que a água da geladeira de minha casa está "mais gelada", inclusive formando uma camada flutuante de gelo no frasco de água, que lembra um *iceberg*. Isso pode afetar a insulina?

Resposta: a insulina deve ser armazenada entre 4 e 8°C. No entanto, se está havendo formação de um "bloco de gelo" no frasco de água, isso sugere que a temperatura está próxima de 0°C, o que não é bom para sua insulina. Verifique primeiro se alguém mexeu no termostato da geladeira. Se isso não ocorreu, peça para um técnico resolver o problema. Enquanto aguarda o técnico, deixe a insulina fora da geladeira, em local fresco e sem luminosidade. Além disso, após o problema ter sido resolvido, utilizando um termômetro, verifique com regularidade a temperatura no interior da geladeira.

111. **Compro a insulina para meu filho pela manhã, mas só volto para casa no final do dia. Durante esse período, posso deixar a insulina guardada em um saco cheio de gelo?**

   Resposta: a insulina deve ser armazenada entre 4 e 8°C. Portanto, ela não deve ficar em contato direto com o gelo, pois ocorre desnaturação na porção em contato com o gelo (a estrutura química da insulina se modifica e ela perde sua ação). É importante que você entenda que o gelo só será útil se contribuir para refrescar a insulina. Portanto, se você for transportar a insulina em um recipiente contendo gelo, coloque um "dispositivo" que impeça o contato direto da insulina com o gelo.

112. **Minha dose de insulina é de 20U e o médico pediu para usar a seringa de 30U. Quando usava a seringa de 100U, aplicava só um "tiquinho" de insulina, mas agora com a de 30U acabo aplicando "um montão de insulina". O que devo fazer?**

   Resposta: na verdade, o volume é o mesmo. A diferença é que na seringa de 100U a insulina a ser aplicada ocupava apenas 20% da seringa e agora ocupa quase 70% do volume da seringa de 30U. Apesar da impressão de que você está aplicando mais insulina, o volume ainda é o mesmo, com a vantagem de que o erro na aplicação agora será bem menor.

113. **Vou ficar 40 dias fora do Brasil. Posso adquirir a insulina em outro país?**

   Resposta: o mais prático é você levar uma quantidade de insulina suficiente para esses 40 dias e, se possível, até mesmo uma quantidade extra para cobrir, por exemplo, um atraso no retorno.

114. **Hoje estou com muita náusea e não estou me alimentando. Se não vou comer, então não vou precisar de insulina?**

   Resposta: mesmo não se alimentando, você precisará de insulina, porém caberá ao médico definir a dose. Nesse caso, recomendo que retorne imediatamente a seu médico e comunique o que está acontecendo para que, com base em sua situação, ele defina a dose que deverá ser administrada.

115. Após a abertura do frasco de insulina, por quanto tempo ainda posso utilizá-la?

Resposta: uma vez aberto o frasco de insulina, ela poderá ser utilizada durante 30 dias. Portanto, anote sempre a data da abertura no frasco.

> **Comentário do autor:** essa recomendação é geral, mas atualmente, com a chegada de novas insulinas, o ideal é procurar na bula o prazo estabelecido pelo fabricante. Outra recomendação importante, se possível, consiste em mostrar ao paciente o texto da bula onde se encontra a resposta, pois grande parte das respostas às perguntas dos pacientes se encontra na bula, que em geral não é lida pelo paciente.

116. Usei insulina NPH durante muitos anos e adquiri o hábito de agitar suavemente a insulina antes da administração, pois quando em repouso a insulina ficava no fundo do frasco. Agora que passei para a Glargina (Lantus®), percebi que essa insulina é cristalina. Devo continuar fazendo a homogeneização?

Resposta: não. A homogeneização não é necessária para as insulinas cristalinas.

117. Aplico todos os dias uma mistura de insulina NPH (dose: 28U) com Regular (dose: 12U). Para evitar duas picadas posso misturar os dois frascos na proporção de 28/12?

Resposta: não. Você não pode misturar os frascos. Você pode adquirir a pré-mistura pronta (70%/30% de NPH/Regular) ou misturar as insulinas na seringa antes de injetar. Nesse caso, adotamos o seguinte procedimento: (a) injetar ar no frasco de insulina NPH (equivalente ao volume a ser retirado: 0,28mL neste caso); (b) coletar no frasco de insulina Regular o volume correspondente a 12U (0,12mL); (c) coletar no frasco de insulina NPH o volume correspondente a 28U (este frasco deverá ser agitado antes da coleta); (d) fazer movimentos suaves para misturar as duas insulinas na seringa; (d) injetar.

118. Quando aplico insulina gelada, tenho a impressão de que "dói mais a aplicação". É só impressão ou é fato?

Resposta: é fato. Para evitar esse problema você deve deixar a insulina na temperatura ambiente por 15 a 30 minutos antes da aplicação.

119. Como devo proceder para o descarte das seringas e de outros materiais utilizados durante a administração de insulina?

Resposta: não coloque em lixo comum. Coloque em um coletor descartável próprio para resíduos perfurantes ou cortantes. Outra opção consiste em utilizar frasco plástico duro com boca larga e tampa rosqueada. Esses frascos devem, no momento oportuno, ser encaminhados para o posto de saúde mais próximo de sua casa.

120. Por que tenho de injetar ar no frasco de insulina antes de retirá-la?

Resposta: porque as insulinas são acondicionadas a vácuo, de maneira que, se você não injetar ar, não consegue retirar a insulina.

121. Por que não tem insulina oral? Seria bem mais prático.

Resposta: porque a insulina é uma proteína, e toda proteína por via oral é degradada pelo baixo pH do estômago ou pelas mesmas enzimas proteolíticas que fazem a digestão das proteínas encontradas na carne e no leite. Na verdade, existem estudos com "cápsulas" que protegem a insulina dessa degradação, mas esses sistemas, quando alcançarem desempenho semelhante ao das injeções, enfrentarão um novo desafio: sua fabricação por um preço acessível ao paciente diabético.

122. Posso economizar um pouco de dinheiro reaproveitando as seringas descartáveis?

Resposta: as seringas são chamadas de "descartáveis" porque foram desenvolvidas para serem utilizadas como material descartável. À medida que se reutiliza a mesma seringa descartável, a agulha começa a oxidar (enferrujar) e a ponta entorta. Essas alterações aumentam a dor durante a aplicação, acarretam lesões no local de aplicação e aumentam os riscos de infecção. Além disso, é maior a possibilidade de contaminação por micro-organismos da insulina em utilização. Lembre-se de que, em caso de infecção, os custos do tratamento deverão superar a economia com seringas descartáveis.

Comentário do autor: contrariando a recomendação dos fabricantes, orientações de manual do Ministério da Saúde (certamente levando em conta as dificuldades do paciente em comprar a seringa descartável) abrem a possibilidade de reutilização da agulha/seringa descartável por até oito vezes.

TRATAMENTOS ALTERNATIVOS

123. **Sou diabético tipo 2 e a minha pergunta é: se eu utilizar um tratamento alternativo e este não funcionar, tenho alguma coisa a perder?**
Resposta: sim. Você tem muito a perder. Lembre-se que a doença "não tira férias". Enquanto a sua glicemia permanecer elevada pelo fato de o tratamento não estar funcionando, as complicações crônicas irão avançando.

124. **Sou fã incondicional da chamada medicina alternativa e acredito que um tratamento natural, sem toda "aquela química" que são os remédios feitos em escala industrial, me oferecerá um tratamento mais saudável sem quebrar meus paradigmas de interação com a natureza. Dentro dessa visão holística, naturalística e espiritualista, gostaria de saber quais os tratamentos da medicina alternativa de que posso fazer uso para controlar meu diabetes?**
Resposta: não existe nenhum tratamento alternativo, seja ele do tipo fitoterapia, homeopatia, florais de Bach, aromaterapia, iridologia, ou qualquer outro, que possa substituir o tratamento convencional. Mesmo a acupuntura, embora útil em alguns tipos de dor relacionados com a neuropatia diabética, não tem, até o momento, perspectivas de ser empregada no controle da doença.

Comentário do autor: nos últimos anos, um discurso semelhante ao apresentado nesta questão tem se tornado cada vez mais comum.

No caso da fitoterapia, não se pode negar que as plantas foram, são e serão fontes importantes de medicamentos. Por exemplo, a metformina, que permanece como o medicamento mais utilizado para tratar do diabetes mellitus, tem origem em uma planta antidiabética. Porém, aceitar a ideia de que tudo que é "natural faz bem e o que é sintético faz mal" é um discurso que pouco tem contribuído para a introdução de plantas como agentes terapêuticos.

125. **Fui informado de que os florais de Bach curam o diabetes e fiquei ainda mais animado após digitar no Google "diabetes e florais de Bach" e encontrar um grande número de estudos abordando o assunto. Qual é sua opinião?**

Resposta: não existe comprovação científica de que os "florais de Bach" curem ou mesmo tratem o diabetes. Ao procurar informações sobre diabetes na Internet, acesse *sites* que tragam informações com base em estudos clínicos controlados. Recomendamos os *sites* da Sociedade Brasileira de Diabetes (www.diabetes.org.br), da Associação Nacional de Assistência ao Diabético (www.anad.org.br), da Sociedade Brasileira de Endocrinologia e Metabologia (www.endocrino.org.br ou www.adj.org.br).

126. **Fui informado de que existe uma insulina vegetal que trata ou cura o diabetes. O que você sabe a respeito?**

Resposta: "insulina vegetal" é o nome popular de uma planta (*Cissus sisyoides*) que tem sido utilizada empiricamente no tratamento do diabetes tipo 2. Entretanto, até o momento, não existe nenhum estudo comprovando seu efeito. Com relação a pacientes que fazem uso de insulina, a suspensão do uso desta e sua substituição pelo "chá de insulina vegetal" certamente levará o paciente a uma rápida descompensação de seu diabetes com alto risco de morte. Em resumo, a "insulina vegetal" não tem qualquer ligação com a insulina utilizada rotineiramente pelo diabético.

127. Um amigo me trouxe uma erva usada por índios da Amazônia, mas ainda não estudada pela ciência. Desde que comecei a usar a planta, estou mais alegre, mais disposto, e as dores nas pernas simplesmente desapareceram. Foi por essa razão que abandonei o tratamento convencional. Gostaria de saber se tomei a decisão correta?

Resposta: você deve retornar imediatamente ao médico e informar as mudanças que fez em seu tratamento. O mais provável é que seu estado geral de felicidade não tenha nenhuma relação com a melhora da doença, e isso será comprovado pelos exames laboratoriais. Espere a planta ser testada em animais de laboratório. Você não deve assumir "o papel de cobaia", pois para isso existem pesquisas que empregam ratos e outros animais de laboratório. Além disso, não é porque a planta é natural que ela necessariamente "é boa", uma vez que pode conter substâncias tóxicas e causar danos à saúde.

Comentário do autor: veneno de cobra, cocaína e estricnina são produtos naturais. Portanto, "natural" não significa necessariamente "bom" e sintético não significa necessariamente "mau".

128. Gostaria de saber se essa recomendação de que o controle rigoroso da glicemia protege o paciente diabético das complicações crônicas "não é uma jogada das multinacionais" para vender mais remédios?

Resposta: essa orientação é fundamentada em estudos multicêntricos (realizados simultaneamente em diferentes cidades ou países) e prospectivos (por exemplo, você começa a acompanhar o paciente a partir de hoje e nos próximos 10 anos). Assim, um estudo prospectivo e multicêntrico denominado *Diabetes Control and Complications Trial* (DCCT), publicado em 1993, concluiu que o controle rigoroso da glicemia (inferido pela hemoglobina glicada) protege diabéticos tipo 1 das complicações crônicas. Outro estudo prospectivo e multicêntrico, denominado de *United Kingdom Prospective Diabetes Study* (UKPDS), publicado em 1998, chegou a conclusão semelhante para diabéticos tipo 2. Em resumo, essa orientação tem como base estudos nos quais pacientes foram acompanhados durante muitos anos. Além disso, outros estudos mais recentes confirmam os resultados do DCCT e do UKPDS.

129. **Ouvi dizer que existe uma cirurgia do intestino que cura o diabetes. Isso é verdade?**

    Resposta: existem estudos investigando o impacto de cirurgia do intestino delgado na melhora ou reversão da doença, porém os resultados ainda não são conclusivos e a cirurgia ainda não está liberada (2010), e mesmo que seja aprovado, apenas um número limitado de paciente poderá fazê-la.

130. **A terapia com células-tronco é uma esperança para o paciente diabético?**

    Resposta: sim. E se pensarmos que o transplante de medula é na verdade uma terapia com células-tronco, o uso dessa terapia não é tão novidade como parece. Com relação ao diabetes, existem estudos empregando células-tronco em diabéticos tipo 1, mas é importante enfatizar que essa terapia, pelo menos até o momento, ainda está muito longe de representar "a cura definitiva do diabetes".

Estratégias para Implantação de um Serviço de Cuidados Farmacêuticos ao Paciente Diabético

17

Roberto B. Bazotte

Gisleine Elisa Cavalcante da Silva

O segredo é não correr atrás das borboletas.
É cuidar do jardim para que elas venham até você.
(Mario Quintana)

CONSIDERAÇÕES GERAIS

Ao abordarmos as estratégias para implantação de um serviço de cuidados farmacêuticos ao paciente portador de diabetes mellitus, a primeira questão que vem à mente é: que método devo seguir?

Existem vários métodos disponíveis, e a escolha dependerá das condições oferecidas para o desenvolvimento do serviço.

Dentre os métodos existentes, destacamos os já consagrados em termos de acompanhamento farmacoterapêutico e que poderiam ser adaptados ao paciente diabético. São eles:

- Método Dáder.
- Método Minnesota ou PWDT (*Pharmacist's Workup of Drug Therapy*).
- Método TOM (*Therapeutic Outcomes Monitoring*).
- Método SOAP (*Subjective, Objective, Assessment, Plan*).
- Método DOT (*Direct Observed Treatment*).

O método Dáder e o método Minnesota são os mais conhecidos e utilizados. O método Dáder foi desenvolvido em 1999 na Universidade de Granada, Espanha, enquanto o método Minnesota foi elaborado em 1992 na Universidade de Minnesota, EUA.

Esses métodos, coerentes com a realidade na qual foram desenvolvidos, encontram limitações de aplicação em nosso país, cuja farmácia comunitária vive uma realidade distinta. Além disso, devemos ainda considerar que mesmo em nosso país existe grande variabilidade nas condições de trabalho do farmacêutico e da condição socioeconômica dos pacientes.

Desse modo, fundamentados nos conhecimentos adquiridos com o estudo dos métodos disponíveis e de nossa realidade, propusemos a implantação de um método de acompanhamento desenvolvido especialmente para pacientes portadores de diabetes mellitus tipo 2. No entanto, o método implantado pode ser adaptado ao acompanhamento de outras doenças crônicas, como hipertensão, obesidade, dislipidemias etc.

Primeiramente, precisamos definir o que entendemos por cuidados farmacêuticos. Uma das definições clássicas desse termo foi apresentada em 1990 por Hepler e Strand (Hepler CD, Strand LM. Opportunities and responsabilities in pharmaceutical care. Am J Hosp Pharm 1990; 47:533-43). Esses autores definiram cuidados farmacêuticos como: "a provisão responsável da farmacoterapia com o propósito de alcançar resultados concretos que melhorem a qualidade de vida do paciente". Esses resultados são a cura da doença, a eliminação ou redução de sintomas, a interrupção ou diminuição de um processo de doença; ou a prevenção de uma doença ou de sintomas. Assim, o cuidado farmacêutico implica um processo por meio do qual o farmacêutico coopera com o paciente e com outros profissionais na definição, na implementação e no monitoramento de um plano que produzirá resultados terapêuticos específicos. Isso, por sua vez, envolve as seguintes funções primordiais: identificação e prevenção de problemas potenciais relacionados a medicamentos e identificação e prevenção de problemas reais relacionados a medicamentos.

METODOLOGIA EMPREGADA NA IMPLANTAÇÃO DO PROGRAMA CUIDADOS FARMACÊUTICOS AO PORTADOR DE DIABETES MELLITUS TIPO 2

Neste capítulo, compartilharemos com o leitor nossa experiência na implantação de um programa de cuidados farmacêuticos ao paciente diabético tipo 2 em farmácia comunitária de rede privada, mas que também pode ser aplicado pelo farmacêutico que atua no setor público.

Essa experiência é fruto do trabalho da tese de doutorado desenvolvido pela farmacêutica Gisleine Elisa Cavalcante da Silva, intitulado "Cuidados farmacêuticos ao portador de diabetes mellitus tipo 2: avaliação da implantação de um serviço em farmácias comunitárias".

Nesse estudo, simulamos a situação em que uma rede de farmácias contrata um farmacêutico para trabalhar meio período, oferecendo cuidados farmacêuticos ao paciente diabético tipo 2.

Os pacientes diabéticos tipo 2 foram detectados pelos farmacêuticos que trabalhavam na rede de farmácias e convidados a participar do Programa de Cuidados Farmacêuticos. Os pacientes que se mostraram interessados foram contatados por telefone pela farmacêutica responsável pelo projeto, e uma vez confirmado o interesse em participar do programa, eles foram agendados para a primeira entrevista.

Cada participante teve um dia da semana e horário prefixado para os atendimentos durante o período do estudo (12 meses). Assim, por exemplo, o "Sr. João" já sabia que todas as primeiras terças-feiras de cada mês às 10 horas ele tinha o compromisso de ir à farmácia para o "encontro do diabetes".

Na primeira entrevista obtivemos dados sociodemográficos, informações sobre hábitos de vida (principalmente com relação à alimentação e à prática de exercícios), perfil farmacoterapêutico e presença de doenças concomitantes (hipertensão, dislipidemias etc.). Nessa oportunidade, cada participante foi informado de como o trabalho seria desenvolvido e que deveria participar dos encontros mensais, onde buscaríamos a melhor maneira para ajudá-lo no controle da doença.

Após a primeira entrevista, os pacientes foram instruídos a comparecer em jejum ao laboratório de análises clínicas conveniado ao projeto para coleta de sangue, visando à realização da glicemia, HbA_{1c} e perfil lipídico (triacilglicerol, colesterol total, LDL-c, HDL-c e VLDL-c). Não houve custos para os pacientes, e por outro lado não houve pagamento de gratificação aos participantes do programa. As dosagens laboratoriais foram repetidas a cada 3 meses ao longo de 1 ano.

Após análise dos resultados laboratoriais e dos dados obtidos na entrevista, foi formulado um plano de seguimento para cada participante de acordo com suas características.

O plano individual foi apresentado a cada participante no segundo encontro, quando este deveria manifestar sua concordância com as metas propostas para melhor controle da glicemia. A concordância é de vital importância para o sucesso do programa, pois o paciente deve estar comprometido em alcançar as metas propostas, que em linhas gerais são iguais para todos, isto é, visam à obtenção de um controle efetivo da glicemia, melhorando de maneira geral sua qualidade de vida, já que assim se pode prevenir ou postergar o aparecimento das complicações crônicas do diabetes.

Os pacientes que aderiram ao programa foram acompanhados mensalmente, quando foram verificados o peso, a circunferência da cintura e o quadril, a pressão arterial, as possíveis modificações na terapêutica médica e as possíveis reações adversas aos medicamentos utilizados, além de possíveis modificações com relação à dieta e aos exercícios físicos. Em resumo, a cada encontro os pacientes eram orientados e incentivados ao cumprimento das metas propostas para melhoria do controle de sua doença.

Durante o programa, os pacientes continuaram a receber os cuidados médicos a que estavam habituados, agregando-se a estes o cuidado farmacêutico realizado mensalmente. Assim, em todos os atendimentos o farmacêutico reiterava a necessidade do cumprimento da terapia farmacológica instituída pelo médico para o sucesso de seu tratamento. Muitas intervenções farmacêuticas foram aceitas pelo médico, principalmente com relação ao horário de administração do medicamento prescrito.

Todos os encontros foram documentados. A documentação é primordial para a tomada de decisões com relação ao cuidado ao paciente, pois possibilita a visualização dos progressos alcançados e, se necessária, a reformulação do planejamento inicial.

Para facilitar o entendimento do planejamento apresentamos no final deste capítulo modelos de formulários que podem ser utilizados no seguimento do paciente diabético ou adaptado para o seguimento de outras doenças crônicas.

RESUMO DOS RESULTADOS ALCANÇADOS COM A IMPLANTAÇÃO DO PROGRAMA CUIDADOS FARMACÊUTICOS AO PORTADOR DE DIABETES MELLITUS TIPO 2

Iniciamos o estudo com 56 pacientes portadores de diabetes mellitus tipo 2, sendo 53,57% homens e 46,43% mulheres, e ao final de 1 ano de acompanhamento tínhamos 51 participantes. Entre estes, a média de idade foi de 57 ± 10,7 anos, variando de 37 a 83 anos. Já o tempo médio de diagnóstico do diabetes foi de 10,5 ± 8,0 anos. No entanto, havia desde pacientes recém-diagnosticados (6 meses) até pacientes com 42 anos de história de diabetes.

A maioria dos pacientes apresentava um ou mais fatores de risco para doenças cardiovasculares, sendo a obesidade ou sobrepeso (86,3%), a hipertensão arterial (64,7%), as dislipidemias (56,9%) e a síndrome metabólica (68,6%) as mais frequentes.

Portanto, diante desses resultados, enfatizamos que o paciente deve ser visto como um todo, e não apenas como alguém que "sofre de hiperglicemia", pois temos observado que muitos pacientes são tratados sob uma ótica estritamente "glicocêntrica". Isso é, existe a preocupação em manter a glicemia em valores normais, enquanto os demais fatores que podem contribuir para o aparecimento e/ou o agravamento das complicações tardias do diabetes são esquecidos.

No início do trabalho observamos que apenas 43,2% dos pacientes praticavam algum tipo de exercício, sendo a caminhada o mais comum. Ao final de 1 ano, a prática regular de exercícios subiu para 84,3%, ou seja, houve um incremento de 95,45% (Tabela 17.1). Além disso, observamos ao longo do estudo que, embora a caminhada continuasse a ser o exercício mais comum, surgiram outras atividades, como hidroginástica, musculação e participação em um tipo de academia da terceira idade instalada em praças públicas de Maringá (PR), conhecidas como ATI. Acreditamos que o aumento na frequência da atividade física poderia ser atribuído ao constante estímulo que esses pacientes receberam durante as entrevistas.

Estudos científicos recentes demonstram que os exercícios físicos beneficiam a saúde do diabético ao reduzir a resistência à insulina e a glicemia, o peso e a cintura corporal. De acordo com essa observação, o aumento da frequência de atividade física em diabéticos foi associado a discreta redução do peso corporal (de 78,65 ± 13,6kg para 77,6 ± 14,0kg), IMC (de 29,2

$\pm 4,5\mathrm{kg/m^2}$ para $28,8 \pm 4,7\mathrm{kg/m^2}$) e circunferência abdominal (de $98,8 \pm 11,7\mathrm{cm}$ para $97,3 \pm 12,6\mathrm{cm}$).

Estima-se que reduções de 5% a 10% do peso corpóreo representam melhora significativa no controle glicêmico. Nesse estudo, 15,7% dos participantes atingiram 5% ou mais de redução de seu peso corporal.

Com relação à orientação nutricional, 98% dos entrevistados disseram nunca a terem recebido, embora todos afirmassem que controlavam a ingestão de doces. No entanto, a educação alimentar vai além da ingestão de doces, pois ela objetiva mudanças nos hábitos alimentares para normalizar a glicemia e reduzir riscos de complicações agudas e crônicas do diabetes.

Esses fatos nos estimularam a fazer orientações nutricioniais gerais (descritas no Capítulo 11) e, como consequência, verificamos ao final do estudo que os pacientes estavam mais cuidadosos com a alimentação.

A Tabela 17.1 mostra que houve significativa melhora do perfil lipídico, especialmente nos valores séricos de colesterol total, LDL-c e triacilglicerol.

Tabela 17.1 Características iniciais e finais dos pacientes acompanhados no programa Cuidados Farmacêuticos ao Paciente Portador de Diabetes Mellitus Tipo 2

Características	Valores iniciais	Valores após 12 meses	Valor de p*
Atividade física regular (n e %)	22 (43,2%)	43 (84,3%)	–
IMC (kg/m²)	29,2 ± 4,5	28,8 ± 4,7	0,0238
Circunferência abdominal (cm)	98,8 ± 11,7	97,3 ± 12,6	0,0006
Pressão arterial sistólica (mmHg)	132,5 ± 19,35	122,8 ± 13,97	0,0001
Pressão arterial diastólica (mmHg)	81,3 ± 9,69	72,3 ± 9,61	< 0,0001
Glicemia de jejum (mg/dL)	146,8 ± 38,5	142,0 ± 43,2	0,3894
HbA$_{1c}$ (%)	8,3 ± 1,8	7,6 ± 1,5	0,0022
Colesterol total (mg/dL)	193,7 ± 46,6	165,0 ± 30,9	< 0,0001
HDL-c (mg/dL)	46,3 ± 11,1	48,3 ± 12,5	0,0456
LDL-c (mg/dL)	112,8 ± 36,9	86,7 ± 26,7	< 0,0001
Triacilglicerol (mg/dL)	173,5 ± 84,7	139,2 ± 65,0	0,0001

As comparações foram feitas utilizando-se o teste T de Student para amostras pareadas, considerando o n após 12 meses de acompanhamento. Os dados são apresentados como média ± desvio padrão e n (%). Os valores de p foram considerados significativos quando < 0,05.

A HbA_{1c} teve redução de 0,64%, o que é bastante significativo, se considerarmos que a redução de 1% nos valores de HbA_{1c} representa uma redução de 21% no risco de complicações crônicas do diabetes mellitus tipo 2. Além disso, houve melhora significativa com relação aos valores de pressão arterial, circunferência abdominal e IMC.

O perfil farmacoterapêutico evidenciou que a metformina, em monoterapia ou associação com outros antidiabéticos, foi o fármaco mais utilizado (80,4%).

Observou-se que 60,8% dos pacientes utilizam dois ou três antidiabéticos para controle da glicemia. Esses resultados estão de acordo com estudos que afirmam ocorrer progressiva inefetividade do tratamento monoterápico no controle da glicemia, incorrendo assim no uso de associações medicamentosas.

Entre os 60,8% pacientes que fizeram associações de antidiabéticos, 37,2% (a maioria) fizeram associação de metformina e sulfonilureia. Além disso, 78,4% dos pacientes utilizavam um expressivo número de outros medicamentos (de um até sete) para tratamento de comorbidades, principalmente anti-hipertensivos e hipolipemiantes.

O uso de insulina associado ou não aos antidiabéticos orais em pacientes diabéticos do tipo 2 tem se tornado frequente (cerca de 20%). Nossos resultados aproximam-se desse valor, pois ao final do estudo 17,6% dos pacientes estavam utilizando insulina, porém apenas 1,96% faziam uso exclusivo de insulina. O uso exclusivo de antidiabéticos orais foi evidenciado em 82,4% dos pacientes.

Ainda com relação à farmacoterapia, observamos uma elevação de 100% dos pacientes tratados com hipolipemiantes, 16,7% com relação aos anti-hipertensivos e 58,8% para os antiplaquetários. Essa elevação, com relação aos anti-hipertensivos e hipolipemiantes, justifica-se pela descoberta de muitos pacientes serem hipertensos e ou dislipidêmicos. Essas alterações foram evidenciadas durante o acompanhamento e comunicadas ao médico do paciente.

Curiosamente, com relação aos antiplaquetários (todos utilizavam o AAS 100mg), 50% dos pacientes, apesar da prescrição médica, não utilizavam o medicamento por considerarem desnecessário. Após as intervenções farmacêuticas, esses pacientes passaram a utilizá-lo rotineiramente.

Assim, nossos achados sugerem que o seguimento farmacoterapêutico realizado pelo farmacêutico é positivo no sentido de melhorar o controle do diabetes mellitus tipo 2, tanto na adesão do tratamento medicamentoso prescrito pelo médico como na adesão da prática de exercícios físicos e controle alimentar.

EFEITO DO PROGRAMA CUIDADOS FARMACÊUTICOS AO PORTADOR DE DIABETES MELLITUS TIPO 2 NA AUTOESTIMA DOS PACIENTES

No último encontro com os pacientes entregamos um questionário visando à avaliação do programa. Não foi solicitada identificação, e cada participante respondeu o questionário sem a interferência do farmacêutico. O último item do questionário foi: "descreva com suas próprias palavras o que mudou em sua vida com relação ao controle do diabetes, após participar deste programa".

As respostas do questionário nos dão uma visão geral do "estado de espírito" dos pacientes após 1 ano de intervenção farmacêutica. Transcrevemos a seguir algumas respostas, mantendo a linguagem coloquial dos pacientes:

- "Sou outra pessoa. Agora estou muito feliz. Perdi 9,6kg durante o período. Só tenho a agradecer, minha diabetes está controlada como nunca."
- "Melhorou muito, pois passei a encarar o problema com mais seriedade."
- "Estou mais atento, controlando mais os horários dos remédios e mudando os hábitos."
- "Mudou totalmente. Tinha 74kg, agora estou com 60,4kg. Estou me sentindo muito bem. Só tenho a agradecer por tudo. Sou outra pessoa agora."
- "Hoje tenho mais conhecimento do meu problema de saúde."
- "Mudou tudo, pois, na parte física, mental, psicológica e saúde, estou muito melhor."
- "Eu passei a me conscientizar melhor sobre a importância do tratamento para melhorar a saúde e controlar o diabetes."
- "Pude melhorar nos remédios. Antes não cuidava dos horários. Agora estou tentando melhorar."
- "Mudou muito. Agora tomo o remédio regularmente e aprendi mais sobre o diabetes nestes 12 meses do que em 6 anos com a médica do postinho."

- "Estou mais tranquila, mais feliz. Foi muito bom. Estou bem orientada. Agora já sei o que é certo e o que é errado."
- "Sinto-me melhor, ativo, dinâmico, perspicaz."
- "Eu não levava muito a sério. Achava que não tinha perigo, embora minha irmã que não se cuidava teve um infarto e já é safenada porque faltou orientação."
- " + confiança, + conhecimento, + estabilidade emocional, – medo."
- "Eu me encontro mais disposta e com menos dores e mais ânimo para viver."
- "Ajudou-me a controlar mais o meu peso, não exagerar na alimentação, nos açúcares e em tudo."
- " Controlou totalmente o diabetes."
- "Ajuda muito como tomar o medicamento. Eu tinha muito medo de morrer e tinha depressão, agora estou bem. Obrigada."
- "Parabéns a todos do projeto. Vocês são o exemplo do que o mundo precisa para uma melhor qualidade de vida."

Observação: não houve nenhuma avaliação negativa do programa.

ESTRATÉGIAS GERAIS PARA O DESENVOLVIMENTO DE UM SERVIÇO DE CUIDADOS FARMACÊUTICOS AO PACIENTE DIABÉTICO

- Existindo a decisão em oferecer um tratamento diferenciado, a farmácia deverá reservar um espaço para esse tipo de serviço e também aos produtos direcionados ao diabético. Por exemplo, pode-se organizar o "cantinho do diabético", onde se encontrarão produtos *diet* e *light*, glicosímetros, glicofitas, lancetadores, seringas para aplicação de insulina etc., além de materiais educativos de distribuição gratuita fornecidos pelas associações de classe, fabricantes, órgãos públicos ou ainda preparados pelo próprio farmacêutico.

    Observação: antes de divulgar qualquer tipo de material, é sempre prudente checar as informações contidas.

- O espaço reservado para o atendimento dos pacientes deve ser suficiente para acomodar no mínimo uma mesa e três cadeiras (pois o paciente costuma trazer acompanhantes como cônjuge, filho etc.), armário para arquivamento da documentação do paciente, balança, aparelho para aferição de pressão arterial, fita métrica, acesso à literatura especializada e ao computador (incluindo Internet), ou ainda qualquer outro equipamento que se faça necessário em virtude do atendimento que será prestado.

Observação: a Resolução RDC Nº 44 – ANVISA – de 17/08/2009, em sua seção II, que se refere ao ambiente destinado aos serviços farmacêuticos, dispõe em seu artigo 15: O ambiente destinado aos serviços farmacêuticos deve ser diverso daquele destinado à dispensação e à circulação de pessoas em geral, devendo o estabelecimento dispor de espaço específico para esse fim; §1º O ambiente para prestação dos serviços que demandam atendimento individualizado deve garantir a privacidade e o conforto dos usuários, possuindo dimensões, mobiliário e infraestrutura compatíveis com as atividades e os serviços oferecidos.

- O farmacêutico deverá organizar uma agenda com endereço e dados de outros profissionais da área da saúde que poderão ser indicados aos pacientes. Podem ser incluídos médicos (principalmente cardiologistas e endocrinologistas), nutricionistas, educadores físicos, fisioterapeutas, laboratórios de análises clínicas ou ainda de instituições, como, por exemplo, Associações de Diabéticos. Pode-se também organizar uma relação de *sites* confiáveis e ao mesmo tempo orientar o paciente para ser cuidadoso e criterioso com relação às informações obtidas na Internet.

Observação: é importante também que o farmacêutico conheça "os trâmites" do Sistema Único de Saúde (SUS), pois muitos pacientes dependem exclusivamente desse tipo de serviço para tratar de seus problemas de saúde.

- O farmacêutico deverá ter bom senso para lidar com cada situação. A começar pela linguagem a ser adotada na entrevista, que deverá adaptar-se às condições socioeconômicas do paciente. Por exemplo, alguns pacientes não entenderão a sentença: "é preciso monitorar a glicemia", mas entenderão razoavelmente se você disser: é preciso controlar melhor "o açúcar do sangue".

- O farmacêutico jamais deve tentar fazer diagnóstico. Seu papel é estimular o paciente com suspeita de diabetes a procurar diagnóstico médico definitivo. Este papel, embora pareça secundário, é de fundamental importância, considerando que 50% da população diabética ainda não foi diagnosticada. Detectar esses diabéticos, iniciando imediatamente o tratamento, é de grande relevância, considerando a maior incidência de complicações nos pacientes diagnosticados tardiamente. Esse papel do farmacêutico é reforçado pela realização da glicemia capilar, que pode contribuir na detecção de pacientes potencialmente diabéticos e no acompanhamento de pacientes em tratamento.

Observação: a Resolução RDC Nº 44 – ANVISA – de 17/08/2009, que dispõe sobre a prestação de serviços farmacêuticos em farmácias e drogarias, inclui a realização da glicemia capilar como mais um serviço que pode ser oferecido pelas farmácias de dispensação.

- O farmacêutico deve convencer o paciente diabético sobre a importância de um rigoroso controle glicêmico. Nesse sentido, o DCCT, estudo clínico concluído em 1993, demonstrou que um rigoroso controle glicêmico acarreta considerável redução das complicações crônicas do diabetes mellitus tipo 1. Na mesma década, o UKPDS, um estudo clínico multicêntrico feito na Inglaterra e concluído em 1998, também demonstrou que um rigoroso controle glicêmico acarreta redução das complicações crônicas do diabetes mellitus tipo 2. Portanto, as orientações ao paciente diabético visam alcançar um bom controle glicêmico de longo prazo. Cabe ainda ao farmacêutico incentivar os pacientes diabéticos a cumprirem o tratamento prescrito, principalmente os do tipo 2, que por não apresentarem sintomas da doença, resistem a iniciar e/ou manter o tratamento, o que favorece o risco do aparecimento precoce das complicações crônicas. Além disso, outros aspectos ligados à doença devem ser acompanhados, a começar pelo controle da pressão arterial, do peso corporal e do perfil lipídico e outros cuidados relacionados com a detecção e o tratamento das patologias associadas ao diabetes, já que estas podem contribuir para o aparecimento e/ou o agravamento das complicações tardias do diabetes.

- O farmacêutico deve conscientizar o paciente diabético sobre a importância de realizar o tratamento não medicamentoso, ou seja, a realização de dieta alimentar, exercícios físicos regulares, automonitoramento e educação como complemento do tratamento medicamentoso. A conscientização do paciente é muito importante para o sucesso do tratamento, pois sabe-se que o uso restrito de antidiabéticos não é eficaz. De todos os aspectos citados como preponderantes para o sucesso do tratamento, a educação do paciente pelo farmacêutico consiste no aspecto mais relevante. Isso porque a farmácia, mais do que um simples "posto de venda de medicamentos", deve ser um centro de informações ao paciente que adquire o medicamento. No caso do paciente diabético, essa postura pode representar a fidelização do paciente, proporcionando ao farmacêutico um sentimento de realização profissional e maior capacidade de se sobressair em relação aos profissionais que não estão capacitados a prestar o mesmo atendimento. Deve ser lembrado que é impossível ao médico fornecer ao paciente diabético todas as informações necessárias para um adequado tratamento durante a consulta, e o farmacêutico será o profissional que estará em contato com o paciente diabético durante todo o período que separa o paciente da próxima consulta médica. Podemos, portanto, concluir que qualquer estratégia de tratamento elaborada pelo médico dependerá em parte da atuação do farmacêutico como educador.

- O farmacêutico deve estar consciente de que seu papel ao realizar um serviço de cuidados farmacêuticos será sempre no sentido de complementar a orientação médica. Além disso, por estar em maior contato com os pacientes, o farmacêutico pode detectar dificuldades encontradas no tratamento, devendo sempre informá-las ao médico, diretamente ou via paciente, agindo com habilidade e prudência.

- O farmacêutico nunca deverá propor mudanças no curso do tratamento da doença. Caso esteja definitivamente convencido de que o paciente não está recebendo um tratamento satisfatório, é seu dever orientá-lo a procurar outro médico.

- O farmacêutico deve estar consciente de que o tratamento do diabetes mellitus tem um caráter individual, pois para cada paciente o tipo de medicamento, a dose e o horário de administração podem ser diferentes e para um mesmo paciente pode existir considerável modificação em função do agravamento ou do abrandamento da doença. Essa orientação deve ser transmitida especialmente aos atendentes que, por desconhecerem a complexidade da doença, podem propor modificações à orientação médica. Cabe ao farmacêutico orientar seus auxiliares a prestarem um bom atendimento ao paciente diabético. Essa postura do farmacêutico é fundamental em se considerando o risco de o atendente de farmácia orientar inadequadamente o paciente diabético.

- O farmacêutico deve ter uma boa base de conhecimentos sobre diabetes, incluindo etiopatogenia, diagnóstico, classificação, formas de tratamento, mecanismos de ação dos medicamentos antidiabéticos, inclusive sobre insulina e seus diferentes tipos, usos e forma adequada de conservação e aplicação. Deve ser ressaltado que sempre há pacientes que têm um bom conhecimento da doença, especialmente os diabéticos tipo 1, e se o paciente perceber que o farmacêutico está mal informado, o conceito do profissional será afetado, podendo dificultar o desenvolvimento do serviço de cuidados farmacêuticos.

- É importante ainda conhecer as complicações provenientes do mau controle glicêmico para saber orientar sobre as maneiras de preveni-las. Além disso, deve-se ter conhecimento suficiente sobre as principais morbidades que geralmente acompanham o diabetes, na grande maioria das vezes representadas por hipertensão, dislipidemias e obesidade. Para alcançar esse objetivo sugerimos a leitura deste livro ou a consulta de partes deste para atender demandas específicas.

- O farmacêutico deverá estimular sempre o paciente ao cumprimento do tratamento prescrito pelo médico, enfatizando a importância do respeito aos horários e as doses da medicação. Além disso, deve estimulá-lo a ter uma dieta balanceada, praticar exercícios físicos regulares e controlar o peso, pois estas são medidas gerais, que trazem ótimos benefícios a todas as pessoas e que auxiliam de maneira geral a melhora dos pacientes. É muito importante que o paciente conheça os riscos decorrentes de um tratamento inadequado, e cabe ao farmacêutico repassar esse tipo de informação.

- Finalmente, tendo o farmacêutico cumprido as estratégias sugeridas, ou estando apto a cumpri-las no que diz respeito à orientação dos pacientes, o farmacêutico deve implantar o serviço sempre levando em conta o fato de que a farmácia é o estabelecimento de saúde de mais fácil acesso à população.

ETAPAS DE IMPLANTAÇÃO DE UM SERVIÇO DE CUIDADOS FARMACÊUTICOS AO PACIENTE PORTADOR DE DIABETES

Uma vez conhecidas todas as estratégias necessárias para a implementação de um serviço de cuidados farmacêuticos ao paciente portador de diabetes, passamos a discutir a implantação do serviço propriamente dito.

A implantação desse tipo de serviço inclui nove etapas, que deverão ser cumpridas rigorosamente para que o serviço tenha sucesso. Essas etapas vão desde o oferecimento do serviço ao usuário da farmácia até sua execução final e serão detalhadas a seguir. A Figura 17.1 resume as etapas de implementação do serviço de cuidados farmacêuticos, colocando-as na forma de um esquema de fácil consulta.

Observação: as nove etapas, bem como as estratégias que serão apresentadas, respeitadas as particularidades de cada caso, são aplicáveis a outras doenças crônicas que se deseje acompanhar.

ETAPAS

Ofertar o serviço

O paciente responderá **Sim** ou **Não** à sua oferta:

- Em caso de negativa, não insistir. Porém, o convite deve ser reiterado em uma próxima oportunidade de modo que o paciente saiba que você está à disposição.
- Em caso afirmativo, agende a primeira entrevista. Solicite que o paciente traga os medicamentos, mesmo os de uso esporádico, para estabelecer o perfil farmacoterapêutico e também os exames laboratoriais recentes para registro na ficha de acompanhamento. Solicite também que ele traga as receitas médicas dos medicamentos, caso ele ainda as tenha. Esses procedimentos ajudarão a conhecer melhor o tipo de controle que o paciente faz com relação à doença.

Primeira entrevista

O principal objetivo da primeira entrevista é a coleta de dados, pois ainda não é o momento de se proceder às intervenções. No entanto, nessa ocasião geralmente o paciente costuma estar ansioso. Portanto, deixe-o falar sobre suas preocupações e verifique até onde vai seu conhecimento da enfermidade, fornecendo-lhe informações gerais sobre o diabetes e deixando claro que a partir da análise dos dados que serão coletados você irá montar um plano de seguimento para ajudá-lo a controlar melhor a doença e que esse plano lhe será apresentado na próxima entrevista. Aproveite a oportunidade e agende a segunda entrevista. Com base em nossa experiência, sugerimos entrevistas mensais, fixando o dia e o horário da semana (por exemplo, todas as primeiras quintas-feiras do mês às 15 horas).

A coleta dos dados deve ser cuidadosa. Devem ser coletados dados sociodemográficos e de origem para que você possa conhecer melhor o paciente e saber a maneira mais coerente de passar as informações que se fizerem necessárias. Assim, dados sobre idade, escolaridade, moradia, trabalho, hábitos alimentares, prática de exercícios físicos, tabagismo ou uso de bebidas alcoólicas, presença de outras doenças, tanto atuais como anteriores, ou ainda de intervenções cirúrgicas o ajudarão a identificar possíveis complicações relacionadas com o diabetes, além do uso de medicamentos, mesmo os esporádicos. Além disso, solicite os medicamentos e os exames que você pediu que o paciente trouxesse e anote todas essas informações.

Com relação ao uso de medicamentos, observe as prescrições médicas, principalmente no que se refere à dose e ao número de tomadas ao dia, e pergunte ao paciente como ele os usa. Você perceberá que com frequência sempre existem diferenças entre o maneira indicada e como realmente o paciente usa o medicamento. Caso não haja prescrição médica, pergunte diretamente ao paciente como o médico recomendou que ele usasse aquele medicamento e como ele o faz.

Algumas informações podem parecer irrelevantes, como saber se o paciente pode contar com um "cuidador", ou seja, alguém que o auxilie em seu tratamento. A presença de um cuidador é muito importante nos casos de pacientes idosos e de crianças, ou mesmo para adultos que estão em plena fase produtiva e muitas vezes não têm tempo disponível para, por exemplo, preparar uma refeição adequada às suas necessidades. O conhecimento da escolaridade do paciente é muito importante, pois de nada adiantará, por exemplo, entregar informações escritas a um analfabeto.

Realizada a coleta de dados, encerra-se a primeira entrevista.

Análise dos dados

A análise dos dados deve ser extremamente minuciosa, para que se possa, da melhor maneira possível, estabelecer a metas que se deseja alcançar.

Estabelecer o plano de seguimento farmacoterapêutico

O estabelecimento do plano deverá considerar os dados coletados na primeira entrevista, os exames laboratoriais, os medicamentos em uso e a viabilidade dos objetivos e metas propostos.

É muito importante que o plano proposto seja factível e que você passe segurança ao paciente quando de sua apresentação ao paciente. O paciente tem de ver em você uma pessoa sincera, preocupada com o bem-estar dele, e que conta com maneiras de ajudá-lo a viver mais confortavelmente com seu diabetes.

Segunda entrevista

O principal objetivo da segunda entrevista é apresentar o plano de seguimento ao paciente e solicitar seu aceite na cópia que você irá arquivar. Esse procedimento aumentará a responsabilidade e o compromisso do paciente.

Em seguida, entregue uma cópia do plano ao paciente, juntamente com uma carta padronizada endereçada a seu médico, esclarecendo sobre o trabalho que você está oferecendo ao paciente.

Inicie o acompanhamento, que deverá ser integralmente registrado/documentado.

Agende os próximos atendimentos, cujo intervalo não deve ser superior a 1 mês.

Seguimento farmacoterapêutico

Durante o seguimento farmacoterapêutico, o farmacêutico deverá esclarecer as dúvidas do paciente e orientá-lo sobre a importância da dieta e da atividade física regular como complementos ao tratamento medicamentoso do diabetes, além de enfatizar a importância do cumprimento do tratamento medicamentoso proposto pelo médico.

Nessa fase, o farmacêutico deve estar atento à ocorrência de reações adversas aos medicamentos, assim como aos problemas relacionados com os medicamentos (PRM) existentes ou que venham a existir, de modo a procurar da melhor maneira possível resolvê-los (intervenções farmacêuticas). Além disso, deve monitorar o peso, a circunferência da cintura e a pressão arterial, fatores que predispõem às doenças cardiovasculares, as quais estão entre as principais causas de morte dos pacientes diabéticos.

Outra complicação muito grave em diabéticos, porém facilmente verificável, é o pé diabético, devendo o farmacêutico monitorar esse fator e ensinar o paciente a fazer isso em sua casa.

Avaliação do plano de seguimento farmacoterapêutico

A cada novo encontro com o paciente surgirão novos fatos relacionados ao tratamento, ou porque ele retornou ao médico, ou porque fez exames por conta própria, ou porque um conhecido indicou um novo tratamento para o diabetes. Enfim, o plano inicial de seguimento do paciente deverá ser continuamente reavaliado em função de mudanças que ocorram durante o tratamento. Além disso, devem ser realizadas reavaliações periódicas do plano proposto, fundamentadas nos resultados alcançados ou não, com relação às metas iniciais propostas.

Alguns parâmetros são de fácil avaliação (peso e pressão arterial), pois suas avaliações não têm custos. No entanto, no caso de exames laboratoriais, o farmacêutico pode estabelecer com o paciente o compromisso de trazer os resultados sempre que submeter-se a eles.

A cada avaliação do plano de seguimento surgirão novos caminhos para se obter o controle do diabetes, e o farmacêutico deverá sempre comunicar ao paciente as mudanças de seu planejamento inicial e as intervenções necessárias para atingir as metas propostas, solicitando-lhe seu comprometimento para essa nova proposta.

Intervenções farmacêuticas

As intervenções farmacêuticas serão necessárias quando forem detectadas dificuldades relacionadas com o seguimento proposto, principalmente quanto à farmacoterapia.

As intervenções farmacêuticas podem ser feitas de muitas maneiras, sendo as mais simples e que independem da anuência do médico aquelas que

230 Estratégias para Implantação de um Serviço de Cuidados Farmacêuticos

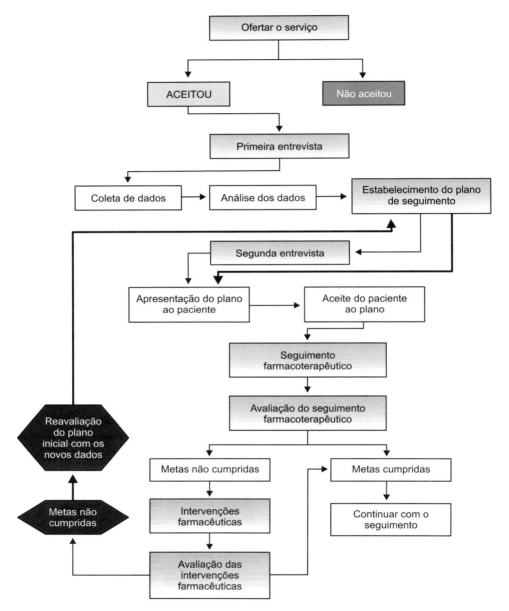

Figura 17.1 Etapas para implantação de um serviço de cuidados farmacêuticos em farmácias comunitárias.

visam à educação do paciente ou ao uso dos medicamentos prescritos. Por exemplo, um paciente que faz uso de acarbose em jejum deverá ser orientado a tomá-la junto à refeição principal. Esta é uma intervenção simples, porém muito importante no sentido de melhorar o controle glicêmico do paciente, e que não precisa da anuência do médico, uma vez que a administração correta de acarbose é sempre junto à refeição.

Porém, durante o seguimento poderão surgir situações que deverão ser encaminhadas ao médico com o objetivo de adotar medidas que melhorem a glicemia do paciente. Por exemplo, verificou-se que houve piora do controle glicêmico nos últimos meses, mesmo seguindo as recomedações médicas. Nesse caso, o farmacêutico deverá encaminhar ao médico suas observações e, se possível, sugestões com relação às modificações a serem feitas. Além disso, o farmacêutico deve colocar-se à disposição do médico para mantê-lo informado sobre as condições do paciente no intervalo de cada consulta.

Enfim, muitas situações poderão ocorrer e levar a modificações da dose utilizada do medicamento, ou ainda a acréscimo, suspensão ou substituição dos medicamentos em uso, mas esses ajustes são exclusivos do médico, cabendo ao farmacêutico detectá-los e comunicá-los.

Em algumas situações o farmacêutico poderá sugerir ao paciente a consulta com outro profisional além de seu médico regular (por exemplo, um psiquiatra), pois são frequentes os casos de diabéticos que apresentam depressão. Para este e outros casos, a agenda com os nomes de outros profissionais, sugerida entre as estratégias gerais para o seguimento de pacientes, será bastante útil.

Avaliação das intervenções farmacêuticas

Nessa etapa, o farmacêutico deverá analisar se a intervenção está sendo efetiva no controle da doença. Se a resposta for sim, continua-se com o seguimento sem modificações. No entanto, se a resposta for não, deve-se estabelecer um novo plano de tratamento com a concordância do paciente.

A seguir, encontram-se modelos de ficha para coleta de dados durante o seguimento do paciente e que também poderão ser aproveitados em outros tipos de seguimento.

Anexo 1: Modelo de ficha para acompanhamento do paciente portador de diabetes

ACOMPANHAMENTO MENSAL   Data: _____/_____/_____

Nome: _____

Peso: IMC: Pressão Arterial: Cintura: Quadril: Cintura/Quadril:

Você mudou a rotina de exercícios físicos neste último mês? ( ) Não mudei
( ) Sim, iniciei _____ /_____ por semana ( ) Sim, parei de _____ /_____ por semana
OBS.:_____
_____

Você mudou sua alimentação neste último mês? ( ) Não mudei ( ) Sim, iniciei dieta
( ) Sim, parei dieta
OBS.:_____
_____
_____

Como você se sentiu durante este mês (verificar as queixas)? ( ) Bem ( ) Mal
_____
_____
_____

Você tomou regularmente sua medicação (observar possíveis mudanças na farmacoterapia)? ( ) Sim ( ) Não
_____
_____
_____
_____

Você sentiu alguma reação diferente (reação adversa) após o uso de algum dos medicamentos? ( ) Sim ( ) Não

          Reação apresentada   Medicamento suspeito
_____
_____
_____
_____

Você iniciou a utilização de algum novo medicamento este mês? ( ) Sim ( ) Não

| Medicamento | Posologia | Como você toma? |

_____
_____
_____
_____

Este novo medicamento foi prescrito pelo seu médico? ( ) Sim ( ) Não _____

Você foi ao médico no último mês? ( ) Sim ( ) Não   Qual médico?

Você fez algum exame no último mês? ( ) Sim ( ) Não   Qual o resultado?

Data	Exame	Resultado	Exame	Resultado

Você notou alguma diferença no seu tratamento após o início de seu acompanhamento neste serviço? ( ) Sim ( ) Não

_____
_____
_____
_____

Problemas detectados:	Intervenções sugeridas:	A / NA*

*A: intervenção aceita. NA: intervenção não aceita.

Anexo 2: Modelo simplificado de ficha para acompanhamento do paciente diabético

Nome: _____

Data	Peso	Cintura	Quadril	Pressão arterial	Mudanças de hábitos*	Queixas*	Mudanças na farmacoterapia*	Retorno ao médico*	Novos exames*

Observações importantes: este é um modelo de ficha resumida utilizada para consultas rápidas sobre a situação do paciente ao longo do tempo, bastante útil no dia a dia. Pode ser utilizada em conjunto com o formulário de acompanhamento mensal, porém todas as informações que constam aqui já foram registradas no formulário. O verso desta ficha será utilizado para o registro resumido dos resultados dos exames laboratoriais.

Os itens que contêm asterisco devem ser registrados apenas como SIM ou NÃO. Quando houver SIM, você poderá verificar diretamente na ficha de acompanhamento mensal as modificações ocorridas.

Verifique sempre a pressão ao final do atendimento, quando o paciente estará mais relaxado e descansado.

Meça o quadril sempre com o paciente em pé e de pernas fechadas.

Meça a cintura diretamente sobre a pele.

Solicite ao paciente que retire os sapatos antes da pesagem.

Verso do modelo simplificado de ficha para acompanhamento do paciente portador de diabetes.

Registro de Exames Laboratoriais

Exemplo de preenchimento:

	ANO: 2007											2008
	JAN	FEV	MAR	ABR	MAI	JUN	JUL	AGO	SET	OUT	NOV	DEZ	JAN
Glicemia de jejum (mg/dL)	142				120				94				79
Glicemia pós-prandial (mg/dL)													
HbA$_{1c}$ %	11				8				6,8				6,3
Triacilglicerol (mg/dL)	88				103				137				110
Colesterol total (mg/dL)	128				140				156				169
LDL-c (mg/dL)	80				90				87				103
HDL-c (mg/dL)	30				30				42				44
VLDL (mg/dL)	18				20				27				22
Outros exames:													

*Algumas vezes, o paciente trará outros exames além da glicemia, HbA$_{1c}$ e perfil lipídico. Assim, é importante ter um espaço para esse tipo de registro.

Teste Seus Conhecimentos 18

Roberto B. Bazotte

Este capítulo foi organizado para que você possa testar os conhecimentos adquiridos após a leitura deste livro.

Foram formuladas 100 questões objetivas a respeito do diabetes mellitus (DM) e de seu tratamento, considerando todo o conteúdo dos capítulos anteriores deste livro. No final deste capítulo apresentamos o gabarito das questões e, na sequência, encontram-se os comentários sobre cada questão.

CONCEITO E ASPECTOS GERAIS DA DOENÇA E SEU TRATAMENTO

Assinale verdadeiro (V) ou falso (F) para as seguintes afirmativas

1. O DM tipo 1, antigamente conhecido como insulino-dependente ou infanto-juvenil, surge geralmente na infância ou na adolescência ( ).

2. No DM tipo 1 há um quadro clínico bem definido (poliúria, polidipsia, polifagia e emagrecimento) na ausência de administração de insulina, porque a deficiência de insulina geralmente é total, em oposição ao DM tipo 2, no qual a deficiência, pelo menos em sua fase inicial, geralmente é parcial ( ).

3. A instituição da insulinoterapia no DM tipo 2 só ocorre quando o paciente não faz uso de dieta/exercício/automonitoramento/medicação de maneira adequada ( ).

4. O DM tipo 2 é conhecido popularmente como diabetes suave por ser assintomático, mas este termo é inadequado, considerando que, se não houver controle rigoroso da glicemia, ocorrerão complicações crônicas, das quais as doenças cardiovasculares são as mais frequentes ( ).

5. O DM tipo 2, antigamente conhecido como não insulino-dependente ou da maturidade, surge mais frequentemente a partir dos 40 anos de idade ( ).

6. A poliúria no DM tipo 1 decorre da insuficiência renal, que é comum nesses pacientes ( ).

7. O parassimpático estimula a secreção de insulina em ação mediada pela acetilcolina, em oposição ao simpático, que inibe a secreção de insulina em ação mediada pela adrenalina e noradrenalina ( ).

8. A ingestão de carboidratos, que é proibida no DM tipo 1, deve ser feita com moderação no DM tipo 2, tendo em vista que o excesso de ingestão de "açúcar" pode causar diabetes ( ).

9. Considera-se diabético o paciente que apresente glicemia de jejum maior ou igual a 126mg/dL e glicemia pós-prandial ou após sobrecarga de glicose maior ou igual a 200mg/dL ( ).

10. A glicemia capilar constitui importante instrumento de diagnóstico e acompanhamento da glicemia do paciente diabético ( ).

11. O objetivo do tratamento medicamentoso e não medicamentoso é alcançar uma glicemia de jejum e pós-prandial o mais próximo possível da encontrada em indivíduos não diabéticos ( ).

12. O acompanhamento farmacológico no DM é mais eficaz quando, além da verificação periódica da glicemia, faz-se o acompanhamento regular de peso corporal (com ênfase na medida da cintura), lipidemias, pressão arterial e hemoglobina glicada ( ).

13. Cada paciente diabético apresenta características individuais quanto ao tratamento medicamentoso e não medicamentoso, sendo difícil alcançar um

tratamento que normalize a glicemia ( ). Porém, uma vez alcançado um esquema ideal de tratamento, não há mais necessidade de ajustes no tratamento medicamentoso e não medicamentoso nos anos subsequentes ( ).

14. No tratamento do DM, o uso de medicamentos antidiabéticos sem dieta, exercícios, automonitoramento e educação não é eficaz ( ).
15. A normalização da glicemia de jejum com o início do tratamento medicamentoso nos garante que este está alcançando o objetivo de normalizar a glicemia do paciente ao longo de 24 horas ( ).

PROCESSOS METABÓLICOS ENVOLVIDOS NO CONTROLE DA GLICEMIA

Para as questões 16 a 27, relativas aos efeitos da insulina, assinale E (estimula), I (inibe) ou N (não tem efeito).

16. Transporte de glicose e aminoácidos no músculo ( ).
17. Transporte de glicose no tecido adiposo ( ).
18. Glicólise e oxidação da glicose ( ).
19. Síntese de glicogênio hepático e muscular ( ).
20. Síntese de triacilglicerol no tecido adiposo ( ).
21. Síntese de proteínas ( ).
22. Degradação do glicogênio hepático ( ).
23. Proteólise ( ).
24. Lipólise ( ).
25. Neoglicogênese hepática ( ).
26. Cetogênese ( ).
27. Transporte de glicose no neurônio e nas hemácias ( ).

INSULINOTERAPIA

Assinale verdadeiro (V) ou falso (F) para as seguintes afirmativas

28. A insulina Regular (classificada como de ação rápida) é o ponto de partida para as demais insulinas podendo, pela adição de protamina, dar

origem à insulina NPH ou sofrer modificações na sequência de aminoácidos, dando origem aos denominados análogos. Outra possibilidade que combina as duas anteriores consiste na adição de protamina ao análogo ( ).

29. A insulina Regular se diferencia quimicamente da NPH pela adição de protamina e farmacocineticamente pelo fato de que a adição de protamina torna mais lenta a dissociação do hexâmero fazendo com que a entrada desta na corrente sanguínea seja mais lenta ( ).

30. As insulinas ultrarrápidas são melhores que as basais por oferecerem em 10 a 15 minutos o início da ação necessário ao atendimento de uma refeição ( ).

31. As insulinas se diferenciam, sob o ponto de vista farmacocinético (início, pico e duração da ação), em insulinas de ação ultrarrápida, rápida, intermediária e basais e, sob o ponto de vista farmacodinâmico, pela variação da potência biológica. Por exemplo, as denominadas insulinas basais apresentam menor potencial redutor da glicemia em relação às insulinas ultrarrápidas ( ).

32. A insulina porcina difere da humana em apenas um aminoácido, enquanto a bovina difere da humana em três aminoácidos ( ).

33. Insulinas Lispro, Aspart, Glulisina, Detemir e Glargina são os cinco análogos atualmente comercializados no Brasil ( ).

34. Na falta de Humulin 70/30, esta poderia ser substituída por Novomix 70/30, desde que o horário da refeição ou aplicação da insulina seja ajustado ( ).

35. Na falta de Humulin 70/30, a opção mais próxima seria Novomix 70/30 ( ).

36. Na ausência de Novolin N, esta poderia ser substituída por Novolin R? ( ).

37. As insulinas NPH e Detemir apresentam-se como um precipitado no fundo do frasco, quando este está em repouso, ou com um aspecto "leitoso", quando o frasco é agitado ( ).

38. Todas as insulinas que contêm adição de protamina não podem, sob nenhuma circunstância, ser administradas por via endovenosa ( ).

39. No diabetes mellitus gestacional, pelo fato de não existir uma deficiência severa de insulina como a que ocorre no tipo 1, podem ser empregados antidiabéticos orais ( ).
40. Pacientes diabéticos tipo 2 não fazem uso de insulina ( ).
41. A maioria dos pacientes diabéticos tipo 1 faz uso de insulina, enquanto no DM tipo 2 estes constituem minoria ( ).
42. Deve-se fazer rodízio na região de administração de insulina para evitar o aparecimento de lipodistrofia ( ).
43. Não se deve administrar insulina em áreas que serão muito utilizadas durante o exercício físico (por exemplo, injetar insulina na coxa de um paciente cujo exercício é correr) ( ).
44. A via intramuscular é a via de escolha para administração rotineira de insulina ( ).
45. Pode ser sugerida ao paciente diabético tipo 1 a substituição da insulina por antidiabéticos orais, pois há maior comodidade na administração, evitando o desconforto das injeções de insulina ( ).
46. Para a insulina NPH, o horário das refeições deve ser rigoroso ( ).
47. Para a insulina Lispro, o horário das refeições deve ser rigoroso ( ).
48. Se a dose de insulina é de 40U e o paciente não dispõe de seringa apropriada, orientá-lo a injetar 0,2mL, uma vez que todas as insulinas disponíveis se encontram na concentração de 100U/mL ( ).
49. A insulina deve ser armazenada no congelador e deve-se agitar vigorosamente o frasco antes de injetá-la ( ).
50. Considerando que o frasco para injeção de insulina contém um volume de 10mL e que a concentração de insulina é de 100U/mL, para um paciente cuja dose total diária é de 50U, este frasco deverá durar 20 dias ( ).
51. Existem seringas de 100U, 50U e 30U. Para injeção de 20U a seringa de 50U é a mais apropriada ( ).
52. No transporte de insulina, se não houver gelo seco, ela deverá ser envolvida em gelo comum para garantir a baixa temperatura durante o transporte ( ).

53. As insulinas basais (Glargina e Detemir) apresentam menor risco de hipoglicemia em relação à insulina NPH ( ).

54. Indivíduos com função renal diminuída apresentam maior risco de hipoglicemia quando submetidos à insulinoterapia ( ).

ANTIDIABÉTICOS ORAIS

Assinale verdadeiro (V) ou falso (F) para as seguintes afirmativas:

55. Plantas antidiabéticas (pata de vaca, jambolão, insulina vegetal) podem substituir com vantagens os antidiabéticos orais, quando se pretende reduzir o custo do tratamento ( ).

56. A falência primária às sulfonilureias se caracteriza pela ausência de resposta à dose máxima efetiva de uma sulfonilureia no início do tratamento ( ).

57. Em caso de falência primária às sulfonilureias, o melhor caminho a ser tomado consiste na instalação do regime de insulinoterapia ( ).

58. A falência secundária às sulfonilureias se caracteriza pela ausência de resposta à dose máxima efetiva de uma sulfonilureia após boa resposta inicial no início do tratamento ( ).

59. Em caso de falência secundária às sulfonilureias, o melhor caminho a ser tomado consiste na instalação do regime de insulinoterapia ( ).

60. O emprego isolado de secretagogos da insulina (por exemplo, metiglinidas) não faz sentido no DM tipo 1, tendo em vista que esses pacientes apresentam secreção de insulina nula ou insignificante ( ).

61. Em função de sua longa meia-vida, a clorpropamida tende a ser substituída pela glibenclamida ou outras sulfonilureias mais recentes ( ).

62. As sulfonilureias são indicadas no DM tipo 1 apenas quando o paciente diabético recusa-se a fazer uso rotineiro da insulina ( ).

63. O risco de acidose láctica às glitazonas é minimizado quando excluímos do tratamento pacientes portadores de asma, tromboembolia e enfisema pulmonar ( ).

64. A metformina é contraindicada para pacientes que apresentam creatinina elevada ( ).

65. Em diabéticos obesos, a metformina pode reduzir o peso corporal ( ).

66. Se houver hipoglicemia em paciente utilizando a combinação acarbose + insulina, água com açúcar não é o melhor antídoto ( ).

67. Betabloqueadores não seletivos podem reduzir a ação das sulfonilureias, elevando a glicemia ( ).

68. Betabloqueadores não seletivos podem intensificar a ação da insulina, reduzindo a glicemia ( ).

69. Fármacos que reduzem ou intensificam as ações da insulina, como os corticoides e o etanol, respectivamente, poderão do mesmo modo reduzir ou intensificar os efeitos dos secretagogos de insulina, como é o caso das sulfonilureias, cujos efeitos redutores da glicemia são mediados pela insulina ( ).

70. Em pacientes pré-diabéticos, a prevenção farmacológica pode ser feita com o emprego de metformina, glitazonas, acarbose ou secretagogos de insulina ( ).

71. Não faz sentido empregar acarbose ou metformina em pacientes pré-diabéticos ( ).

72. As glinidas apresentam menor risco de hipoglicemia em relação à metformina ( ).

73. Diferente das sulfonilureias e glinidas, a acarbose não apresenta risco de hipoglicemia ( ).

74. A insulina e os secretagogos de insulina, além do risco de hipoglicemia, têm em comum a possibilidade de aumento de peso em função do aumento do apetite acarretado pela insulina ( ).

75. Uma parcela dos usuários de sulfonilureias apresenta redução gradativa dos episódios de hipoglicemia em função do estabelecimento de tolerância progressiva a esses fármacos ( ).

ASSOCIAÇÕES DE ANTIDIABÉTICOS

Assinale com "S" para sim e "N" para não em relação às associações de antidiabéticos que podem ou não desencadear hipoglicemia.

76. (   ) Metformina + Acarbose.
77. (   ) Metformina + Rosiglitazona.
78. (   ) Metformina + Pioglitazona.
79. (   ) Metformina + Insulina NPH.
80. (   ) Metformina + Insulina Lispro.
81. (   ) Metformina + Sitagliptina.
82. (   ) Metformina + Gliclazida.
83. (   ) Metformina + Nateglinida.
84. (   ) Metformina + Exenatida.
85. (   ) Acarbose + Rosiglitazona.
86. (   ) Acarbose + Insulina Regular.
87. (   ) Acarbose + Glipizida.
88. (   ) Acarbose + Nateglinida.
89. (   ) Pioglitazona + Insulina NPH 70/30.
90. (   ) Pioglitazona + Glimepirida.
91. (   ) Pioglitazona + Nateglinida.
92. (   ) Glibenclamida + Insulina.
93. (   ) Nateglinida + Insulina.
94. (   ) Acarbose + Nateglinida + Insulina Glargina.
95. (   ) Acarbose + Metformina + Pioglitazona.

Quais das associações de antidiabéticos abaixo relacionadas fazem sentido (S) ou não fazem sentido (N)?

96. (   ) Rosiglitazona + Pioglitazona.
97. (   ) Metformina + Rosiglitazona.

98. (　) Metformina + Rosiglitazona + Acarbose.
99. (　) Metformina + Rosiglitazona + Acarbose + Gliclazida.
100. (　) Insulina Glargina + Insulina Lispro.

GABARITO COMENTADO

1. **(V)** Embora seja mais comum na infância ou adolescência, seu surgimento pode ocorrer em qualquer idade.

2. **(V)** Embora o DM tipo 2 apresente deficiência parcial de insulina em sua fase inicial, em parte dos pacientes esta deficiência se agrava, tornando necessária a introdução da insulina.

3. **(F)** A realização de dieta, exercício, automonitoramento e medicação de maneira adequada é importante porque o bom controle glicêmico protege o paciente das complicações crônicas. Além disso, a introdução de metformina e/ou glitazona (rosiglitazona e piolitazona), ao reduzir a resistência à insulina, pode proteger as células beta de esgotamento. No entanto, essas medidas nem sempre impedem o progressivo declínio das células beta, como mostrado na Figura 18.1, sendo necessária

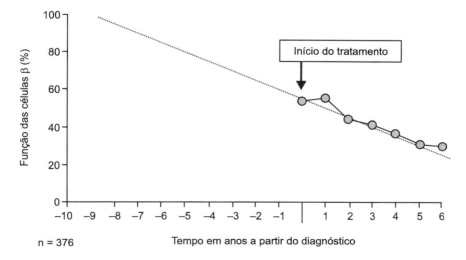

Figura 18.1 Perda de células beta ao longo dos anos. O tratamento convencional mesmo, que normalize a glicemia não impede a evolução do processo. (Adaptada do estudo de Holman RR. Diabetes Res Clin Pract 1998; 40[suppl.]:521-526.)

a intensificação do tratamento, seja por aumento de doses, seja por associação de antidiabéticos. Assim, uma parcela dos pacientes, apesar do bom controle glicêmico, evoluirá para o uso de insulina (isolada ou combinada com antidiabéticos orais). Porém, é preciso explicar ao paciente diabético que a necessidade de passar a utilizar insulina não é fim, pois faz parte da evolução da doença. O problema está em precisar usar insulina e não fazê-lo. Nesse caso, o mau controle glicêmico levará o paciente mais rapidamente às complicações crônicas.

4. **(V)** O DM tipo 2 é suave quanto aos sintomas, mas não quanto ao risco de complicações. Como mostrado na Figura 18.2, a taxa de infarto do miocárdio é de cerca de 20% nesses pacientes. Assim, mesmo não sendo hipertenso e com perfil lipídico normal, o paciente diabético é considerado de alto risco para doença cardiovascular (DCV). Além disso, se houver outros fatores de risco associados (hipertensão, dislipidemias, tabagismo), os riscos de DCV aumentam exponencialmente. A Figura 18.2 coloca por terra o mito de que o DM tipo 2 é "suave" ao evidenciar o risco de infarto do miocárdio fatal e não fatal em diabéticos tipo 2 acompanhados durante 7 anos. Observe que para pacientes que tiveram o primeiro infarto (diabéticos ou não) o risco de um segundo infarto aumenta substancialmente.

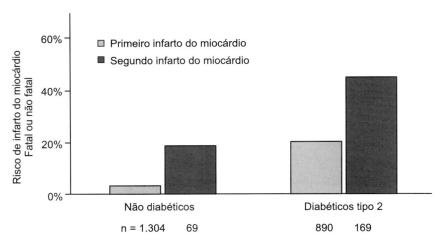

Figura 18.2 Risco de infarto do miocárdio fatal e não fatal em diabéticos tipo 2 acompanhados durante um período de 7 anos. (Adaptada de Haffner SM. New Engl J Med 1998; 339:229-34.)

5. **(V)** Embora mais frequente a partir dos 40 anos de idade, o DM tipo 2 é cada vez mais comum em crianças e adolescentes. O motivo dessa tendência é o crescimento da obesidade em jovens e crianças, fazendo o termo "diabetes da maturidade" ter cada vez menos sentido.

6. **(F)** A poliúria ocorre quando a glicemia ultrapassa 180mg/dL e a taxa de filtração glomerular de glicose excede o limiar renal de reabsorção de glicose no túbulo contornado proximal. A glicose não reabsorvida é excretada na urina (glicosúria). Além disso, o excesso de glicose aumenta a osmolaridade no interior do néfrom, dificultando a reabsorção tubular de água que será eliminada na urina. A diurese osmótica irá caracterizar a poliúria (aumento do volume urinário) típica do paciente diabético tipo 1 quando surge a doença ou se omitem as injeções de insulina. A poliúria, por sua vez, leva à desidratação, que desencadeia a polidipsia (sede exagerada). Por outro lado, a perda de glicose na urina, que pode representar 4.000kcal/dia, favorece a perda de peso.

7. **(V)** Quando vemos alimentos e sentimos seu cheiro, essas informações aferentes de natureza visual e olfativa alcançam o SNC, que integra uma resposta eferente mediada pelo nervo vago através do neurotransmissor acetilcolina, que irá estimular a secreção salivar (inervação do vago para as glândulas salivares) e a secreção gástrica (inervação do vago para a mucosa gástrica). Da mesma maneira, e como seria de se esperar, a inervação do vago para as células beta, em ação mediada pela acetilcolina, irá favorecer a secreção de insulina estimulada pela glicose. Em resumo, quando vemos alimento e sentimos seu odor, não apenas salivamos, mas também aumentamos a secreção de insulina (fase cefálica de liberação de insulina).

8. **(F)** A ingestão de carboidratos não é proibida. Ao contrário, o teor de carboidratos na dieta do diabético deve ficar em torno de 55%. O que deve ser restrito são os carboidratos de absorção rápida, com destaque para a sacarose (conhecida como açúcar) em função de sua rápida absorção. Nesse caso, os carboidratos de absorção rápida devem ser substituídos por adoçantes ou carboidratos de absorção lenta, particularmente o amido, presente na batata, na mandioca, no aipim e em inúmeros outros alimentos.

9. **(V)** Porém, deve ser levado em conta que pacientes com glicemia de jejum maior ou igual a 100mg/dL necessitam atenção especial.

10. **(F)** A glicemia capilar é um importante instrumento de acompanhamento da glicemia no paciente em tratamento, pois fornece informações importantes para o ajuste de doses e/ou dieta. Porém, não tem valor como instrumento de diagnóstico. Assim, se o farmacêutico detectar glicemia capilar elevada, deverá tomar o cuidado de não assustar o paciente e estimulá-lo a fazer uma consulta médica.

11. **(V)** Esta "verdade" não é tão nova assim, embora na prática a maioria dos pacientes diabéticos ainda esteja longe de alcançá-la.

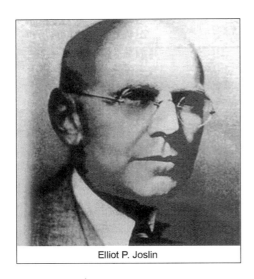

O objetivo principal do tratamento antidiabético deve ser atingir concentrações sanguíneas de glicose tão próximas quanto possível das encontradas em populações não diabéticas.
(Elliot Joslin, 1935)

Elliot P. Joslin

12. **(V)** É comum o paciente diabético ter uma visão glicocêntrica da doença, ou seja, se a glicemia de jejum estiver normal, está "tudo sob controle". Ocorre que a glicemia nos informa apenas o momento em que o sangue foi colhetado. Uma visão mais completa dos últimos 3 meses pode ser obtida com a dosagem da hemoglobina glicada. Este exame, entretanto, embora importante, ainda representa muito pouco, se considerarmos que excesso de peso, circunferência de cintura elevada, hipertensão e dislipidemia (colesterol e triacilglicerol elevados) são fatores de risco de DCV, consideradas a principal causa de morte no DM tipo 2 (Figura 18.3).

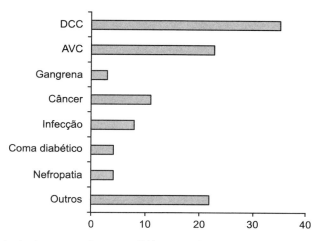

Figura 18.3 Principais causas de morte (%) em pacientes diabéticos tipo 2. DCC: doença arterial coronariana; AVC: acidente vascular cerebral. Observe que a DCC e o AVC são responsáveis por mais de 50% das mortes no DM tipo 2.

13. A primeira frase é verdadeira **(V)**, ou seja, cada paciente apresenta características individuais de tratamento medicamentoso e não medicamentoso, sendo difícil alcançar um tratamento que normalize a glicemia, pois já que cada paciente apresenta características individuais quanto à dose e ao esquema posológico. Esta informação deve ser transmitida ao atendente de farmácia, que costuma "ter o remédio-solução para cada situação". Assim, o atendente deve entender que não deve indicar medicamentos antidiabéticos do mesmo modo que indica "xampu anticaspa". Entretanto, a segunda parte da questão é falsa **(F)** pois, mesmo alcançando um esquema ideal de tratamento, haverá necessidade de ajustes no tratamento medicamentoso e não medicamentoso nos anos subsequentes. Aqui, mais uma vez, o atendente deve ser orientado a não interferir no tratamento medicamentoso.

14. **(V)** Um erro no tratamento do DM é o paciente depositar toda a confiança no medicamento que está sendo utilizado, desprezando os demais aspectos do tratamento. Cabe ao farmacêutico atuar como educador não apenas com relação à utilização correta dos medicamentos, mas quanto aos demais aspectos do tratamento. Nas áreas em que o profissional apresenta limitações, faz-se necessário o encaminhamen-

to para o membro da equipe multiprofissional mais bem capacitado a atender a demanda do paciente.

15. **(F)** A normalização da glicemia de jejum após a instalação do tratamento medicamentoso nos garante apenas que o tratamento está normalizando a glicemia de jejum. Informações ao longo de 24 horas podem ser obtidas pela glicemia capilar, enquanto a hemoglobina glicada A_{1c} (HbA_{1c}) nos informa o valor médio da glicemia dos 90 dias que antecedem ao exame. Porém, mais recentemente, o sistema CGM (*Continuous Glucose Monitoring*) promove a avaliação da glicemia a cada 5 minutos ao longo de 3 dias consecutivos. Esse exame, embora ofereça informações mais detalhadas da glicemia, apresenta alto custo. Assim, em termos práticos, os instrumentos mais acessíveis de acompanhamento da glicemia são a glicemia capilar e a HbA_{1c}. A importância da redução da HbA_1c encontra-se resumida na Figura 18.4, na qual verificamos que uma elevação de 1% na HbA_1c aumenta: o risco global de complicações crônicas (21%) e de mortes relacionadas ao diabetes (21%), mortes em geral (14%), infarto do miocárdio (14%), AVC (12%), doença vascular periférica (43%), doença microvascular (37%) e catarata (19%).

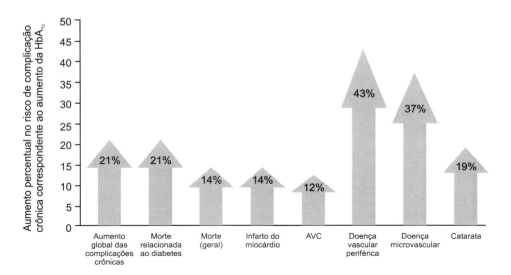

Figura 18.4 Percentagem de aumentos das complicações crônicas e morte para cada 1% de elevação da hemoglobina glicada A_1c (HbA_1c). (AVC: acidente vascular cerebral.)

Questões 16 a 27. Para melhor entendimento das respostas das questões **16 a 27**, devemos adotar como ponto de partida o fato de a insulina estimular os processos metabólicos associados às refeições e inibir os processos metabólicos associados ao jejum. Portanto, após a refeição, no indivíduo não diabético a glicose proveniente da digestão de carboidratos e os aminoácidos provenientes da digestão de proteínas favorecem a secreção de insulina, e esta estimula o transporte de glicose e aminoácidos no músculo (**16 E**) e no tecido adiposo (**17 E**). No interior da célula, a insulina favorece a utilização de glicose como fonte de energia ao ativar as enzimas da glicólise e oxidação da glicose (**18 E**). A insulina também promove o armazenamento da glicose ao favorecer a síntese de glicogênio a partir da glicose no fígado e nos músculos (**19 E**) e a síntese de triacilglicerol a partir da glicose no tecido adiposo (**20 E**). Além disso, estimula a síntese de proteínas (**21 E**). Ao mesmo tempo que a insulina ativa as vias anabólicas no período pós-prandial, também inibe as vias metabólicas que estavam ativadas durante o jejum que precedeu a refeição: degradação do glicogênio (**22 I**), proteólise (**23 I**), lipólise (**24 I**), neoglicogênese (**25 I**) e cetogênese hepática (**26 I**). Porém, não apresenta efeitos com relação ao transporte de glicose no neurônio e nas hemácias (**27 N**), o que é o esperado, pois, se o transporte de glicose no neurônio e nas hemácias dependesse da insulina, considerando que esses tipos de células utilizam glicose como principal fonte de energia, o paciente diabético não sobreviveria à primeira crise de falta de insulina.

28. **(V)** Informações adicionais com relação aos diferentes tipos de insulina encontram-se na Tabela 7.1.

29. **(V)** Quando a insulinoterapia iniciou, em 1921, as dificuldades para aplicação de insulina eram bem maiores do que hoje, pois não havia seringas e agulhas descartáveis ou "caneta para aplicação de insulina". Este fato despertou grande interesse no desenvolvimento de uma insulina que apresentasse maior duração. Em resposta a essa demanda verificou-se que em pH **N**eutro a adição de **P**rotamina à insulina lentifica o processo de absorção, prolongando a duração até 18 horas. Essa insulina, desenvolvida pelo dinamarquês **H**agedorn, foi lançada em 1943 como o

nome de "**N**eutral **P**rotamine **H**agedorn Insulin" mais conhecida como insulina **NPH**, e ainda é utilizada no tratamento do DM.

30. **(F)** Não existe insulina "melhor ou pior" e sim insulinas que podem atender mais adequadamente às demandas do paciente. As insulinas ultrarrápidas têm a vantagem do início de ação entre 10 e 15 minutos, mas duram no máximo 6 horas. As insulinas basais podem durar até 24 horas, porém não atingem o "pico" necessário no período pós-prandial. Portanto, o diabético tipo 1 que fizer uso de insulina ultrarrápida deverá cobrir o período noturno e entre as refeições com a aplicação de insulina basal uma vez ao dia.

31. **(F).** As insulinas se diferenciam sob o ponto de vista farmacocinético (início, pico e duração da ação). No entanto, sob o ponto de vista farmacodinâmico (ligação ao receptor e efeitos biológicos), elas são semelhantes. O fato de as insulinas basais apresentarem menor efeito redutor da glicemia em relação às ultrarrápidas ocorre em função de sua mais lenta absorção, o que impede que alcancem concentrações mais elevadas na corrente sanguínea.

32. **(V)** Atualmente, essas insulinas estão em desuso, e seu espaço foi ocupado pelas insulinas produzidas por bactérias e leveduras. Porém, devemos reconhecer seu papel histórico, pois graças a essas semelhanças na estrutura química (veja Figura 4.1) e na atividade biológica foi possível garantir o tratamento e a vida de milhões de pacientes diabéticos durante muitas décadas.

33. **(V)** O análogo, insulina glulisina, foi o mais recentemente introduzido no arsenal terapêutico.

34. **(V)** Na Humulin 70/30, a insulina Regular (R) representa 30% do total, enquanto na Novomix 70/30 a insulina Aspart representa 30% do total. Portanto, se o paciente utilizar Humulin 70/30, o início da ação ocorrerá 30 minutos após a injeção (em função da presença da insulina R), e para a Humulin 70/30, o início da ação ocorrerá de 10 a 20 minutos após a injeção (em função da presença da insulina Aspart). Assim, se o médico decidir-se pela substituição, será necessário adiantar em 10 a 20 minutos o início da refeição ou o horário da injeção.

35. (F) Não. A opção mais próxima consiste na administração de insulina Regular e NPH separadamente ou na mistura dessas insulinas na seringa antes da administração, seguindo, é claro, rigorosamente a técnica apropriada para se fazer essa mistura na seringa. **Observação:** estas sugestões devem ser encaminhadas ao médico do paciente, a quem cabe decidir pelas mudanças no tratamento medicamentoso.

36. (F) Trata-se de insulinas com perfil farmacocinético totalmente distinto (veja a Tabela 7.1). **Observação:** considerando que o paciente diabético tipo 1 não pode ficar sem insulina, e em caso de uma situação muito especial em que a única insulina disponível seria a Regular, caberia ao médico propor um esquema terapêutico utilizando esta insulina até o momento em que a disponibilidade da insulina NPH ou outra insulina mais apropriada seja restabelecida.

37. (F) As insulinas que se apresentam como um precipitado no fundo do frasco, quando em repouso, e de aspecto "leitoso", quando o frasco é agitado, são as insulinas que contêm a adição de protamina: NPH (Humulin® N, Novolin® N) e as pré-misturas (Humulin® 70/30, Humalog® Mix 25 e Novomix® 30). As demais insulinas têm aspecto cristalino: Lispro (Humalog®), Aspart (Novorapid®), Glulisina (Aprid®), Regular (Humulin® R, Novolin® R), Glargina (Lantus®) e Detemir (Levemir®).

38. (V) A insulina Regular é a utilizada por via endovenosa.

39. (F) Segundo as diretrizes da Sociedade Brasileira de Diabetes (2008) prevalece a recomendação da descontinuação do uso de antidiabéticos orais e sua substituição por insulina, de preferência antes da gravidez ou logo após seu diagnóstico, em razão da segurança comprovada e da melhor eficácia para o controle da glicemia.

40. (F) Estima-se que quase um terço dos pacientes diabéticos tipo 2 necessitam de insulina. Na prática, entretanto, o percentual de pacientes diabéticos tipo 2 que utilizam insulina é bem menor. Isso significa que há muitos diabéticos tipo 2 necessitando de insulinoterapia, mas que não a fazem. Essa percepção da necessidade do uso da insulina,

se não detectada por exames rotineiros, só irá acontecer quando as complicações crônicas surgirem e começarem a avançar.

41. **(F)** Todos os pacientes diabéticos tipo 1 fazem uso da insulina. Com relação ao DM tipo 2, estima-se que quase um terço necessitem de insulina, mas se considerarmos que essa modalidade de diabetes representa 90% a 95% dos pacientes diagnosticados, em termos absolutos o número de pacientes de diabéticos tipo 2 que necessitam de insulina seria maior que o de diabéticos tipo 1.

42. **(F)** Não se deve confundir local com região. Glúteo, coxa e abdome são exemplos de regiões. Como a absorção de insulina é diferente para cada região (por exemplo, a absorção no abdome é mais rápida do que na coxa), deve-se definir uma região para a aplicação da insulina, mas adotando-se rodízio no local de aplicação, pois a aplicação repetida no mesmo local pode acarretar lipodistrofia, que se caracteriza por hipertrofia ou atrofia do tecido subcutâneo no local da aplicação.

43. **(V)** A atividade física promove vasodilatação que, associada à movimentação da musculatura esquelética, acelera a absorção da insulina, aumentando o risco de hipoglicemia.

44. **(F)** A via subcutânea é a via rotineira de administração de insulina. Assim, os valores de início, pico e duração de ação de cada insulina apresentada na Tabela 7.1 são válidos para a via subcutânea. Por outro lado, para a via endovenosa, todas as insulinas apresentam início de ação imediato, embora na prática apenas a insulina Regular seja aplicada por essa via.

45. **(F)** Em pacientes diabéticos tipo 1, o uso de insulina é obrigatório.

46. **(V)** Sim, mas deve-se considerar que o horário fixo de refeições é difícil de ser alcançado em pacientes cuja profissão produz situações em que não se pode interromper o trabalho para fazer a refeição.

47. **(F)** Para as insulinas ultrarrápidas (Lispro, Aspart e Glulisina), como o início da ação ocorre entre 10 e 20 minutos após a administração, o paciente tem flexibilidade no horário da refeição.

48. **(F)** As seringas para administração de insulina já apresentam graduação em unidades. Porém, se for necessário calcular o volume a ser injetado, basta fazer uma regra de três. Nesse caso, para 20U o volume será de 0,2mL, para 40U será de 0,4mL, para 50U será de 0,5mL, e assim por diante.

49. **(F)** Sendo a insulina uma proteína (veja a Figura 4.1) cuja atividade biológica depende de sua delicada conformação tridimensional, extremos de temperatura ou agitação vigorosa podem desnaturar a molécula, reduzindo ou abolindo sua atividade biológica.

50. **(V)** Os frascos de insulina contêm o volume de 10mL. Como a concentração de insulina segue um padrão internacional de 100U/mL, há 1.000U em cada frasco. Se o paciente utiliza 50U por dia, basta dividir 1.000 por 50 para se obter o tempo de duração do frasco: 20 dias. O farmacêutico deve saber fazer esse cálculo, porque uma pergunta bastante comum do paciente será: "quantos dias vai durar o frasco?" Neste caso, ao receber a resposta (20 dias), o paciente poderá raciocinar da seguinte maneira: se 50U/dia dá para 20 dias, se eu injetar 25U/dia, dará para 40 dias. Este raciocínio é lógico sob o ponto de vista econômico, mas não sob o ponto de vista farmacológico. Lembre-se: aquilo que parece óbvio para você não o é para muitos pacientes, e será necessário orientá-los para não reduzirem a dose.

51. **(F)** Quando você era estudante, certamente passou por uma situação em que seria necessário pipetar 1mL e havia uma pipeta de 2mL e outra de 10mL. Para pipetar 1mL certamente a pipeta de 2mL é a escolha mais apropriada. Assim, pelo mesmo raciocínio, para a injeção de 20U a seringa de 30U é a mais apropriada.

52. **(F)** A insulina deve ser armazenada entre 4 e 8°C. Como o gelo seco tem temperatura mais baixa que o gelo comum, ele nunca deve ser utilizado. O gelo comum nunca deve entrar em contato direto com o frasco de insulina. Portanto, a geladeira (fora do congelador) é um bom local para armazenar a insulina. Porém, deve ser verificada com frequência a temperatura no interior da geladeira, que pode ficar abaixo de 4°C por defeito no termostato ou por manipulação indevida deste.

53. **(V)** A absorção extremamente lenta e a curta meia-vida, ao redor de 6 minutos, dificultam a elevação da concentração das insulinas basais (Glargina e Detemir) no sangue. Apresentam, portanto, menor risco de hipoglicemia em relação à insulina NPH, que tem uma absorção mais rápida.

54. **(V)** A insulina endógena liberada pelas células beta alcança primeiramente o fígado, onde cerca de 50% do total sofre metabolização de primeira passagem. Porém, a insulina injetada é metabolizada preferencialmente nos rins. Dessa maneira, em pacientes com doença renal pode ser necessária redução da dose de insulina. É importante entender que essa redução da dose de insulina pode ser interpretada erroneamente como "melhora do diabetes", quando na verdade o que está ocorrendo é o avanço de uma complicação crônica, isto é, a doença renal.

55. **(F)** Embora existam plantas com propriedades antidiabéticas, nenhuma alcançou a condição de substituir o tratamento convencional resumido na Figura 6.1. No entanto, há pacientes que se entusiasmam com o uso de plantas antidiabéticas a ponto de abandonarem o tratamento convencional. O problema maior não é a "planta não estar funcionando", mas o fato de as complicações crônicas avançarem nesse período, de maneira que, quando o paciente perceber que o tratamento não está funcionando, o tempo perdido não poderá ser recuperado e o custo do tratamento das complicações crônicas será sempre mais elevado que o do antidiabético oral. Cabe ao farmacêutico estimular o paciente a manter o tratamento convencional, o que na prática é um desafio difícil a ser alcançado.

56. **(V)** Uma pequena proporção de diabéticos tipo 2, principalmente os que apresentam perda de peso (indicador de deficiência de insulina mais severa), deve iniciar o tratamento com insulina. Entretanto, mesmo pacientes que apresentam perfil para o uso de sulfonilureias podem simplesmente não responder a esses fármacos mesmo quando se utiliza a dose máxima. Daí a importância de, ao se iniciar o tratamento com sulfonilureias, fazer um acompanhamento periódico da glicemia de jejum e da hemoglobina glicada. Cabe ao farmacêutico orientar e estimular o paciente a submeter-se a seus exames periódicos, os quais,

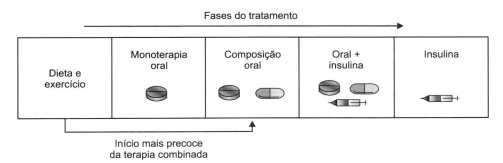

Figura 18.5 Fases do tratamento em que uma parcela dos pacientes evolui para o uso de insulina.

ao detectarem a presença da falência primária, possibilitarão ajustes no tratamento o mais rápido possível.

57. (F) Não. Antes do uso de insulina, pode-se optar pelo uso de antidiabéticos orais combinados, como mostrado na Figura 18.5.

58. (V). A falência secundária às sulfonilureias (FSS), como mostrado na Figura 8.3, é comum. Portanto, cabe ao farmacêutico estimular o paciente a retornar ao médico, o qual pedirá seus exames periódicos visando à detecção de FSS e à promoção dos ajustes necessários ao tratamento.

59. (F) Não. Antes do uso de insulina, pode-se optar pelo uso de antidiabéticos orais combinados.

60. (V) Esta observação se estende à parcela dos pacientes diabéticos tipo 2 que, em função da progressiva perda de células beta (Figura 18.1), deverão obrigatoriamente fazer uso de insulina.

61. (V) Sim. Porque, em função de sua longa meia-vida, quando ocorrer hipoglicemia pelo uso de clorpropamida, esta será mais prolongada do que com as demais sulfonilureias. Além disso, como sua eliminação é predominantemente renal, de todas as sulfonilureias disponíveis, é a menos indicada em nefropatas. Outra particularidade da clorpropamida é o risco de ocorrer reação antabuse (rubor facial, sensação de calor, queda da pressão arterial, taquicardia etc.) quando associada ao álcool

62. (F) A resposta a esta questão parece ser óbvia para o profissional de saúde. No entanto, nem sempre é óbvia para o paciente, principalmente

se ele conhecer alguém que é diabético e faz uso de sulfonilureias. É preciso orientar o paciente, como mostra a Figura 18.5, de que o DM tipo 2 é bastante heterogêneo, abrangendo desde indivíduos que normalizam a glicemia, perdendo um pouco de peso, até indivíduos que necessitarão de tratamento com insulina.

63. (F) Acidose láctica é um efeito adverso relacionado com as biguanidas e não com as glitazonas.

64. (V) A metformina é contraindicada na nefropatia porque sua eliminação é renal, sem sofrer metabolização. Antes de ser iniciado o uso da metformina, deve-se medir a creatinina sérica (< 1,5mg/dL em adultos) e monitorá-la anualmente para a função renal normal e duas a quatro vezes ao ano quando a creatinina sérica estiver no limite máximo normal, especialmente em pessoas idosas.

65. (V) Porém, a redução de peso promovida pela metformina é discreta, não sendo vantajoso seu uso como agente antiobesidade em pacientes não diabéticos que necessitam perder grande percentual do peso corporal. Com relação à redução do peso, embora ela ocorra, muitos pacientes diabéticos necessitarão acrescentar outras medidas para alcançar uma redução de peso mais substancial.

66. (V) O açúcar (sacarose) é um dissacarídeo cuja absorção intestinal depende de sua conversão em frutose e glicose pela enzima sacarase. Como a acarbose também inibe essa enzima, a glicose é o melhor antídoto.

67. (V) A secreção de insulina estimulada pela glicose é modulada por GLP-1, glucagon, somatostatina, acetilcolina, adrenalina, noradrenalina etc. A adrenalina e a noradrenalina inibem e ativam a secreção de insulina mediante suas ações em receptores alfa e beta-adrenérgicos, respectivamente. Portanto, se os receptores beta-adrenégicos forem bloqueados pelo propranolol, haverá redução da secreção de insulina com elevação da glicemia.

68. (V) Durante a hipoglicemia induzida pela administração de insulina ocorre grande liberação de adrenalina pela medula suprarrenal. A adrenalina elevada favorece a glicogenólise hepática (quebra do glicogênio em glicose e sua liberação) e lipólise no tecido adiposo

(a utilização de ácidos graxos provenientes da lipólise poupa glicose para o cérebro). Essas ações da adrenalina são mediadas por receptores beta-adrenérgicos que, se estiverem bloqueados, dificultarão a recuperação da glicemia. Em resumo, a associação insulina + beta-bloqueadores favorece a hipoglicemia, além de mascarar os sintomas de hipoglicemia mediados por receptores beta-adrenérgicos, como taquicardia e tremores.

69. **(V)** Como o efeito redutor da glicemia dos fármacos secretagogos de insulina é mediado pela insulina liberada (e por isso eles não são efetivos no diabetes tipo 1), qualquer fármaco que reduza (por exemplo, corticoides) ou aumente (por exemplo, etanol) as ações biológicas da insulina poderá afetar de maneira qualitativamente semelhante o efeito do secretagogo.

70. **(F)** Esta questão torna-se falsa pela inclusão dos secretagogos de insulina pois, se estes podem acarretar hipoglicemia em diabéticos com secreção de insulina diminuída, o risco seria ainda maior em pré-diabéticos. Outro motivo para o não emprego de secretagogos, e também da insulina, é que a maioria dos pacientes pré-diabéticos apresenta sobrepeso ou obesidade, e esses fármacos, com exceção da exenatida, favorecem a obesidade por aumentarem o apetite.

71. **(F)** Faz sentido, uma vez que esses fármacos não elevam a insulina sérica. Contudo, a medida mais eficaz, em se tratando de paciente obeso ou com sobrepeso, é a introdução de medidas não farmacológicas (dieta e exercícios) que favoreçam a normalização do peso corporal.

72. **(F)** As glinidas, por serem secretagogos de insulina, apresentam o risco de acarretar hipoglicemia, enquanto a metformina não.

73. **(V)** A acarbose não reduz a glicemia, mas impede sua elevação.

74. **(F)** A questão não é verdadeira porque há uma exceção: a exenatida que, ao atuar como agonista do GLP-1, estimula a secreção de insulina, o que aumenta o apetite. Entretanto, sua ação direta no SNC, inibindo o apetite, sobrepuja o possível aumento do apetite via elevação da insulina endógena. A ação inibidora do apetite da exenatida é mediada pela redução da produção do neuropeptídeo Y no hipotálamo.

75. **(F)** Não há tolerância às sulfonilureias. A redução dos episódios de hipoglicemia tem como principal causa a progressiva perda das células beta.

Comentário geral das questões 76 a 95: para respondermos essas questões precisamos entender que a insulina é praticamente a única substância com poder redutor da glicemia suficiente para acarretar hipoglicemia. Portanto, a elevação da insulina sérica favorece a hipoglicemia. Assim, farmacologicamente existem dois caminhos para se elevar a insulina sérica: injetando insulina ou administrando um secretagogo de insulina (sulfonilureias, metiglinidas etc.). Por outro lado, os fármacos que atuam por mecanismos que não envolvem elevação sérica da insulina (metformina, glitazonas e acarbose) não causam hipoglicemia se utilizados isoladamente. Porém, se associados à insulina ou a um de seus secretagogos, poderá ocorrer hipoglicemia.

76. **(N)** Não há secretagogos ou insulina nessa associação.
77. **(N)** Não há secretagogos ou insulina nessa associação.
78. **(N)** Não há secretagogos ou insulina nessa associação.
79. **(S)** Sim, porque todos os tipos de insulina podem acarretar hipoglicemia.
80. **(S)** Sim, porque todos os tipos de insulina podem acarretar hipoglicemia.
81. **(S)** Sim, porque a sitagliptina é um secretagogo de insulina.
82. **(S)** Sim, porque a gliclazida é um secretagogo de insulina.
83. **(S)** Sim, porque a nateglinida é um secretagogo de insulina.
84. **(S)** Sim, porque a exenatida é um secretagogo de insulina.
85. **(N)** Não há secretagogos ou insulina nessa associação.
86. **(S)** Sim, porque todos os tipos de insulina podem acarretar hipoglicemia.
87. **(S)** Sim, porque a glipizida é um secretagogo de insulina.
88. **(S)** Sim, porque a nateglinida é um secretagogo de insulina.
89. **(S)** Sim, porque todos os tipos de insulina podem acarretar hipoglicemia.

90. **(S)** Sim, porque a glimepirida é um secretagogo de insulina.

91. **(S)** Sim, porque a nateglinida é um secretagogo de insulina.

92. **(S)** Sim, porque a glibenclamida (secretagogo de insulina) e a insulina acarretam hipoglicemia.

93. **(S)** Sim, porque a nateglinida (secretagogo de insulina) e a insulina acarretam hipoglicemia.

94. **(S)** Sim, porque a nateglinida (secretagogo de insulina) e a insulina acarretam hipoglicemia.

95. **(N)** Não há secretagogos nessa associação.

96. **(N)** Porque pertencem à mesma classe farmacológica.

97. **(S)** Porque combinam a ação da metformina, preferencialmente reduzindo a produção hepática de glicose, com a ação da rosiglitazona, aumentando preferencialmente a captação de glicose pelos tecidos.

98. **(S)** Pelos mesmos motivos da questão anterior mais a acarbose, que atua lentificando a digestão de polissacarídeos.

99. **(S)** Pelos mesmos motivos das duas questões anteriores mais a gliclazida, que atua estimulando a secreção de insulina.

100. **(S)** Porque, embora apresentem ação semelhante, têm diferentes velocidades de absorção, o que possibilita que a lispro atue nas refeições e a glargina no período inter-refeições e jejum.

Leituras Recomendadas

Sites recomendados

www.adj.org.br – *site* da Associação de Diabetes Juvenil.

www.diabetes.org.br – *site* da Sociedade Brasileira de Diabetes.

www.diabetes.org – *site* da American Diabetes Association.

www.anad.org.br – *site* da Associação Nacional de Assistência ao Diabético.

www.idf.org – *site* da International Diabetes Association.

http://hiperdia.datasus.gov.br – *site* do programa HIPERDIA do Ministério da Saúde.

www.endocrino.org.br – *site* da Sociedade Brasileira de Endocrinologia e Metabologia.

www.abeso.org.br – *site* da Sociedade Brasileira para o Estudo da Obesidade e da Síndrome Metabólica.

http://www.rnpd.org.br/site/default.asp – Rede Nacional de Pessoas Diabéticas.

Livros recomendados

Kahn CR, Weir GC, King GL, Jacobson AM, Moses AC, Smith RJ (eds.). Joslin's Diabetes Mellitus. 14 ed. Porto Alegre: Artmed Editora. 2009. 1.224p.

Artigos científicos recomendados

Adoçantes

Bazotte RB, Lonardoni MTC, Alvarez M, Gaeti WP, Amado CA. Determinacão da DL 50 do isosteviol em animais de laboratorio. Arq Biol Tecnol 1986; 29:711-22.

Ferreira EB, Neves FAR, Costa M, Prado WA, Ferri LAF, Bazotte RB. Comparative effects of leaves and stevioside on glycaemia and hepatic gluconeogenesis. Planta Medica 2006; 72:691-6.

Antidiabéticos orais

Fontanive VCP, Andreta D, Tossati D, Parcianelo P, Rodrigues R, Bazotte RB. Aspetos clínicos e farmacológicos do emprego da exenatida na terapêutica do diabetes mellitus tipo 2. Arq Ciênc Saúde da Unipar 2009; 12:139-42.

Geisler AS, Felisberto-Junior AM; Batista MR, Carrara MA, Tavoni T, Bazotte RB. Comparative hypoglycemia induced by sulphonilurea or insulin on liver gluconeogenesis in rats. In: 69 Scientific Session American Diabetes Association, New Orleans. Diabetes – Abstract Book, v. 58. p. A613-A613, 2009.

Cetogênese hepática

Albuquerque GG, Gazola VAFG, Garcia RF, Souza KLA, Barrena HC, Curi R, Bazotte RB. Gluconeogenesis and ketogenesis in perfused rat liver of rats submitted to short-term insulin-induced hypoglycemia. Cell Biochemistry and Function 2008; 26:228-32.

Barrena HC, Gazola VAFG, Furlan MMDP, Garcia RF, Souza HM, Bazotte RB. Ketogenesis evaluation in perfused liver of diabetic rats submitted to short-term insulin-induced hypoglycemia. Cell Biochem Funct 2009; 27:383-7.

Murad GR, Mario EG, Bassoli BK, Bazotte RB, Souza HM. Comparative acute effects of leptin and insulin on gluconeogenesis and ketogenesis in perfused rat liver. Cell Biochem Funct 2005; 23:405-13.

Diabetes e infecções

Carrara MA, Bazotte RB, Donati L, Svidzinski TIE, Consolaro MEL, Patussi EV, Batista MR. Effect of experimental diabetes on the development and maintenance of vulvovaginal candidiasis in female rats. Am J Obst Gynecol 2009; 200:659e1-659e4.

Seidel AC, Fagundes DJ, Bazotte RB, Novo NF, Juliano Y, Meister H. Effect of lung resection and sham surgery on the frequency of infections in alloxan-diabetic rats. Braz J Med Biol Res 2003; 36:287-90.

Diabetes experimental

Akimoto LS, Pedrinho SRF, Lopes G, Bazotte RB. Rates of hepatic gluconeogenesis in perfused liver of alloxan diabetic fed rats. Res Commun Chem Pathol Pharmacol 2000; 107:65-77.

Ferraz M, Brunaldi K, Oliveira C, Bazotte RB. Hepatic glucose production from alanine is absent in perfused liver of diabetic rats. Res Commun Chem Pathol Pharmacol 1997; 95:147-55.

Galletto R, Siqueira VLD, Ferreira EB, Oliveira AJB, Bazotte RB. Absence of antidiabetic and hypolipidemic effect of *Gymnema sylvestre* in non-diabetic and alloxan-diabetic rats. Braz Arch Biol Technol 2004; 47:545-51.

Hernandes L, Bazotte RB, Gama P, Miranda-Neto MH. Streptozotocin-induced diabetes duration is important to determine changes in the number and basophily of myenteric neurons. Arquivos de Neuro-Psiquiatria 2000; 58:1035-9.

Seidel AC, Fagundes DJ, Bazotte RB, Novo NF, Juliano Y, Meister H. Response of the remaining lung after pneumonectomy in alloxan diabetic rats. Braz Arch Biol Technol 2003; 46:214-5.

Siqueira VLD, Cortez DAG, Nakamura CV, Bazotte RB. Pharmacological studies of cordia salicifolia cham in both normal and diabetic rats. Braz Arch Biol Technol 2006; 49:215-8.

Estudos clínicos

Curi R, Alvarez M, Bazotte RB, Botion LM, Godoy JL, Bracht A. Effect of *Stevia rebaudiana* on glucose tolerance in normal adult humans. Braz J Med Biol Res 1986; 19:771-4.

Ferri LAF, Prado WA, Yamada SS, Gazola S, Batista MR, Bazotte RB. Investigation of the antihypertensive effect of oral crude stevioside in patients with mild essential hypertension. Phytother Res 2006; 20:732-6.

Silva GEC, Assef AH, Albino CC, Ferri LAF, Tasim G, Takahashi MH, Eik-Filho W, Bazotte RB. Investigation of the tolerability of oral stevioside in Brazilian hyperlipidemic patients. Braz Arch Biol Technol 2006; 49:583-7.

Silva GEC, Takahashi MH, Eik-Filho W, Albino CC, Tasim GE; Ferri LAF, Assef AH, Cortez DAG, Bazotte RB. Ausência de efeito hipolipemiante da *Solanum melongena L.* (berinjela) em pacientes hiperlipidêmicos. Arq Bras Endocrinol Metabol 2004; 48:368-73.

Gliconeogênese hepática

Galende SB, Neto OCO, Santos LF, Peicher MV, Souza HM, Bazotte RB. Glucose administration inhibits the hepatic activation of gluconeogenesis promoted by insulin-induced hypoglycemia. Braz Arch Biol Technol 2009; 52:849-54.

Murad GRB, Peicher MV, Souza HM, Lopes G, Fonseca MH, Bazotte RB. Hypoglycemia induced by insulin (HII) increases the hepatic capacity to produce glucose from gluconeogenic aminoacids. Acta Pharmacol Sin 1999; 20:1083-6.

Oliveira-Yamashita F, Garcia RF, Felisberto-Junior AM, Curi R, Bazotte RB. Evidence that L-glutamine is better than L-alanine as gluconeogenic substrate in perfused liver of weaned fasted rats submitted to short-term insulin-induced hypoglycaemia. Cell Biochem Funct 2009; 27:30-4.

Souza HM, Murad GRB, Ceddia RB, Curi R, Peicher M.V, Bazotte RB. Rat liver responsiveness to gluconeogenic substrates during insulin-induced hypoglycemia. Braz J Med Biol Res 2001; 34:771-7.

Glicogenólise hepática

Ceddia RB, Lopes G, Souza HM, Murad GRB, William WN, Bazotte RB, Curi R. Leptin acutely inhibits glucagon-stimulated glycogenolysis in situ rat perfused liver. Int J Obes 1999; 23:1207-12.

Lopes G, Hell NS, Lima FB, Vardanega M, Bazotte RB. The responsiveness of glycogen catabolism to adrenergic agonists during insulin-induced hipoglycemia in rat livers. Gen Pharmacol 1998, 30:593-9.

Obici S, Lopes-Bertolini G, Curi R, Bazotte RB. Liver glycogen metabolism during short-term insulin-induced hypoglycemia in fed rats. Cell Biochem Funct 2008; 26:755-9.

Peicher MV, Curi R, Silva SP, Nascimento KF, Bazotte RB. Responsiveness of glycogen breakdown to cyclic AMP in perfused liver of rats with insulin-induced hypoglycemia. Braz J Med Biol Res 2003; 36:45-51.

Peicher MV, Lopes G, Lima FB, Curi R, Nakano LC, Bazotte RB. Time sequence of changes in the responsiveness of glycogen breackdowon to adrenergic agonists in perfused liver of rats with insulin- induced hypoglycemia. Braz J Med Biol Res 2000; 33:805-13.

Hipoglicemia induzida por insulina

Felisberto-Junior AM, Manso FC, Gazola VAFG, Obici S, Geisler SA, Bazotte RB. Oral glutamine dipeptide prevents against prolonged hypoglycemia induced by Detemir insulin in rats. Biol Pharm Bull 2009; 32:232-6.

Garcia RF, Gazola VAFG, Barrena HC, Hartmann EM, Berti J, Toyama MH, Boschero AC, Carneiro EM, Manso FC, Bazotte RB. Blood amino acids concentration during insulin induced hypoglycemia in rats: the rule of alanine and glutamine to glucose recovery. Amino Acids 2007; 33:151-5.

Garcia RF, Gazola VAFG, Hartmann EM, Barrena HC, Obici S, Nascimento KF, Bazotte RB. Oral glutamine dipeptide promotes acute glycemia recovery in rats submitted to long-term insulin induced hypoglycemia. Lat Am J Pharmacy 2008; 27:229-34.

Gazola VAFG, Garcia RF, Hartmann EM, Barrena HC, Albuquerque GG, Bazotte RB. Glycemia recovery with oral amino acids administration during experimental short-term insulin induced-hypoglycemia. J Diabetes Complications 2007; 21:520-5.

Nascimento KF, Garcia R, Gazola VAFG, Souza HM, Obici S, Bazotte RB. Contribution of hepatic glycogenolysis and gluconeogenesis in the defense against short-term insulin induced hypoglycemia in rats. Life Sciences 2008; 82:1018-22.

Souza HM, Murad GRB, Curi R, Galletto R, Bazotte RB. Combined administration of glucose precursors is more efficient than glucose itself to glycemia recovery during hypoglycemia. Res Commun Mol Pathol Pharmacol 2001; 110:264-72.

Hormônios contrarreguladores

Bazotte RB, Constantin J, Curi R, Kemmelmeier FS, Hell NS, Bracht A. The sensitivity of glycogenolysis to glucagon, epinephrine and cyanide in livers from rats in different metabolic conditions. Res Commun Chem Pathol Pharmacol, 1989; 64:193-203.

Souza HM, Hell NS, Lopes G, Bazotte RB. Effect of combined administration of counterregulatory hormones during insulin-induced hypoglycemia in rats: lipolysis mediated by a ß-adrenergic mechanism contributes to hyperglycemia. Braz J Med Biol Res 1994; 27:2883-7.

Souza HM, Hell NS, Lopes G, Bazotte RB. Sinergistic effect of counterregulatory hormones during insulin induced hypoglycemia in rats: the participation of lipolysis and gluconeogenesis to hiperglycemia. Acta Pharmacol Sin 1996; 15:455-9.

Vardanega-Peicher M, Galletto R, Silva SP, Bazotte RB. Comparative effect of glucagon and isoproterenol on hepatic glucose production and glycolysis in isolated perfused liver. Arq Biol Tecnol 2003; 46:563-8.

Mecanismo de ação da insulina

Carrara VS, Amato AA, Neves FAR, Bazotte RB, Mandarino JMG, Nakamura CV, Filho BPD, Cortez DAG. Effects of a methanolic fraction of soybean seeds on the transcriptional activity of peroxisome proliferator-activated receptors (PPAR). Braz J Med Biol Res 2009; 42:545-50.

Murad GRB, Vardanega-Peicher M, Curi R, Souza HM, Mario EG, Bassoli BK, Bazotte RB. Central role of cAMP in the inhibition of glycogen breakdown and gluconeogenesis promoted by leptin and insulin in perfused rat liver. Polish J Pharmacol 2004; 56:223-31.

Peicher MV, Curi R, Souza HM, Murad GRB, Siqueira VLD, Galende SB, Bazotte RB. Comparative effect of physiological levels of leptin and insulin on cyclic AMP-induced stimulation of hepatic glycogen breakdown. Polish J Pharmacol 2003; 55:659-62.

Metabolismo hepático

Bazotte RB, Pereira B, Highan S, Shoshan-Barmatz V, Friedmann NK. Effects of ryanodine on calcium sequestration in the rat liver. Biochem Pharmacol 1991; 42:1799-1803.

Gazola VAFG, Garcia RF, Curi R, Pithon-Curi TC, Mohamad MS, Hartmann EM, Barrena HC, Bazotte RB. Acute effects of isolated and combined alanine and glutamine on hepatic gluconeogenesis, ureagenesis and glycaemic recovery in experimental short-term insulin induced hypoglycaemia. Cell Biochem Funct 2007; 25:211-6.

Leonardo ES, Bassoli BK, Cassolla P, Murad GRB, Bazotte RB, Souza HM. Leptin inhibits glycogen catabolism but does not modify acutely the suppressive effect of insulin on glucose production and glycogenolysis stimulated by 8-Br-cAMP in rat liver perfused in situ. Pharmacol Res 2009; 59:176-82.

Mario EG, Leonardo ES, Bassoli BK, Cassolla P, Murad GRB, Bazotte RB, Souza HM. Investigation of the acute effect of leptin on the inhibition of glycogen catabolism by insulin in rat liver perfused in situ. Pharmacol Rep 2009; 61:319-24.

Neuropatia diabética

Buttow NC, Miranda-Neto MH, Bazotte RB. Morphological and quantitative study of the myenteric plexus of the duodenun of streptozotocin-induced diabetic rats. Arq. Gastroenterol 1997; 34:34-42.

Defani MA, Zanoni JN, Natali MRM, Bazotte RB, Miranda-Neto MH. Effect of acetyl-l-carnitine on Vip-ergic neurons in the jejunum submucous plexus of diabetic rats. Arq Neuro-Psiquiatria 2003; 61:962-7.

Ferraz M, Iwamoto ELI, Batista MR, Brunaldi K, Bazotte RB. Sorbitol accumulation in rats kept on diabetic condition for a short and prolonged periods. Acta Pharmacol Sin 1997; 8:309-11.

Stumpel F, Kucera, R, Bazotte RB, Puschell GP. Loss of regulation by sympathetic hepatic nerves of liver metabolism and haemodynamics in chronically streptozotocin-diabetic rats. Diabetologia 1996; 39:161-5.

Zanoni JN, Buttow NC, Bazotte RB, Miranda-Neto MH. Evaluation of the population of nadph-diaphorase-stained and myosin-v myenteric neurons in the ileum of chronically streptozotocin-diabetic rats treated with ascorbic acid. J Auton Nervous Syst 2003; 104:32-8.

Plantas potencialmente antidiabéticas

Beltrame FL, Sartoreto JL, Bazotte RB, Cuman RKN, Tchaikowiski O, Fernandes LC. Estudo fitoquímico e avaliação do potencial antidiabético do Cissus sicyoides L. (Vitaceae). Química Nova 2001; 24:783-5.

Ferreira EB, Fernandes LC, Galende SB, Cortez DAG, Bazotte RB. Hypoglycemic effect of the hydroalcoholic extract of leaves of Averrhoa carambola L. (Oxalidaceae). Rev Bras Farmacognosia 2008; 18:339-43.

Sanches NR, Galletto R, Oliveira CE, Bazotte RB, Cortez DAG. Avaliação do potencial anti-hiperglicemiante da *Pfaffia glomerata (Spreng) Pedersen (Amarantaceae)*. Acta Scientiarum 2001; 23:613-7.

Produtos naturais biologicamente ativos

Fregonesi CEPT, Molinari SL, Alves AMP, Defani MA, Zanoni JN, Bazotte RB, Miranda-Neto MH. Morphoquantitative aspects of nitrergic myoenteric neurons from the stomach of diabetic rats supplemented with acetyl-L-carnitine. Anatomia, Histologia, Embryologia 2005; 93-7.

Gazola VAFG, Lopes G, Dias RMM, Curi R, Bazotte RB. Comparative effects of diet supplementation with L- and DL-carnitine on ammonia toxicity and hepatic metabolism in rats. Acta Pharmacol Sin 2001; 22:305-10.

Gazola VAFG, Lopes G, Limeira DM, Galletto R, Gazolla S, Curi R, Bazotte RB. Effect of diet supplementation with l-carnitine on hepatic catabolism of l-alanine in rats. Acta Pharmacol Sin 2002; 23:296-9.

Lopes G, Gazola VAFG, Galende SB, Prado WA, Curi R, Bazotte RB. Comparative acute effects of L-carnitine and DL-carnitine on hepatic catabolism of L-alanine and L-glutamine in rats. Acta Pharmacol Sin 2004; 25:1257-61.

Obici S, Carrara MA, Sela VRS, Cortez DAG, Audi EA, Batista MR, Bazotte RB. Effect of dichloromethane extract of *Kielmeyera coriacea* stems on hepatic catabolism of L-alanine in rats. Latin Amer J Pharm 2008; 27:431-5.

Tachima CM, Tronchini EA, Pereira RVFP, Bazotte RB, Zanoni JN. Rats supplemented with L-glutamine: a study of immunoreactive myosin-V myenteric neurons and the proximal colonic mucosa. Digestive Diseases and Sciences 2007; 52:1233-41.

Zanoni JN, Hernandez L, Bazotte RB, Miranda-Neto, MH. Terminal ileum submucous plexus: study of the vip-ergic neurons of diabetic rats treated with ascorbic acid. Arq Neuro-Psiquiatria 2002; 60:28-31.

Nutrição e metabolismo

Batista MR, Ferraz M, Bazotte RB. Are physiological changes in meal-fed rats determined by the amount of food ingested in the last meal or due to the feeding schedule? Physiol Behav 1997; 62:249-53.

Batista MR, Vasconcelos MS, Rebola VD, Galletto R, Curi R, Bazotte RB. Hepatic gluconeogenesis in rats trained to eat a single meal daily: role of eating periodicity and the amount of food ingested in the last meal. Res Commun Mol Pathol Pharmacol 2001; 109:345-56.

Bazotte RB, Constantin J, Hell NS, Bracht A. Hepatic metabolism of meal-fed rats: studies in vivo and in the isolated perfused liver. Physiol Behav 1990; 48:247-53.

Bazotte RB, Constantin J, Hell NS, Ishii-Iwamoto EL, Bracht A. The relation between inhibition of glycolysis and stimulation of uptake due to glucagon in livers from rats in different metabolic conditions. Cell Biochem Funct 1988; 6:225-30.

Bazotte RB, Curi R, Hell NS. Metabolic changes caused by irregular-feeding schedule as compared with meal-feeding. Physiol Behav 1989; 46:109-13.

Curi R, Hell NS, Bazotte RB, Timo-Iaria C. Metabolic performance of free fed rats subjected to prolonged fast as compared to metabolic pattern in rats under long term food restriction. Physiol Behav 1984; 33:525-31.

Prevalência do diabetes mellitus

Silva GEC, Bazotte RB, Curi R, Silva MARCP. Investigation of risk factors to coronary heart disease in two countryside paranaense villages, Brazil. Arq Biol Tecnol 2004; 47:387-90.

Teste de tolerância à glicose

Bassoli BK, Cassolla P, Murad GRB, Constantin J, Salgueiro-Pagadigorria CL, Bazotte RB, Da Silva RS, Souza HM. Chlorogenic acid reduces the plasma glucose peak in the oral glucose tolerance test: effects on hepatic glucose release and glycaemia. Cell Biochem Funct 2008; 26:320-8.

Ueda M, Weffort RMM, Zubioli A, Bersani-Amado CA, Bazotte RB, Gaeti WP, Alvarez M . Efeito do extrato aquoso da Stevia Rebaudiana (Bert) Bertoni sobre o teste de tolerância à glicose em ratos normais adultos. Revista Unimar 1983; 5:111-5.

Índice Remissivo

A

Abscesso renal, 160
Acarbose, 11
Aceitação da doença, 180
Acesulfame-K, 113
Acidente vascular cerebral (AVC), 29
Ácido nicotínico, 16, 136, 148
- comercial, 154
- doses, 154
- estrutura química, 148
- fabricante, 154
- forma farmacêutica, 154
Acromegalia, 16
Açúcar
- consumo, 169
- mascavo, 195
Adipócitos
- deficiência de insulina, 53
- resistência à insulina, 93

Adoçantes, 112
- acesulfame-K, 113
- aspartame, 114
- câncer, 195
- ciclamato, 114
- dextrose, 114
- esteviosídeo, 116
- frutose, 114
- lactose, 114
- maltodextrina, 115
- manitol, 115
- neo-hesperidina, 115
- sacarina, 115
- sorbitol, 115
- sucralose, 116
- xilitol, 116
Adrenérgicos, 16
Aldosteroma, 16
Alfa-amilase pancreática, 106

Alfa-interferon, 16
Alimentos
- funcionais, 117
- nutracêuticos, 117
AMPK, ativação, 98
Análogos da insulina, 38, 61-77
Anemia perniciosa, 49
Anfepramona, 122, 123
Anorexígenos, 122
Anticorpos contra células beta, avaliação, 24
Antioxidantes, 197
Aprida, 71, 72
Arcabose, 105
- estrutura química, 106
Armazenamento de insulina, 204, 205
Aspart, 71, 72
Aspartame, 114, 195
Associações de diabéticos, 191
Aterosclerose, dislipidemias, 135
Atividade física e diabetes mellitus, 129-132
- contraindicações, 130
- cuidados especiais, 130
- orientações, 131
- questões levantadas pelos pacientes, 193
Atorvastatina, 138
- doses, 140, 153
- estrutura química, 142
- fabricante, 153
- forma farmacêutica, 153
- nome comercial, 153

B

Bacteriúria, 160
Banting, G. Frederick, 63
Bebidas alcoólicas, 198
Best, Charles H., 63
Betabloqueadores, 83
Bexiga neurogênica, 161
Bezafibrato
- doses, 147, 154
- estrutura química, 146
- fabricante, 154
- forma farmacêutica, 154
- nome comercial, 154
Biguanidas, 59
- estrutura química, 97
- resistência à insulina, 96
Bloqueadores de canais de cálcio, 83
Bolhas de ar da insulina, 203
Bomba de infusão de insulina, 169
Buformina, 96
Byetta, 89

C

Câncer, adoçantes, 195
Candidíase, 160
Carboidratos, 110
- fármacos que reduzem a velocidade de degradação, 105-108
Carbutamida, 80
Catarata, 27
Catecolaminérgicos, 122
Cegueira, 25, 171
Células beta

- anticorpos contra, exame, 24
- representação esquemática, 82
- secreção de insulina, 37
- síntese de insulina, 35
Células-tronco, 211
Cetoacidose diabética, 54, 161
Cetogênese, 53
Cetonúria, avaliação, 23
Ciclamato, 114
Ciprofibrato
- doses, 147, 154
- estrutura química, 146
- fabricante, 154
- forma farmacêutica, 154
- nome comercial, 154
Cirurgia do intestino, 211
Cistite, 160
Clofibrato, estrutura química, 146
Clorpropamida, 80, 81, 83
Clortalidona, 31
Colcistite enfisematosa, 160
Colecistocinina (CCK), 41
Colesterol, 111
- avaliação, 23
Colestiramina, 136, 144
- doses, 154
- fabricante, 154
- forma farmacêutica, 154
- nome comercial, 154
Conceitos, questões levantadas pelos pacientes, 168
Constipação intestinal, 165
Contraceptivos hormonais, 16, 83
Corticoides, 16, 51, 83, 201

Crianças com diabetes, 191
Cuidadores, 189
Cura, questões, 168

D

Daonil, 198
Déficit cognitivo, 165
Depressão, 170
Descarboxilase do ácido glutâmico, 49
Desidratação, 51
Detemir, 71, 72
Dextrose, 114
Diabetes mellitus, 1-5
- atividade física, 129-132
- classificação, 8
- complicações, 25-33
- - catarata, 27
- - doenças cardiovasculares, 32
- - hipertensão arterial, 29
- - impacto econômico, 3
- - nefropatia diabética, 27
- - neuropatia diabética, 28
- - retinopatia diabética, 25
- conceitos, 8, 11
- diabetes insipidus, diferenças, 184
- diagnóstico, exames laboratoriais, 13
- dislipidemias, 133-155
- farmacêutica, impacto, 4
- fase *honeymoon*, 186
- fatores desencadeantes, 11
- gestacional, 10, 189
- LADA, 184
- não insulino-dependente, 176

- nutrição, 109-119
- - adoçantes, 112
- - alimentos funcionais e nutracêuticos, 117
- - fibras, 118
- - horário das refeições, 112
- - índice glicêmico, 112
- - produtos *diet* e *light*, 116
- questões levantadas pelos pacientes, 167-211
- sintomas, 183
- situações especiais, 157-166
- tipo 1, 8
- tipo 2, 9, 171
- tipo Mody, 24, 184
- tratamento medicamentoso, 57-60
- - agonistas do GLP-1, 59
- - biguanidas, 59
- - glitazonas, 59
- - inibidores da DPPP4, 59
- - metiglinidas, 59
- - sulfonilureias, 59
Diarreia diabética, 165
Diazóxido, 16
Diet, produtos, 116, 193, 194
Dieta e exercícios, 193
Disfunção
- endotelial, 12
- erétil, 164
Dislipidemias, 133-155
- aterosclerose, associação, 135
- classificação, 134
- diagnóstico, valores de referência, 133
- primárias, 134
- secundárias, 134
- tratamento, 135
- - ácido nicotínico, 136, 148
- - colestiramina, 136, 144
- - estatinas, 136, 137, 153
- - ezetimiba, 136, 143
- - fibratos, 136, 145, 154
Diuréticos tiazídicos, 16
Doenças
- Addison, 49
- cardiovasculares, 32
- celíaca, 49
- Cushing, 16, 51
- desencadeadoras de diabetes, 11
- Graves, 49
Doses de insulina, 66

E

Educação, questões levantadas pelos pacientes, 182
Edulcorantes, ver Adoçantes
Ervas terapêuticas, 210
Escherichia coli, 66
Estatinas, 136, 137
- efeitos antiaterogênicos, 141
Esteatose hepática não alcoólica, 12
Esteviosídeo, 116
Estimativa
- doença no Brasil, 168
- vida, 171
Estresse, 16, 170
Etanol, 83

Etofibrato
- doses, 147, 154
- estrutura química, 146
- fabricante, 154
- forma farmacêutica, 154
- nome comercial, 154
Exames para o diagnóstico de diabetes mellitus, 13
- anticorpos contra células beta, avaliação, 24
- cetonúria, avaliação, 23
- colesterol, avaliação, 23
- frutosamina, 21
- glicemia capilar, 16
- glicemia de jejum, 14
- hemoglobina glicada, 19
- insulina, dosagem, 22
- microalbuminúria urinária, 22
- PCR e sequenciamento para identificação de diabetes tipo MODY, 24
- peptídeo C, 21
- sistema de monitoramento contínuo da glicemia (CGMS), 22
- teste de tolerância à glicose (GTT), 14
- triacilglicerol, avaliação, 23
Exenatida, 89, 91
Exercícios, 193
Ezetimiba, 136, 143
- doses, 154
- fabricante, 154
- forma farmacêutica, 154
- nome comercial, 154

F

Farmacêutica, implicações, 4
- atividade física, 132
- bexiga neurogênica, 161
- catarata, 27
- cetoacidose diabética, 162
- constipação intestinal, 166
- diabetes
- - gestacional, 11
- - tipo I, 9
- - tipo II, 10
- diarreia diabética, 166
- disfunção endotelial, 164
- doenças cardiovasculares, 33
- estatinas, 141
- exames diagnósticos
- - glicemia capilar, 18
- - glicemia de jejum, 16
- - teste de tolerância à glicose (GTT), 16
- glitazona, 103
- hipertensão arterial, 29-31
- hipoglicemia, 158
- hipotensão ortostática, 164
- infecções, 160
- insulina, 35
- metformina, 99
- nefropatia diabética, 28
- neuropatia diabética, 29
- nutrição no diabetes mellitus, 119
- pé diabético, 159
- pré-diabetes, 12
- retinopatia diabética, 27
- síndrome hiperosmolar, 163
- síndrome metabólica, 13
- sulfonilureias, 84

Farmacoterapia, questões levantadas pelos pacientes, 198
Fator genético, 179
Femproporex, 122, 123
Fenformina, 96
Fenofibrato
- doses, 147, 154
- estrutura química, 146
- fabricante, 154
- forma farmacêutica, 154
- nome comercial, 154
Fenômeno do amanhecer, 186
Feocromocitoma, 16, 52
Fibras, 118, 198
Fibratos, 83, 136, 145
- estrutura química, 146
Fígado, resistência à insulina, 93
Florais de Bach, 209
Fluvastatina, 138, 139
- doses, 140, 153
- estrutura química, 142
- fabricante, 153
- forma farmacêutica, 153
- nome comercial, 153
Frutosamina, 21
Frutose, 114

G

Gangrena de Fournier, 160
Gemfibrozol, estrutura queímica, 146
Genfibrozila
- doses, 147, 154
- fabricante, 154
- forma farmacêutica, 154
- nome comercial, 154
GIP, 41
Glargina, 71, 72
Glibenclamida, 80, 83, 201
Glicazida, 80, 83
Glicemia
- aumento na menstruação, 200
- capilar, 16, 173, 174
- - farmacêutica, implicações, 18
- - *kit* para teste, 17
- controle rigoroso, 210
- jejum, 14, 173, 188
- regulação, 45
- - deficiência da insulina, 54
- sistema de monitoramento contínuo (CGMS), 22
Glicofita, 16
Glicose, transporte na membrana plasmática, efeitos da insulina, 43
- deficiência da insulina, efeitos, 52
Glicosímetros, 174
Glimepirida, 80, 83, 201
Glinidas, 85
Glipizida, 80, 83
Glitazonas, 11, 59, 100
- ação, mecanismo, 101
- contraindicações, 101
- GLUT-4, 102
- reações, 101
GLP-1, 40, 59, 87
- aspectos fisiológicos e farmacológicos, 88
- efeitos, fármacos que mimetizam, 90

Glucagonoma, 16
Glulisina, 71, 72
GLUT-1, 44
GLUT-2, 37, 44
GLUT-4, 44, 53
GLUT-5, 44
Gorduras
- monossaturadas, 111
- trans, 111
Gravidez, diabetes mellitus, 10, 199
Grupos de apoio, 191
Guanidina, estrutura química, 97

H

Hemácias, 20
Hemoglobina glicada, 19, 172, 173
Hepatite autoimune, 49
Hiperglicemia, 12, 173, 190
Hipertensão, arterial, 12, 29
Hipertireoidismo, 16
Hipertrigliceridemia, 12, 135
Hipoglicemia, 157, 173, 190
Hipotensão ortostática, 163
Homogeneização, 204, 206
Horário
- refeições, 112
- remédios, 200
Hormônios tireoidianos, 16
Humalog, 71, 72
Humulin, 72

I

Identificação, uso pelos pacientes, 192

Idosos, 185
Ilhotas de Langerhans, 37
- destruição, deficiência da insulina, 49
- secreção de insulina nas células beta, 37
- - redução, deficiência da insulina, 50
- síntese da insulina nas células beta, 35
Índice glicêmico, 112, 196
Infarto, 181
Infecções, 16, 51, 160
Inibidores
- alfaglicosidase, 105-108
- DPPP4, 59
Injeção de insulina, 74
Insulina, 35-47
- ação, mecanismos, 42, 43
- análogos, 38, 61-77
- armazenamento, 204, 205
- basal, 71, 72
- bifásica, 72
- biotransformação, 45
- bolhas de ar, 204
- células musculares e adiposas, 44
- cuidados na administração, 74
- deficiência, 49-55
- - células musculares e adiposas, efeitos, 53
- - destruição das ilhotas de Langerhans, 49
- - metabolismo hepático, efeitos, 52
- - redução da secreção de insulina nas células beta das ilhotas de Langerhas, 50

- - regulação da glicemia, 54
- - resistência à insulina, 50
- - transporte de glicose na membrana plasmática, efeitos, 52
- dosagem, 22, 202
- doses, 67
- estratégias do emprego no paciente diabético, 67
- farmacocinética da administração, 68
- ganho de peso, 203
- gelada, 207
- gelo, cuidados, 75
- HPH, 65
- injetar ar, 207
- intermediária, 72
- Lispro, 70, 71
- locais de aplicação, 73, 74
- metabolismo hepático, 44
- necessidades, 176-177
- NPH, 69, 203, 206
- oral, por que não tem, 207
- prazo de uso, 206
- rápida, 66, 71, 72
- regulador da glicemia, 45
- regular, 65
- reposição, 57-60
- resistência, 12, 50
- - consequências, 96
- - fármacos que reduzem, 93-103
- - - biguanidas, 96
- - - glitazonas, 100
- rodízio, 202
- secreção nas células beta das ilhotas de Langerhans, 37
- secretagogos, 79-91
- tabela, 202
- tipos, 180
- transporte de glicose na membrana plasmática, 43
- U100, 202
- ultrarrápida, 66, 71, 72
- vegetal, 209

L

Lactose, 114
Lantus, 71, 72
Levemir, 71, 72
Light, produtos, 116, 193, 195
Limitações do diabetes, 169
Lipoproteínas, 12
Liraglutida, 89
Lispro, 71, 72
Locais de aplicação da insulina, 73, 74
Lovastatina, 138
- doses, 140, 153
- estrutura química, 142
- fabricante, 153
- forma farmacêutica, 153
- nome comercial, 153

M

Maltodextrina, 115
Manitol, 115
Mazindol, 122, 123
Medicamentos
- antiobesidade, 121-128

- - anfepramona, 122
- - anorexígenos, 122
- - femproporex, 122
- - inibição da absorção de gorduras, 126
- - mazindol, 122
- - orlistate, 122, 126
- - sacietógenos, 123
- - sibutramina, 122, 123
- desencadeadores de diabetes, 11
Medicina alternativa, 208
Menstruação e aumento da glicemia, 200
Mering, Josef von, 62
Metabolismo hepático, efeitos da insulina, 45
- deficiência da insulina, efeitos, 52
Metformina, 11, 83, 96
- dose, 99
- emagrecimento, tratamento, 179
- estrutura química, 97
- farmacocinética, 99
- náusea, 201
- questões dos pacientes, 199
- reações adversas, 99
- síndrome do ovário policístico, 98, 185
- uso sem orientação médica, 175
Metiglinidas, 59, 85
- estrutura química, 86
- nateglinida, 87
- repaglinida, 87
Miastenia grave, 49
Microalbuminúria, 12, 22

Miglitol, 105
Minerais, 197
Minkowski, Oskar, 62
Motivação, 192
Mucormicose rinocerebral, 160
Músculos, efeitos da insulina, 44
- deficiência da insulina, efeitos, 53

N

Nateglinida, 86, 87
Náuseas e insulina, 205
Nefropatia diabética, 27
Neo-hesperidina, 115
Neuropatia diabética, 28
Novolin, 72
Novorapid, 71, 72
Nutrição e diabetes mellitus, 109-119
- adoçantes, 112
- - acesulfame-K, 113
- - aspartame, 114
- - ciclamato, 114
- - dextrose, 114
- - esteviosídeo, 115
- - frutose, 114
- - lactose, 114
- - maltodextrina, 115
- - manitol, 115
- - neo-hesperidina, 115
- - sacarina, 115
- - sorbitol, 115
- - sucralose, 116
- - xilitol, 116
- alimentos funcionais e nutracêuticos, 117

- aspectos da dieta, 110
- fibras, 118
- horário das refeições, 112
- índice glicêmico, 112
- produtos *diet* e *light*, 116
- questões levantadas pelos pacientes, 193
Obesidade, 9, 177, 178
- medicamentos antiobesidade, 121-128
- - anfepramona, 122
- - femproporex, 122
- - mazindol, 122
- - orlistate, 122, 126
- - sibutramina, 122, 123
- visceral, 12
Obesidade, 9, 51
Óleo vegetal, 197
Orlistate, 122, 123
Óticas e oftalmologistas, 187
Otite, 160

P

Papiro de Ebers, 61
Pé diabético, 158
Pentamidina, 16
Pepetídeo C, 21
Peso
- excesso, 12, 196, 203
- perda, 8, 179
Pielite, 160
Pielonefrite, 160
Pílula anticoncepcional, 200

Pioglitazona, 11, 100
- estrutura química, 100
Pneumonias, 160
Polidipsia, 8
Poliúria, 8
Pravastatina, 138, 139
- doses, 140, 153
- estrutura química, 142
- fabricante, 153
- forma farmacêutica, 153
- nome comercial, 153
Pré-diabetes, 11
Preconceitos, questões levantadas pelos pacientes, 168
Proteínas, 111

Q

Queimaduras, 51

R

Refrigerantes, 194
Repaglinida, 86, 87
Resistência à insulina, 12, 50
- consequências, 96
- fármacos que reduzem, 93-103
- - biguanidas, 96
- - glitazonas, 100
Retinopatia diabética, 25
Rosiglitazona, 100
- estrutura química, 100
Rosiglitazona, 11
Rosuvastatina, 138
- doses, 140, 153

- estrutura química, 142
- fabricante, 153
- forma farmacêutica, 153
- nome comercial, 153

S

Sacarina, 115
Sacarose, 113
Sacietógenos, 123
Secretagogos de insulina, 79-91
- GLP-1, 87
- metiglinidas (glinidas), 85
- sulfonilureias, 79
Sede, 175
Sedentarismo, 12, 129
Seringas de insulina, 205
- descarte, 207
- reutilização, 207
Serviço de cuidados farmacêuticos aos pacientes diabéticos, implantação, 213-235
- efeito do programa, 220
- estratégias gerais, 221
- etapas de implantação, 226
- metodologia empregada, 214
- resultados alcançados, 217
Sibutramina, 122, 123
Síndrome(s)
- hiperosmolar, 162
- metabólica, 12, 185
- - diagnóstico, 13
- ovário policístico, 12, 185
- - tratamento, 98
- seratoninérgica, 126

Sinvastatina, 138
- doses, 140, 153
- estrutura química, 142
- fabricante, 153
- forma farmacêutica, 153
- nome comercial, 153
Sistema de monitoramento contínuo da glicemia (CGMS), 22
Sitagliptina, 89, 91
Sobrepeso, 9
Somatostatina, 42
Somatostinoma, 16
Sorbitol, 115
Substratos do receptor de insulina (IRS), 43
Sucralose, 116
Sulfas, 83
Sulfonilureias, 59, 79
- ação, mecanismos, 81
- clorpropamida, 83
- estrutura química, 80
- falência primária e secundária, 84
- farmacocinética, 81
- glibenclamida, 83
- glicazida, 83
- glimepirida, 83
- glipizida, 83

T

Tabela, insulina, 203
Tratamentos alternativos, questões levantadas pelos pacientes, 208
Testes
- conhecimentos, 237

- tolerância à glicose (GTT), 14
- - farmacêutica, implicações, 16
- - observações, 15
Thompson, Leonard, 64
Tireoidite de Hashimoto, 49
Transporte de glicose na membrana plasmática, efeitos da insulina, 43
- deficiência da insulina, efeitos, 52
Triacilglicerol, avaliação, 23
Troglitazona, 100

U
U100, 202
Urina, 172

V
Viagem e pacientes que usam insulina, 205
Viagra, 178
Vildagliptina, 89, 91
Vírus causador do diabetes, 168
Visão turva, 187
Vitaminas, 197
Vitiligo, 49

X
Xilitol, 116